Hermann Elgeti, Ansgar Piel,
Niedersächsisches Ministerium für Soziales,
Gesundheit und Gleichstellung (Hg.)

Psychiatrie in Niedersachsen
2017/2018
Band 9

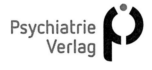

Hermann Elgeti, Ansgar Piel,
Niedersächsisches Ministerium für Soziales,
Gesundheit und Gleichstellung (Hg.)

Psychiatrie in Niedersachsen
2017/2018
Band 9

Psychiatrie Verlag

Hermann Elgeti, Ansgar Piel, Niedersächsisches Ministerium
für Soziales, Gesundheit und Gleichstellung (Hg.)
Psychiatrie in Niedersachsen 2017/2018
Band 9
ISBN 978-3-88414-935-5

Bibliografische Informationen der Deutschen Nationalbibliothek
Die Deutsche Nationalbibliothek verzeichnet diese Publikation in der Deutschen
Nationalbibliografie; detaillierte bibliografische Daten sind im Internet über
http://dnb.d-nb.de abrufbar.

Bibliographic information published by Die Deutsche Nationalbibliothek
Die Deutsche Nationalbibliothek lists this publication in the Deutsche
Nationalbibliografie; detailed bibliographic data is available in the Internet
at http://dnb.d-nb.de

1. Auflage 2018
© Psychiatrie Verlag GmbH, Köln 2018
Alle Rechte vorbehalten. Kein Teil dieses Werkes darf ohne Zustimmung
des Verlags digitalisiert, vervielfältigt oder verbreitet werden.
Umschlaggestaltung: GRAFIKSCHMITZ, Köln
Satz: Psychiatrie Verlag, Köln
Druck: Schaltungsdienst Lange, Berlin
Psychiatrie Verlag im Internet: www.psychiatrie-verlag.de

Vorwort 9

**Die Umsetzung des Landespsychiatrieplans
ist kein Selbstläufer – Bleiben wir dran!**
Hermann Elgeti 11

**Ein Grund zum Feiern: Der internationale
Aktionstag für seelische Gesundheit ist 25 Jahre alt
und seit zehn Jahren in Niedersachsen präsent**
Sabine Erven 18

1 Landespsychiatrieplan Niedersachsen – Start in eine neue Reformära?

Wozu braucht Niedersachsen einen Landespsychiatrieplan?
Cornelia Rundt 24

**Landespsychiatrieplan Niedersachsen.
Start in eine neue Reformära?**
Zur Loccumer Psychiatrietagung 2017 – ein Rück- und Ausblick
Monika C. M. Müller 33

**Projektideen aus vier Teilgebieten der Psychiatrie
zur Umsetzung des Landespsychiatrieplans Niedersachsen**
Melanie Bargemann, Gertrud Corman-Bergau, Detlef E. Dietrich,
Brigitte Harnau, Ursula Havemann-Reinecke, Hans-Jürgen Hentschel,
Peter Orzessek, Jürgen Seifert 38

**Erster Fortschrittsbericht zur Umsetzung
des Landespsychiatrieplans Niedersachsen** 49

2 Partizipation und Selbsthilfe stärken!

**Bericht über die 9. Niedersächsischen Aktionstage
für seelische Gesundheit in Uelzen**
Folke Sumfleth 60

**Entspricht der Landespsychiatrieplan unseren Erwartungen?
Ein Protokoll der Vielstimmigkeit**
Antke Tammen, Christina Kausch, Diana Bergstaedt, Sonja Brandes,
Sabine Frerich, Elisabeth Stege, Sigrid Stockmann und Andreas Wolter 63

Die Mitwirkung qualifizierter Psychiatrie-Erfahrener muss selbstverständlich werden.
EX-IN im Spannungsfeld der Psychiatriereform
Karin Aumann 72

Die unabhängige Ombudsstelle für Psychiatrie-Erfahrene und ihre Angehörigen in der Region Hannover – ein trialogisches Modell
Uwe Blanke, Klaus Behringer, Elisabeth Beinert, Rudolf Breske,
Jürgen Gundlach, Manon Guthmann, Gisela Kuhlmann und Sabine Tomaske 79

Teilhabe jetzt! – auch für uns???
Maria Matzel 83

Unsere Partizipation ist unverzichtbar!
Marlis Wiedemann 87

3 Gemeindepsychiatrische Zentren entwickeln!

Leitlinien für Gemeindepsychiatrische Zentren in Niedersachsen
Hermann Elgeti 92

Wie stellt sich das Sozialministerium ein Gemeindepsychiatrisches Zentrum vor?
Ansgar Piel 95

Wir haben es gewagt, und es war ein Erfolg.
Bericht über die Woche der seelischen Gesundheit 2017 in Braunschweig
Edgar Hahn 101

Entwicklung eines Gemeindepsychiatrischen Zentrums in Braunschweig
Thomas Meyer 106

Ein gemeindepsychiatrisches Zentrum für die Stadt Wolfsburg
Volker Heimeshoff 112

Gemeindepsychiatrische Zentren in der Region Hannover – utopische Hoffnung oder bald Wirklichkeit?
Thorsten Sueße 117

**Gemeindepsychiatrische Zentren im Landkreis Harburg –
Entwicklung eines Versorgungsmodells im ländlichen Raum**
Peter Schlegel   122

Bedürfnisangepasste Behandlung und Offene Dialoge
Volkmar Aderhold   129

4   Aktuelle Berichte und Stellungnahmen

**Auszüge aus der SPD-CDU-Koalitionsvereinbarung für die
18. Wahlperiode des Niedersächsischen Landtags 2017 bis 2022**   140

**Der Ausschuss für Angelegenheiten der psychiatrischen
Krankenversorgung des Landes Niedersachsen –
Bericht über die Arbeit des Psychiatrieausschusses im Jahre 2017**
Norbert Mayer-Amberg   144

**Schnittstellenarbeit in der Psychiatrie: Modelle und Konzepte
für eine lösungsorientierte Kooperation**
Uwe Blanke   147

**Empfehlungen zur Stärkung der Prävention in den
Sozialpsychiatrischen Verbünden Niedersachsens**
Iphigenie Brandenbusch, Hermann Elgeti, Sandra Exner,
Peter Orzessek, Anke Scholz und Folke Sumfleth   153

**Weiterhin erhebliche Ungleichheiten zwischen den
Versorgungsregionen – Auswertungsbericht zur
Landespsychiatrieberichterstattung für die
Berichtsjahre 2015 und 2016**
Hermann Elgeti   167

**Bundesweite Umfrage zur Arbeit der
Sozialpsychiatrischen Dienste –
Ergebnistelegramm für Niedersachsen**
Hermann Elgeti   183

Geschichte des Zwangs in der Psychiatrie
Hermann Elgeti   188

5 Dokumente, Daten und Adressen

**Mitgliederliste des Landesfachbeirates
Psychiatrie Niedersachsen** 198

**Geschäftsordnung des Landesfachbeirates
Psychiatrie Niedersachsen** 200

**Dokumentationsempfehlungen des Landesfachbeirates
Psychiatrie Niedersachsen für die Arbeit der
Sozialpsychiatrischen Verbünde in Niedersachsen**
Zur Notwendigkeit einer standardisierten Dokumentation
aller Hilfsangebote im Sozialpsychiatrischen Verbund (SpV) 203

**Liste der psychiatrischen Kliniken für
Erwachsene in Niedersachsen** 212

**Liste der Kliniken für Kinder- und Jugendpsychiatrie
in Niedersachsen** 218

**Liste der Sozialpsychiatrischen Dienste
nach §§ 4 ff. NPsychKG in Niedersachsen** 221

**Tabellen zur Sozialstruktur der Kommunen
und zu den dort vorgehaltenen Hilfsangeboten** 226

Vorwort

Dies ist bereits der neunte Band des Jahrbuchs »Psychiatrie in Niedersachsen«. Niedersachsen ist darüber hinaus das einzige Bundesland der Bundesrepublik Deutschland, in dem es überhaupt ein Jahrbuch Psychiatrie gibt. Jeder Band hat seinen individuellen Schwerpunkt. War es in Band 8 die Fertigstellung des Landespsychiatrieplans Niedersachsens, ist es nun die Umsetzung desselben, mit den beiden Schwerpunktthemen »Partizipation und Selbsthilfe stärken!« und »Gemeindepsychiatrische Zentren entwickeln«.

Gleichberechtigte Teilhabe ist ein Eckpfeiler der »trialogischen Grundhaltung«. Eine selbstverständliche, gleichberechtigte Zusammenarbeit von betroffenen Patienten, Angehörigen und Professionellen ist inzwischen die Basis jeder modernen Psychiatrie. Erst auf der Basis einer solchen Haltung können jene Maßnahmen zu einem Erfolg führen, die im Landespsychiatrieplan empfohlen werden. Die psychiatrischen Verbünde sind darin zu unterstützen, Interessierte für eine trialogische Beteiligung an den Gremien zu finden und die vorhandenen Selbsthilfeinitiativen zu stärken.

Die Koalitionsvereinbarung 2017 sieht vor, dass es in Zukunft ein flächendeckendes, wohnortnahes und bedarfsgerecht ausgestaltetes, flexibles Netz von leicht zugänglichen Angeboten gibt, die von akuter Krisenintervention über langfristige Betreuung bis zu komplexen Hilfen reichen. Den Kern einer zukünftigen wohnortnahen Versorgung sollen Gemeindepsychiatrische Zentren bilden. Zu ihren Aufgaben gehört ein mobiler interdisziplinärer Krisen- und Notfalldienst, der gemeinsam mit der zuständigen Klinik auf Regionsebene auch in Randzeiten zur Verfügung steht. Ziel ist es durch mobile Teams zur Krisenintervention und Notfallhilfe Klinikeinweisungen und Zwangsunterbringungen zu vermeiden. Internationale Studien zeigen, dass eine Behandlung mit mobilen Teams vor Ort die Zufriedenheit und Behandlungsakzeptanz der Patientinnen und Patienten steigert und zu einer Reduktion von stationären Behandlungstagen und Zwangsmaßnahmen führen kann.

Es freut mich zu hören, dass die Diskussion um Gemeindepsychiatrischen Zentren bereits in vielen Sozialpsychiatrischen Verbünden begonnen hat und sich auch einzelne Kommunen auf den Weg der Umsetzung gemacht haben. Die Erfahrungsberichte können Sie in diesem Band nachlesen. Die Landesregierung unterstützt den Aufbau Gemeindepsychiatrischer Zentren, in denen Sozialpsychiatrische Dienste mit psychiatrischen Versorgungskliniken und weiteren Leistungserbringern in der Akut- und Regelversorgung kooperieren. Ihre Etablierung ist somit die wesentliche Entwicklungsaufgabe der Sozialpsychiatrischen Verbünde in den nächsten zehn Jahren.

Die Weiterentwicklung der psychiatrischen Versorgung ist eine Aufgabe, die uns alle kontinuierlich herausfordert. Niccolò Machiavelli sagte einst: »Der größte Feind der neuen Ordnung ist, wer aus der alten seine Vorteile zog.« Dieses Zitat zeigt die Fallstricke einer jeden Reformbemühung. Publikationen wie das Jahrbuch »Psychiatrie in Niedersachsen« zeigen uns, dass der Entwicklungsprozess in Gang gesetzt ist, und geben uns den Mut, beharrlich die Veränderungen weiter zu gestalten.

Ich wünsche Ihnen eine informative und spannende Lektüre dieses Bandes. Sie soll Anregungen geben, welche Dinge sie in Ihrem Umfeld verändern können.

Dr. Carola Reimann
Niedersächsische Ministerin für Soziales, Gesundheit und Gleichstellung

Die Umsetzung des Landespsychiatrieplans ist kein Selbstläufer – Bleiben wir dran!

Hermann Elgeti

25 Jahre Vorgeschichte und zwei Jahre Umsetzungserfahrungen

Vor 25 Jahren veröffentlichte eine von der Landesregierung eingesetzte Fachkommission Psychiatrie ihre »Empfehlungen zur Verbesserung der psychiatrischen Versorgung in Niedersachsen«. Im selben Jahr noch setzte das Sozialministerium (MS) den Landesfachbeirat Psychiatrie Niedersachsen (LFBPN) ein, »um den Sachverstand zur Weiterentwicklung der Hilfen und anderen sinnvollen Maßnahmen für psychisch Kranke auf Landesebene zu bündeln und fachlich zu nutzen«, wie es in der Präambel seiner Geschäftsordnung heißt.[1]

Der LFBPN, der sich als »Wächter der Psychiatriereform in Niedersachsen« versteht, zog 20 Jahre nach diesen Empfehlungen im Jahre 2012 eine Zwischenbilanz und entwickelte auf einer Zukunftswerkstatt Zukunftsperspektiven.[2] Die dort gesammelten Kritikpunkte lauteten zusammengefasst: Mangel- und Fehlversorgung durch Politik und Kostenträger, Ungerechtigkeiten in der Versorgung und Fachkräftemangel sowie Fehlhaltungen und fachliche Mängel in der Behandlung. Die drei damals priorisierten Vorschläge für neue Reformimpulse bezogen sich auf die strikte Ausrichtung der Psychiatriereform auf die Ziele Selbstbestimmung und Teilhabe der von psychischen Erkrankungen betroffenen Menschen, auf die flächendeckende Einrichtung von sozialraumbezogenen Anlaufstellen für gesundheitliche und psychosoziale Probleme sowie auf die Reorganisation des Landesfachbeirates Psychiatrie.

Nach einer äußerst knapp gewonnenen Landtagswahl vereinbarte Anfang 2013 die rot-grüne Koalition u. a. die Vorlage eines Landespsychiatrieplans Niedersachsen (LPP-N). Er sollte unter Beteiligung des LFBPN sowie des Psychiatrieausschusses erstellt werden und folgende Schwerpunkten enthalten: Weiterentwicklung der Kinder- und Jugendpsychiatrie, Gerontopsychiatrische Versorgung, Auf-

---

1 Siehe die Geschäftsordnung des Landesfachbeirates Niedersachsen im Abschnitt »Dokumente, Daten und Adressen« dieses Bandes.
2 Siehe die Beiträge zur Einführung und zum Themenschwerpunkt 1 »Zwischenbilanz und Zukunftsperspektiven – 20 Jahre Psychiatriereform in Niedersachsen in: ELGETI H, ZIEGENBEIN M (Hg.) (2013): Jahrbuch 2013 Psychiatrie in Niedersachsen (Band 6). Köln; Psychiatrie Verlag, 12–125

bau weiterer tagesklinischer Angebote und psychiatrischer Institutsambulanzen, Struktur der stationären Versorgungsangebote, Ausbau der Krisenintervention und der Nachsorge, unter Einbeziehung der sozialpsychiatrischen Dienste. Ein Jahr später entschied sich das MS, einen in der Versorgungsforschung erfahrenen und anerkannten externen Experten mit der Erstellung des LPP-N zu beauftragen und zu seiner Unterstützung eine mit niedersächsischen Expertinnen und Experten besetzte Fachkommission Landespsychiatrieplanung einzuberufen. Eine Dokumentation des Entstehungsprozesses mit zahlreichen Stellungnahmen aus der Politik und der Selbsthilfebewegung, aus Verbundgremien und von einzelnen Mitgliedern der Fachkommission zeigt, wie viel Mühe und Sorgfalt bei der Erstellung des LPP-N aufgewandt wurde.[3]

Mit wenigen Monaten Verspätung konnte die Sozialministerin Cornelia Rundt den LPP-N am 30. Mai 2016 der Öffentlichkeit vorstellen; die 35-seitige Zusammenfassung wurde gedruckt, den 199 Seiten starken Bericht gibt es nur als PDF-Datei.[4] Der Plan wurde von den verschiedensten Systempartnern sehr positiv aufgenommen, trotz einiger kritischer Kommentare, u. a. wegen zahlreicher sehr allgemein gehaltener, vager Formulierungen und eines fehlenden prioritären Entwicklungsfeldes zum Ausbau von Arbeits- und Beschäftigungsmöglichkeiten. Aber es war klar, dass am Tag nach der Veröffentlichung des LPP-N seine Umsetzung angepackt werden musste, wobei den Problemen der Koordination und Steuerung der Versorgung eine zentrale Bedeutung zukommt.[5]

Diesem Thema widmete sich denn auch die erste Tagung zur Umsetzung des LPP-N in der ev. Akademie Loccum, die am 3.-5. April 2017 unter dem Titel »Landespsychiatrieplan Niedersachsen – Start in eine neue Reformära?« stattfand. Die erste Anregung zu dieser Tagung kam von den Mitgliedern der Fachkommission, die an der Erstellung des Plans mitgewirkt hatte. Sie wünschten sich nämlich ein Treffen nach der Veröffentlichung des Plans, um über seine Umsetzung informiert zu werden und darüber zu diskutieren. Mit Hilfe des MS und der ev. Akademie

---

3 Siehe die Beiträge zur Einführung und zum Themenschwerpunkt 2 »Materialien zur Erstellung eines Landespsychiatrieplans für Niedersachsen« in: ELGETI H, ZIEGENBEIN M (Hg.) (2015): Jahrbuch 2014/15 Psychiatrie in Niedersachsen (Band 7). Köln; Psychiatrie Verlag, 11–18 und 49–138

4 Landespsychiatrieplan Niedersachsen (2016): Im Internet zum Download unter: https://www.ms.niedersachsen.de/startseite/themen/gesundheit/psychiatrie_und_psychologische_hilfen/landespsychiatrie/landespsychiatrieplan-niedersachsen-162374.html). Der Wortlaut der Zusammenfassung wurde auch dokumentiert in: ELGETI H, SCHMID R, Niedersächsisches Ministerium für Soziales, Gesundheit und Gleichstellung (Hg.): Psychiatrie in Niedersachsen 2016 (Band 8). Köln; Psychiatrie Verlag, S. 20–63.

5 Siehe die Beiträge zur Einführung und zum Themenschwerpunkt 2 »Koordination und Steuerung der Versorgung – wie kann das gehen?« in: ELGETI H, SCHMID R, Niedersächsisches Ministerium für Soziales, Gesundheit und Gleichstellung (Hg.): Psychiatrie in Niedersachsen 2016 (Band 8). Köln; Psychiatrie Verlag, S. 12–17 und 65–128.

Loccum ließ sich diese Idee dann auch realisieren. Im Themenschwerpunkt 1 dieses Bands finden Sie den Vortrag von Frau Ministerin Rundt zur Einführung in die Tagung, einen Bericht der Loccumer Studienleiterin Monika Müller und die Projektideen der Arbeitsgruppen zu vier Teilgebieten der Psychiatrie für eine Umsetzung des LPP-N. So richtig Fahrt aufgenommen hat der Reformprozess nach der Veröffentlichung des Plans allerdings noch nicht; jedenfalls ist das die Einschätzung des LFBPN. Sein erster Fortschrittsbericht zur Umsetzung des LPP-N, den die neue Sozialministerin Carola Reimann im November 2017 erhielt, bilanziert den aktuellen Sachstand anhand seiner entsprechenden Empfehlungen vom August 2016; auch er kommt im Themenschwerpunkt 1 in diesem Band zum Abdruck.

Ziele und Strategien des Landespsychiatrieplans

Ein guter Plan enthält Aussagen sowohl zu den Zielen, die man anstrebt, als auch zu den Wegen, auf denen man die Ziele erreichen will, und zu den Mitteln, die dafür eingesetzt werden. Der Weg zum Ziel ist die Methode, und in der Strategie, dem Plan für das Vorgehen, sind die Ziele, Mittel und Wege aufeinander bezogen. Dabei heiligt der Zweck nicht die Mittel, und der Weg ist nicht das Ziel.

Die Zielsetzung des LPP-N sind bedarfsgerechte und wohnortnahe Hilfen für alle im Land lebenden Menschen, die von einer psychischen Erkrankung bzw. seelischen Behinderung betroffen oder bedroht sind. Dazu gehören auch Hilfe und Beratung für ihre Angehörigen und Freunde sowie der Abbau von Vorurteilen und Ängsten gegenüber psychischen Erkrankungen und den davon betroffenen Menschen in der Bevölkerung. Leitend sind die Prinzipien der Prävention psychischer Erkrankungen und die Inklusion der davon betroffenen Menschen, ihre Partizipation, Selbstbestimmung und volle gesellschaftliche Teilhabe. Ambulante Hilfen sollen gestärkt, aufsuchende Krisenintervention ermöglicht werden. Eine Agenda zur Umsetzung des LPP-N ergibt sich aus der Gliederung seiner Bestandsaufnahme und Bewertung in sieben allgemeinen Handlungsfeldern, den in der Zusammenfassung herausgestellten prioritären Entwicklungsfeldern und den dort am Schluss aufgeführten Kriterien zur Auswahl konkreten Entwicklungsprojekte im Rahmen von Modellvorhaben (Tabelle 1).

Der LPP-N distanziert sich von einem Vorgehen, das flächendeckend nach dem gleichen Muster vorgehen will. Seine Strategie lautet, in einem Dreiklang bedarfsgerechte Lösungen für die einzelnen örtlichen Gegebenheiten zu entwickeln:
1. *Die Kommunen* müssen ihre Verantwortung ernst nehmen, die psychiatrische
   Versorgung zusammen mit den Leistungsträgern und Leistungserbringern vor

Ort zu koordinieren und zu optimieren, je nach Ausgangslage und auch im Sinne der Daseinsfürsorge für die betroffenen Menschen. Dafür müssen die Kommunen die erforderlichen Steuerungsmöglichkeiten erhalten. Da viele Kommunen zu klein sind, um auf ihrem Gebiet für alle Bedarfslagen geeignete Hilfen selbst zu organisieren, sind für manche Aufgaben überkommunale Lösungen zu entwickeln. Der Dialog benachbarter Kommunen sollte diesbezüglich gesucht und datengestützt befördert werden.

2. *Das Land* kann rahmensetzend und konzeptuell befördernd auf die Aktivitäten der Kommunen wirken, auch dort, wo es nicht die gesetzliche Zuständigkeit und Kompetenz hat. Dazu gehören die im Plan formulierten ethisch-fachlichen Grundsätze für die Psychiatrie in Niedersachsen, aber auch eine Vielzahl von Empfehlungen, bezogen auf sieben Handlungsfelder. Eine besondere Bedeutung für die kommunale Koordination und Steuerung der psychiatrischen Versorgung haben der Sozialpsychiatrische Dienst (SpDi) und die Kooperation im Sozialpsychiatrischen Verbund (SpV), die kommunale Psychiatrieberichterstattung (K-PBE) und die Erstellung Sozialpsychiatrischer Pläne (SpP).

3. *Entwicklungsprojekte* sollen dem Reformprozess Dynamik verleihen und neue Lösungen für bestimmte Herausforderungen erproben, die bei erfolgreichem Verlauf auch andernorts einsetzbar sind. Der Landespsychiatrieplan hat auf die Skizzierung konkreter Projekte verzichtet, aber für ihre Ausarbeitung acht prioritäre Entwicklungsfelder (EF) definiert und einige Hinweise zum Auswahlverfahren gegeben.

Aktuell im Fokus: Drei prioritäre Entwicklungsfelder

In ihrer Antwort auf den ersten Fortschrittsbericht des LFFBPN zur Umsetzung des LPP-N nimmt die Sozialministerin ausführlich zu zwei prioritären Entwicklungsfeldern Stellung, auf die sich die Aktivitäten ihres Hauses nach der Veröffentlichung des LPP-N konzentriert haben. Dabei handelt es sich um die EF 1 »Partizipation und Selbsthilfe fördern« sowie EF 3 »Gemeindepsychiatrische Zentren« (GPZ), die auch die Schwerpunktthemen 2 und 3 dieses Bandes ausmachen. Der dritte Fokus des MS ist das EF 4 »Zwangsmaßnahmen mindern«; unter diesem Motto steht die 2. Loccumer Psychiatrie-Tagung zur Umsetzung des LPP-N vom 9. bis 11. April 2018. Das wird sicherlich ein Themenschwerpunkt im nächsten Jahrbuch »Psychiatrie in Niedersachsen«; hier kommt nur ein Artikel zur Geschichte des Zwangs in der Psychiatrie im hinteren Teil dieses Bandes zum Abdruck.

Beim EF 1 »Partizipation und Selbsthilfe stärken« will das MS landesweite Aktivitäten zur Etablierung trialogischer Strukturen in Form eines Projekts »Trialog, *Peer*-Beteiligung und *Empowerment*« fördern, für das eine Ausschreibung

Tab. 1: Die Agenda zur Umsetzung des Landespsychiatrieplans Niedersachsen

	Die allgemeinen Handlungsfelder des Landespsychiatrieplans
1	Partizipation und Selbsthilfe
2	Versorgung von Kindern und Jugendlichen
3	Erwachsene psychisch kranke Menschen
4	Psychische Erkrankungen im Alter
5	Suchtkranke und psychiatrische Versorgung
6	Maßregelvollzug
7	Planung, Steuerung und Koordination
	Die prioritären Entwicklungsfelder für die nächsten Schritte
1	Partizipation und Selbsthilfe fördern
2	Integrative Planung und optimierte, bereichsübergreifende Steuerung
3	GPZ mit multiprofessionellen, ambulant-aufsuchenden Teams mit Krisenhilfe
4	Zwangsmaßnahmen mindern
5	Versorgung von Kindern und Jugendlichen
6	Früherkennung – Frühintervention
7	Versorgung Älterer
8	Maßregelvollzug
	Kriterien für die Auswahl konkreter Entwicklungsprojekte
1	ordnen sich in die Gesamtzielsetzung des LPP-N ein
2	haben einen direkten Bezug auf die fachlich-ethischen Grundsätze des LPP-N
3	stoßen in besonderer Weise Entwicklung an
4	wirken „in der Fläche"
5	wirken nachhaltig in die Zukunft
6	sind modellbildend und übertragbar
7	fördern Erkenntnisgewinn zu besonders betroffenen Gruppen
8	fördern Erkenntnisgewinn zu Planung und Steuerung
9	beteiligen Betroffene bzw. Angehörige von Planung bis Auswertung/ Bewertung

vorgesehen ist. Geplant sind u.a. die Förderung und der Ausbau von regionalen Psychoseforen, die Verstetigung des Niedersächsischen Trialogtreffens und die Entwicklung einer gemeinsamen *Website* der niedersächsischen Psychose-Seminare. Außerdem sollen interessierte Psychiatrie-Erfahrene und Angehörige für die Mitarbeit in kommunalen und landesweiten Gremien gewonnen und dafür geschult werden. Hinsichtlich ihrer Beteiligung sollten die Geschäftsordnungen der SpV angepasst und trialogische Beschwerdestellen in den Regionen aufgebaut werden.

Dem EF 1 waren bereits die 9. Niedersächsischen Aktionstage für seelische Gesundheit gewidmet, die im Oktober 2016 im Landkreis Uelzen stattfanden. Wir bringen dazu im Themenschwerpunkt 2 dieses Bandes zunächst einen Bericht zur Aktionswoche von Folke Sumfleth und die Nachzeichnung einer kritischen

Auseinandersetzung mit den Aussagen des LPP-N durch eine Autorengruppe des Trialogischen Gesprächs an der psychiatrischen Klinik Wunstorf. Mit dieser Auseinandersetzung gestaltete die Autorengruppe ein gut besuchtes Forum auf der Fachtagung am 20.10.2018 während der Aktionswoche in Uelzen. Anschließend erläutert Karin Aumann das EX-IN-Curriculum zur Genesungsbegleitung und plädiert für die regelhafte Mitwirkung qualifizierter Psychiatrie-Erfahrener im sozialpsychiatrischen Hilfesystem. Dann folgt der Beitrag einer Autorengruppe aus der Region Hannover, die ihre seit 2005 existierende unabhängige trialogische Ombudsstelle für Psychiatrie-Erfahrene und ihre Angehörigen vorstellt. Den Abschluss dieses Themenschwerpunkts bilden Stellungnahmen der niedersächsischen Interessenvertretungen der Psychiatrie-Erfahrenen (von Maria Matzel) und der Angehörigen psychisch Kranker (von Marlis Wiedemann).

Die Einrichtung von GPZ mit multiprofessionellen, ambulant-aufsuchenden Teams einschließlich Krisenhilfe (EF 3) ist ein für die Umsetzung des LPP-N zentrales Reformprojekt, wie auch auf der Loccumer Psychiatrie-Tagung 2017 deutlich wurde. Der LFBPN hatte bereits 2013 mit der Konzeptdiskussion begonnen, und unserer Themenschwerpunkt 3 in diesem Band startet mit dem Abdruck des zu diesem Zweck erarbeiteten Positionspapiers; daran schließt sich ein Beitrag zu den entsprechenden Vorstellungen des MS an. Ganz dem GPZ-Thema widmete sich die Fachtagung »Innovationen in der Gemeindepsychiatrie – Was hilft uns weiter?« zu den 10. Niedersächsischen Aktionstagen für seelische Gesundheit am 24.10.2017 in Braunschweig; Edgar Hahn beschreibt in seinem Beitrag die Vorbereitung und Durchführung der Aktionswoche. Darauf folgen aktuelle Sachstandsberichte aus vier Kommunen über die Bemühungen, ein GPZ auf die Beine zu stellen: Thomas Meyer berichtet aus Braunschweig, Volker Heimeshoff aus Wolfsburg, Thorsten Sueße aus der Region Hannover und Peter Schlegel aus dem Landkreis Harburg. Neben den komplizierten und gelegentlich unüberwindlich erscheinenden Hindernissen bei der Zusammenstellung der Kooperationspartner und der Einigung auf eine geeignete Organisationsstruktur geht es dabei auch um die Ausbildung einer therapeutischen Praxis, die den ethisch-fachlichen Grundsätzen des LPP-N gerecht wird. Diesem Thema widmet sich der Beitrag von Volkmar Aderhold über bedürfnisangepasste Behandlung und Offene Dialoge zum Abschluss dieses Schwerpunktthemas.

Zum Ende der Einführung möchte ich noch auf die Beiträge im Abschnitt »aktuelle Berichte und Stellungnahmen« aufmerksam machen. Es beginnt mit Auszügen aus der SPD-CDU-Koalitionsvereinbarung für die 18. Wahlperiode des Niedersächsischen Landtags 2017–2022. Darauf folgt der Bericht von Norbert Mayer-Amberg über die Arbeit des Psychiatrieausschusses gemäß § 30 NPsychKG im Jahre 2017 und ein Beitrag von Uwe Blanke über Modelle und Konzepte für eine lösungsorientierte Kooperation an Schnittstellen in der psychiatrischen Versorgung. Die Diskussionen der Arbeitsgruppe »regionale Vernetzung« des LFBPN zur Stärkung der Prävention in den SpV hat eine Autorengruppe um Iphigenie Brandenbusch zusammengefasst. Außerdem gibt es den schon gewohnten Auswertungsbericht zur Landespsychiatrieberichterstattung, diesmal für die Berichtsjahre 2015 und 2016, und zusätzlich noch das Ergebnistelegramm für Niedersachsen zu einer bundesweiten Umfrage zur Arbeit der SpDi. Die Herausgeber wünschen eine anregende Lektüre und hoffen, dass die darüber entstehenden Diskurse helfen, die Psychiatriereform in Niedersachsen weiter voranzubringen.

Kontaktadressen des Autors
Dr. Hermann Elgeti
Geschäftsstelle des Landesfachbeirates Psychiatrie Niedersachsen
Region Hannover
Dezernat für Soziale Infrastruktur – Stabsstelle Sozialplanung (II.3)
Hildesheimer Str. 20
30169 Hannover
hermann.elgeti@region-hannover.de

Ein Grund zum Feiern: Der internationale Aktionstag für seelische Gesundheit ist 25 Jahre alt und seit zehn Jahren in Niedersachsen präsent

Sabine Erven

Die Weltgesundheitsorganisation (WHO)[1] beschreibt psychische Gesundheit als Zustand des Wohlbefindens, in dem jede und jeder die eigenen Fähigkeiten ausschöpft, die normalen Lebensbelastungen bewältigt, produktiv arbeiten und etwas zur Gemeinschaft beitragen kann. Um diese Definition in der Gesellschaft verankern zu können, bedarf es Aufklärung über seelische Erkrankungen und ihre Behandlungsmöglichkeiten, mit dem Ziel einer Entstigmatisierung psychischer Krankheiten, der erkrankten Menschen und ihrer Angehörigen.

There ist no health without mental health

Der internationale Tag der seelischen Gesundheit[2] wird seit 1992 am 10. Oktober eines jeden Jahres von der WHO begangen. Zielsetzung war und ist die Aufklärung der Öffentlichkeit. In den ersten Jahren gab es kein spezifisches Thema für den *World Mental Health Day* (WMHD). Um diesen Tag zu gestalten, gab es zu Beginn lediglich eine *Live*-Konferenz von Vorstandsmitgliedern der *World Federation for Mental Health* (WFMH) mit Zuschaltung von WFMH-Mitgliedern einiger Länder.

Die Mitgliedsländer haben dann jedoch schnell damit angefangen, den Tag auszuweiten und mit unterschiedlichsten Aktionen zu gestalten. Das Spektrum reicht heute von einzelnen Veranstaltungen mit verschiedensten Organisationen und Institutionen bis hin zu einem ganzen Themenmonat. Der WMHD soll nicht als ein eintägiges Ereignis gesehen werden. Seit 1994 erhält dieser Tag jeweils ein zentrales Thema, z. B. Geistige und körperliche Gesundheit im Lebensverlauf (2005), Psychische Gesundheit und ältere Erwachsene (2013), Beziehungen zwischen physikalischer und geistiger Gesundheit (2004) oder Psychische Gesundheit am Arbeitsplatz (2017).

---

1 World Health Organisation: www.who.int/features/factfiles/mental_health/en/ (letzter Zugriff am: 04.07.2017)
2 World Federation for Mental Health: www.wfmh.global (letzter Zugriff am: 04.07.2017)

Bundesweite Wochen der Seelischen Gesundheit

Seit 2009 werden in Deutschland die Aktivitäten im Rahmen des internationalen Tages der seelischen Gesundheit in den Bundesweiten Wochen der Seelischen Gesundheit[3] zusammengeführt. Die Federführung hierfür hat das Aktionsbündnis seelische Gesundheit[4] übernommen, eine Initiative zur Förderung der seelischen Gesundheit, die vom Bundesministerium für Gesundheit gefördert wird. Im Archiv der *Homepage* der Woche für seelische Gesundheit kann die bundesweite Verbreitung anschaulich nachvollzogen werden.[5] Die Mannheimer Woche der seelischen Gesundheit ist hierbei mit der 20. Ausgabe im Jahr 2017 das Urgestein der aufgeführten Veranstaltungen.

Es haben also auch schon lange vor der Zusammenführung der Aktivitäten auf Bundesebene einige Aktionen stattgefunden. Alle haben eines gemeinsam: Es werden auf vielfältige Art und Weise Veranstaltungen – z. B. Lesungen, Workshops oder Kunstausstellungen – organisiert mit dem Ziel, psychische Erkrankungen in den Fokus der Gesellschaft zu rücken, die Aufmerksamkeit dafür zu verbessern, über geeignete Hilfsangebote aufzuklären und auf regionale Versorgungsmöglichkeiten hinzuweisen. Inzwischen beteiligen sich über 50 Regionen und Städte mit über 800 Veranstaltungen an dem Aktionsbündnis. Ihr gemeinsames Dach ist die Bundesweite Woche der seelischen Gesundheit. Kostenfrei werden Informationsmaterialien und ein Logo zur Verfügung gestellt, das jeweils für eigene Publikationen angepasst werden kann (Abbildung 1).

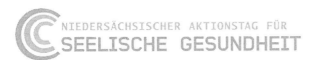

Abbildung 1

Der Aktionstag in Niedersachsen

2017 wurde in Niedersachsen bereits der 10. Niedersächsische Aktionstag für seelische Gesundheit veranstaltet, und wir können dabei auf zehn komplett unterschiedliche Aktionstage zurückschauen. Aber wenden wir zunächst den Blick auf den Anfang: Der erste Aktionstag für seelische Gesundheit wurde auf Initiative des Landesfachbeirates Psychiatrie Niedersachsen (LFBPN) für 2008

---

3 Bundesweite Woche der Seelischen Gesundheit: aktionswoche.seelischegesundheit.net (letzter Zugriff am: 04.07.2017)
4 Aktionsbündnis seelische Gesundheit: www.seelischegesundheit.net (letzter Zugriff am: 04.07.2017)
5 https://aktionswoche.seelischegesundheit.net/

geplant. In der Folge sollte dieser Tag jedes Jahr in einer anderen niedersächsischen Kommune oder Kreisfreien Stadt begangen werden, im Wechsel zwischen den vier ehemaligen Regierungsbezirken.

Fester Bestandteil der Aktionstage in Niedersachsen ist eine Fachtagung, die sich insbesondere an Fachkräfte, an Betroffene und ihre Angehörigen richtet, aber auch weitere Interessierte willkommen heißt. Sie wird von der Landesvereinigung für Gesundheit und Akademie für Sozialmedizin Niedersachsen e. V. (LVG&AfS) organisiert. An der inhaltlichen Planung beteiligen sich neben der LVG&AfS, dem LFBPN und dem Sozialpsychiatrischen Verbund (SpV) der ausrichtenden Kommune einige weitere Kooperationspartnerpartner. Derzeit sind das der BKK Landesverband Mitte, die AWO Trialog gGmbH und die Deutsche Gesellschaft für Soziale Psychiatrie e. V. – Landesverband Niedersachsen. Losgelöst von den jährlich ausgerufenen Themen der WHO oder der bundesweiten Aktionswoche wird immer ein eigenes Schwerpunktthema festgelegt. Die Auswahl dieses Themas erfolgt auf Grundlage aktuell relevanter Fragestellungen in der psychiatrischen Versorgungslandschaft des Landes unter Berücksichtigung besonderer Anliegen des ausrichtenden SpV. Hier eine Auflistung der Veranstaltungsorte mit der jeweiligen Themenschwerpunkten (siehe auch Abbildung 2):

1. 2008 in Delmenhorst: Zukunft der psychiatrischen Versorgung in Niedersachsen
2. 2009 in Winsen/ Luhe: Verrückt nach Arbeit? Wechselwirkungen zwischen Arbeit und seelischer Gesundheit
3. 2010 in Wolfsburg: Irre gut aufwachsen
4. 2011 in Cloppenburg: Land in Sicht? Psychiatrie im ländlichen Raum
5. 2012 in Hameln: Was hält uns in Balance? Seelische Gesundheit abseits psychiatrischer Techniken
6. 2013 in Stade: Alles im Fluss?! Seelische Gesundheit und ihre Störungen im Lebensablauf
7. 2014 in Hannover: Planung in der Psychiatrie – Wie GEHT DAS gut?
8. 2015 in Hildesheim: Findet die Psychiatrie ihren Weg? Fachlich-ethische Grundwerte als Orientierungshilfen im Arbeitsalltag
9. 2016 in Uelzen: Der Mensch im Mittelpunkt – Selbsthilfe stärken
10. 2017 in Braunschweig: Innovationen für die Gemeindepsychiatrie – Was hilft uns weiter?

Die Fachtagung ist eingebettet in regionale Veranstaltungen, die von den Mitgliedern des örtlichen SpV eigenständig geplant und umgesetzt werden. Diese Veranstaltungen sind für die Bevölkerung der Kommune gedacht, mit dem Ziel einer Entstigmatisierung von Menschen mit psychischen Erkrankungen und einer größeren Transparenz bezüglich der örtlichen Hilfestrukturen. Der Kreativität

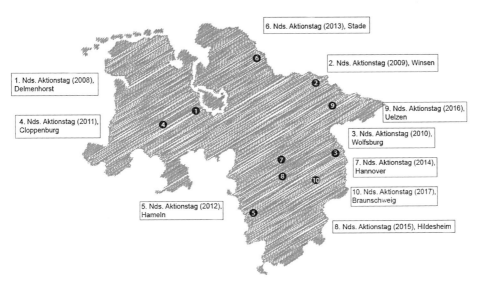

Abbildung 2: Veranstaltungsorte der Niedersächsischen Aktionstage für seelische Gesundheit 2008–2017

sind hier keine Grenzen gesetzt, und deshalb ist die Gestaltung der bisherigen Aktionstage auch sehr vielfältig ausgefallen.

Die nachfolgenden Beispiele zeichnen ein kleines Bild dieser Vielfalt: In Delmenhorst gab es 2008 einen Markt der Möglichkeiten und einen Tag der offenen Tür bei verschiedensten Einrichtungen. Für die bessere Erreichbarkeit der einzelnen Wegpunkte wurde ein *Shuttle-Service* eingerichtet. Das Schauspielkollektiv Lüneburg führte das Theaterstück »Flasche leer« auf, welches auch heute noch in Delmenhorst ein wichtiger Bestandteil der Suchtprävention an Schulen ist. Wolfsburg wurde 2010 von der Blauen Karawane besucht, und in einer Podiumsdiskussion diskutierten Nachwuchs-Fußballspieler des VfL Wolfsburg mit Schüler*innen eines Gymnasiums zum Thema Alltag und psychische Belastungen im Profisport. Das Kellerkino in Hildesheim hatte mit zahlreichen Filmvorführungen 2015 einiges zu bieten: Gezeigt wurden u. a. die Filme »Mommy« und »Hedi Schneider steckt fest«, denen jeweils eine thematische Einführung vorangestellt war. Der SpV des Landkreises Uelzen veranstaltete eine Rallye durch die Stadt, dabei konnten Einrichtungen besucht und Stempel gesammelt werden; eine Preisverleihung kürte die eifrigsten Stempelsammler*innen.

Und was kommt nach dem Aktionstag?

Die Sozialpsychiatrischen Verbünde melden nach der Ausrichtung der Aktionstage häufig, dass die Vorbereitungszeit zwar anstrengend war, das gemeinsame Planen und Durchführen der Aktionen aber auch ein »Wir-Gefühl« im Verbund ausgelöst oder verstärkt hat. Der Stolz auf das Umgesetzte und das Erstaunen über die im Verbund vorhandene enorme kreative Kraft begleiten die weitere Arbeit. Einige Verbünde haben – falls nicht schon vorher vorhanden – ein eigenes Logo entwickeln lassen, um die gemeinsame Arbeit auch bildhaft nach außen tragen zu können.

Die Fachtagung zum letztjährigen 10. Niedersächsischen Aktionstag für seelische Gesundheit in Braunschweig fand am 24. Oktober 2017 statt, die Auftaktveranstaltung für eine ganze Aktionswoche bereits am Vorabend. Es folgten an den nächsten Tagen in der Stadt verteilt unterschiedlichste Veranstaltungen.[6] Die Fachtagung zum 11. Niedersächsischen Aktionstag für seelische Gesundheit in Oldenburg findet am 17. Oktober 2018 statt, für die folgenden Jahre bereiten sich die Landkreise Celle (2019) und Schaumburg (2020) auf die Ausrichtung vor. Informationen dazu gibt es immer rechtzeitig im Internet.[7]

Kontaktadresse der Autorin
Sabine Erven
Landesvereinigung für Gesundheit und Akademie
für Sozialmedizin Niedersachsen e. V.
Fenskeweg 2
30165 Hannover
E-Mail: sabine.erven@gesundheit-nds.de
Website: www.gesundheit-nds.de

---

6 Siehe dazu den Beitrag von Edgar Hahn »Wir haben es gewagt, und es war ein Erfolg. Bericht über die Woche der seelischen Gesundheit 2017 in Braunschweig« in diesem Band
7 www.gesundheit-nds.de/index.php/veranstaltungen

1
Landespsychiatrieplan Niedersachsen – Start in eine neue Reformära?

Wozu braucht Niedersachsen einen Landespsychiatrieplan?[1]

Cornelia Rundt

Sehr geehrte Damen und Herren,
die Verbesserung der Versorgung psychisch erkrankter Menschen ist der Landesregierung ein großes Anliegen. Auch für Sie ist es offensichtlich ein wichtiges Thema: Wie ich hörte, ist diese Tagung mit 100 Teilnehmerinnen und Teilnehmern schon seit Monaten ausgebucht, und viele Interessenten konnten aus Platzgründen nicht teilnehmen. Ihr Interesse freut mich sehr. Wozu braucht Niedersachsen einen Landespsychiatrieplan? Ist der Landespsychiatrieplan der Start in eine neue Reformära? Oder noch einmal anders: Braucht die Psychiatrie eine neue Reform? Auf beide Fragen werde ich Ihnen eine Antwort geben.

Der Geist von Loccum 1970 und die Handlungsempfehlungen für Niedersachsen 1993

Den Ort Ihrer Tagung haben Sie nicht zufällig ausgewählt. Die Akademie in Loccum ist eng mit dem Thema Psychiatriereform verknüpft. In Loccum entstand 1970 der Impuls zur ersten großen Psychiatriereform in Westdeutschland. Aus ihm ging die Psychiatrie-Enquete 1975 hervor. Rückblickend beschreibt Asmus Finzen auf seiner Homepage in einem lesenswerten Artikel von 2012 die damals herrschende Stimmung so: »Die Zeichen der Zeit standen günstig. 1970 war ein Jahr der Tagungen. Die neue sozialliberale Regierung, die Willy Brandt im Vorjahr unter der Überschrift ›Reformen wagen‹ auf den Weg gebracht hatte, signalisierte Aufbruch. In der Psychiatrie schien es, es hätte alle Welt darauf gewartet.«[2]

Die Tagung in Loccum im Oktober 1970 war mit 132 Teilnehmenden die letzte einer ganzen Reihe von Tagungen in jenem Jahr. Sie begann mit einem Vortrag von Frank Fischer zum Thema »Die psychisch Kranken und die Anstalt«. Fischer war Lehrer. Er hatte im Jahr zuvor sein Buch »Irrenhäuser«

---

1 Rede der Niedersächsischen Ministerin für Soziales, Gesundheit und Gleichstellung, Cornelia Rundt, anlässlich der Tagung der Evangelischen Akademie Loccum »Landespsychiatrieplan Niedersachsen – Start in eine neue Reformära?« vom 3. bis 5. April 2017 in Rehburg-Loccum
2 FINZEN A (2012): Erlebte Psychiatriegeschichte – Band II: Bewegte Jahre (1970 bis 1974). Im Internet als Download verfügbar unter http://www.finzen.de/pdf-dateien/erlebte%20psychiatriegeschichte%2002.pdf; S. 117 (letzter Zugriff: 28.03.2018)

veröffentlicht und darin zahlreiche Missstände der Psychiatrie ungeschminkt dargestellt. Asmus Finzen beschreibt die Reaktion auf Fischers Vortrag wie folgt:[3] »In der Tat kam es im Anschluss an seinen Vortrag zu tumultartigen Auseinandersetzungen. Erst Gerhard Mauz, Sohn eines bekannten Psychiaters und selbst Psychologe, gelang es mit einer leidenschaftlichen Intervention die Diskussion in geordnete Bahnen zu leiten. Er appellierte an die anwesenden Psychiater in verantwortlicher Stellung, doch einmal ihre Situation und die Situation in den Krankenhäusern, für die sie verantwortlich waren, ein wenig aus der Distanz zu betrachten. Sie würden dann gewiss aus voller Überzeugung sagen können, sie hätten sich seit Jahren bemüht, sie hätten sich redlich abgerackert. Aber was sie nicht tun müssten«, – so Finzen weiter – »sei, die Verhältnisse zu verteidigen, die sie in den vergangenen Jahren immer wieder versucht hätten, zum Besseren zu wenden. Es ginge nicht darum, ihnen die Schuld an diesen Verhältnissen zuzuweisen, sondern zu zeigen, wie ohnmächtig sie ohne die Unterstützung der Öffentlichkeit und ohne die Unterstützung der Politik seien. Diese Argumentationsweise wurde von den anwesenden Politikern, dem Bundestagsabgeordneten Walter Picard und dem niedersächsischen Sozialminister Partzsch, aufgegriffen und unterstützt.«

Finzen beschreibt, dass die Tagung daraufhin einen unerwarteten Verlauf nahm: »Referenten stellten ihre Vorträge zurück. Arbeitsgruppen wurden spontan gegründet. Bis tief in die Nacht wurde diskutiert.« Am Ende jener Tagung standen zwei Loccumer Resolutionen. Eine dieser Resolutionen führte zu einer bundespolitischen Aufarbeitung des Themas. Am Ende dieses Prozesses stand dann schließlich 1975 der »Bericht über die Lage der Psychiatrie in der Bundesrepublik Deutschland« – die Psychiatrie-Enquete.

Fünfzehn Jahre später stellte die neue rot-grüne Landesregierung in Hannover unter Gerhard Schröder die Umsetzung der Psychiatrie-Enquete 1990 erstmals auf den Prüfstand. Sozialminister Walter Hiller setzte in jenem Jahr eine Fachkommission ein, die drei Jahre später ihre »Empfehlungen zur Verbesserung der psychiatrischen Versorgung in Niedersachsen« vorlegte.[4] In der Analyse der Ist-Situation stellte die Kommission ›enorme Entwicklungsrückstände‹ fest: »Gemeindepsychiatrische sowie sozialpsychiatrische Versorgungsorientierung ist bislang nur ansatzweise gegeben. Im Mittelpunkt steht die überregionale und damit aus der Gemeinde ausgrenzende Hilfe für chronisch psychisch Kranke in Form von Kliniken, Heimen, Werkstätten für Behinderte.« Die Handlungsempfehlungen der Kommission 1993 enthielten wesentliche Impulse zu Struktur und Aufbau gemeindepsychiatrischer Versorgung im Land. Sie wurden schrittweise

---

3   FINZEN A (2012): Erlebte Psychiatriegeschichte – Band II: Bewegte Jahre (1970 bis 1974). A.a.O.; S. 129–134
4   Niedersächsisches Sozialministerium (Hg.) (1993): Empfehlungen zur Verbesserung der psychiatrischen Versorgung in Niedersachsen – Bericht der Fachkommission Psychiatrie (Eigendruck)

realisiert und fanden Eingang in die Novellierung des NPsychKG von 1997. Ein wesentliches Element war der Aufbau Sozialpsychiatrischer Verbünde.

Der Koalitionsvertrag 2013 und der Landespsychiatrieplan 2016

Es dauerte dann weitere zwanzig Jahre und es bedurfte wiederum eines Regierungswechsels, sich den Stand des Reformprozesses erneut anzuschauen.

In unserem Koalitionsvertrag legten wir fest »Zur dringend notwendigen Verbesserung der psychiatrischen Versorgung...« einen Landespsychiatrieplan vorzulegen.[5] Hierfür haben wir Herrn Prof. Schmid, Herrn Dr. Jaschke, Frau Schu und Herrn Oliva von fogs & CEUS-Consulting als externe Expertinnen und Experten ausgewählt. Unterstützt von einer Niedersächsischen Fachkommission haben sie dann in den Jahren 2014 und 2015 den Landespsychiatrieplan erarbeitet. Diesen Plan habe ich im Mai letzten Jahres in Hannover einer breiten Öffentlichkeit vorgestellt.[6]

Der Plan setzt den Rahmen für die Entwicklung der Psychiatrie in Niedersachsen für die nächsten zehn Jahre fest. Er besagt zunächst, dass wir im Großen und Ganzen alle erforderlichen Angebote für Menschen mit psychischen Erkrankungen in Niedersachsen bereitstellen. Er enthält aber darüber hinaus auch 165 Handlungsempfehlungen zur Weiterentwicklung der Psychiatrie. Klar ist: Wir brauchen nicht mehr Psychiatrie, sondern eine andere Psychiatrie. Oder, um die Frage zu beantworten: Ja, wir brauchen wieder eine Reformära! Für drei Gruppen von Menschen besteht ein besonderer Reformbedarf: Für Menschen mit einer schweren chronisch verlaufenden psychischen Erkrankung, für Kinder und Jugendliche an der Schwelle zum Erwachsenenalter und für ältere und hochaltrige Menschen.

---

5 Erneuerung und Zusammenhalt – Nachhaltige Politik für Niedersachsen: Vereinbarungen zur Psychiatrie. Auszug aus dem Koalitionsvertrag vom 13.02.2013 zwischen der Sozialdemokratischen Partei Deutschlands (SPD) – Landesverband Niedersachsen – und Bündnis 90/Die Grünen – Landesverband Niedersachsen – für die 17. Wahlperiode des Niedersächsischen Landtages 2013 bis 2018. In: Elgeti H, Ziegenbein M (Hg.): Psychiatrie in Niedersachsen – Jahrbuch 2014/15 (Band 7). Köln: Psychiatrie Verlag; S. 50–51
6 Landespsychiatrieplan Niedersachsen (2016). In: Elgeti H, Schmid R, Niedersächsisches Ministerium für Soziales, Gesundheit und Gleichstellung (Hg.): Psychiatrie in Niedersachsen 2016 (Band 8). Köln; Psychiatrie Verlag, S. 20–63. Auch im Internet zum Download unter: https://www.ms.niedersachsen.de/startseite/themen/gesundheit/psychiatrie_und_psychologische_hilfen/landespsychiatrie/landespsychiatrieplan-niedersachsen-162374.html

Gemeindepsychiatrische Zentren entwickeln

Die erste Gruppe wird in der internationalen Literatur als *People with Severe Mental Illness* bezeichnet. Sie umfasst nach Schätzungen der Fachleute 1–2 % der Erwachsenen zwischen 18 und 65 Jahren. Das sind in Niedersachsen etwa 50.000 bis 100.000 Betroffene. Sie waren zwar die Zielgruppe der Reformbemühungen der Psychiatrie-Enquete, und wir haben die menschenunwürdigen Zustände in den Anstalten überwinden können. Aber wir müssen feststellen, dass inzwischen in den Heimen der Eingliederungshilfe und in den Altenpflegeheimen mehr dieser erkrankten Menschen leben als vor der Enquete in den damaligen »Anstalten«. Eine Ursache für diese unverändert starke Hospitalisierung ist sicherlich, dass eine erhebliche Finanzierungslücke zwischen den ambulanten und den stationären Hilfen besteht. Da die ambulanten Hilfen oft nicht ausreichen, folgt leider viel zu oft wieder der Weg in die Institution. Dies gilt sowohl in der SGB V-finanzierten Versorgung als auch in der Eingliederungshilfe. Begriffe wie »ambulant vor stationär« oder »Personen- statt Institutszentrierung« sind seit vielen Jahren Schlagworte in der Debatte, die leider oft keine gelebte Realität sind.

Der Landespsychiatrieplan gibt eine Vielzahl von Empfehlungen für die Stärkung und den Ausbau ambulanter Strukturen, die auf eine Verbesserung der Situation dieser Personengruppe abzielen. Als Beispiele seien genannt: der Aufbau Gemeindepsychiatrischer Zentren, die Verbesserung der Krisenhilfe in den Regionen – insbesondere auch abends/nachts und am Wochenende sowie die Einführung leistungsrechtsübergreifender Hilfearrangements sowie Fallmanagement in der Zuständigkeit der Kommunen. Ein wesentliches Element zur Gestaltung dieser Hilfen ist die Bildung multiprofessionell aufsuchender Teams. Prof. Steinhart wird gleich die Frage beantworten »Wie wirkt der niedersächsische Plan auf einen externen Experten?« Er hat mit seinem »Funktionalen Basismodell gemeindepsychiatrischer Versorgung« eine vielbeachtete Diskussionsgrundlage vorgelegt. Darin fordert er eine Neujustierung – das heißt eine neue Phase der Psychiatriereform: recovery-orientiert, trialogisch und genesungsfreundlich.

Der Gesetzgeber hat 2017 mit dem Bundesteilhabegesetz und dem Gesetz zur Weiterentwicklung der Versorgung und der Vergütung für psychiatrische und psychosomatische Leistungen (PsychVVG) die Rahmenbedingungen geschaffen, das gemeindepsychiatrische Hilfesystem in Richtung der multiprofessionell aufsuchenden Teams umzugestalten. Für die Sozialpsychiatrischen Verbünde ist die regionale Ausgestaltung mit den Akteuren vor Ort die große Herausforderung für die Zukunft!

Zusammenarbeit zwischen Jugendhilfe, Schule und Psychiatrie intensivieren

Die zweite Gruppe, bei der ein großer Reformbedarf besteht, sind Kinder und Jugendliche an der Schwelle zum Erwachsenenalter. Der Landespsychiatrieplan betont hierzu die Bedeutung von Prävention, Früherkennung und Frühintervention zur Vermeidung längerer Erkrankung. Insbesondere angesichts der Entwicklung von Krankheitsverläufen mit Ausschluss aus der Schule, fehlendem Schulabschluss und zunehmend beobachteten Chronifizierungen muss diesem Bereich stärkeres Gewicht zugemessen werden. Wie Prof. Steinhart in der noch laufenden BAESCAP-Studie ermittelt hat, waren 45 % der Menschen, die zum Teil langjährig in Einrichtungen der Eingliederungshilfe betreut werden, bei der Ersterkrankung unter 20 Jahre alt.

Diese Gruppe weist einen sehr hohen Anteil an psychiatrischen Mehrfachdiagnosen auf. Ihre Chancen auf einen Berufsabschluss und einen Zugang zum Arbeitsmarkt sind sehr viel geringer als bei später Erkrankten. Deshalb ist es wichtig, neue integrierte Konzepte für den Bereich der Adoleszenz-Psychiatrie zu entwickeln. Ziel muss sein, diese Kinder und Jugendlichen möglichst früh zu identifizieren.

Der Fokus muss auf Hilfen liegen, die auch ihnen den Zugang zu Bildung, Beruf und Freizeit ermöglichen. Dahinter steht weit mehr als eine psychiatrische Therapie. Alle sind gefordert, zusammen zu arbeiten: Jugendhilfe, Schule und Psychiatrie. Rechtlich müssen die Hilfen so gestaltet sein, dass die Altersgrenzen, die die Sozialgesetzbücher vorgeben, nicht zu einer Unterbrechung der Unterstützungsleistung führen. Solche Hilfen greifen dann am besten, wenn sie in der unmittelbaren Lebenswelt der jungen Menschen ansetzen. Verbindliche regionale Lösungen müssen entwickelt werden, die auch aufsuchende und nachgehende Angebote mit einschließen.

Aufsuchende Hilfen für ältere und hochaltrige Menschen ausbauen

Die dritte Gruppe, die unserer besonderen Aufmerksamkeit bedarf, ist die der älteren und hochaltrigen Menschen. Der demografische Wandel macht auch vor Niedersachsen keinen Halt. Aber der Alterungsprozess ist regional sehr unterschiedlich ausgeprägt. Gerade ländliche Regionen sind hier stärker betroffen als die Ballungsräume. Gleichzeitig müssen in ländlichen Gebieten die heute dort anzutreffenden Strukturen verbessert werden: Der öffentliche Nahverkehr wird ausgedünnt; Einkaufsmöglichkeiten, ärztliche Versorgung usw. sind auf den Dörfern nicht mehr in ausreichendem Maße gegeben. Die Frage der Mobilität ist ein gesamtgesellschaftliches Querschnittsthema, für das in vielen Gesundheitsregionen Konzepte entwickelt werden.

Für die Psychiatrie ist wichtig, dass die Hilfe zu den Menschen kommt und nicht die Menschen zur Hilfe. Gerade hier sind sozialräumliche Konzepte mit mobil-aufsuchenden Hilfen von Nöten. Ziel muss sein, den Verbleib am selbst gewählten Ort oder in eigener Häuslichkeit solange wie möglich zu gewährleisten. Prof. Klaus Dörner formulierte es so: »Leben und Sterben, wo ich hingehöre«. Neben professionellen Hilfen sind gerade in diesem Bereich bürgerschaftliche Initiativen wie die »demenzfreundlichen Kommunen« zu unterstützen. Ein besonderes Augenmerk ist auf die Angehörigen psychisch erkrankter älterer Menschen zu richten, die sonst Gefahr laufen, selbst psychisch zu erkranken. Das Land Niedersachsen fördert seit 2005 die Entwicklung und Umsetzung solcher Konzepte: das Caritas Forum Demenz in Hannover und das Kompetenznetzwerk Gerontopsychiatrische Beratung in der Region Südostniedersachsen. Auch in Zukunft werden wir diese Förderung mit 365.000 Euro jährlich fortsetzen.

Zwangsmaßnahmen mindern

Ein weiteres, sehr wichtiges Thema sind die Zwangsmaßnahmen in der Psychiatrie. Spätestens seit dem Urteil des Bundesverfassungsgerichtes zur Zwangsmedikation im April 2011 wird das Thema »Zwang in der Psychiatrie« wieder intensiv diskutiert. Der Deutsche Ethikrat wird in den kommenden Wochen hierzu eine Stellungnahme veröffentlichen. Das ist auch gut so. Problematisch ist, dass keine verlässlichen Zahlen zur Häufigkeit einzelner Zwangsmaßnahmen wie Unterbringung, Fixierung, Zwangsmedikation usw. vorliegen. Die Erhebung dieser Daten wird schon seit vielen Jahren von den Fachleuten gefordert. Der Landespsychiatrieplan empfiehlt hierzu ein verpflichtendes Register zu Einweisungen und Zwangsbehandlungen. Diese Empfehlung werden wir sehr ernst nehmen. Hierbei soll in Abstimmung mit den anderen Bundesländern ein einheitlicher Standard zur Erfassung entwickelt werden, um eine bundesweite Vergleichbarkeit herzustellen.

Wichtiger als die Datenerhebung sind jedoch Maßnahmen zur Reduktion von Zwang. Es gibt inzwischen bereits gut etablierte Konzepte, die endlich flächendeckend umgesetzt werden müssen wie zum Beispiel:
- regelmäßige Deeskalationstrainings der psychiatrischen Teams,
- der »Werdenfelser Weg« in der Gerontopsychiatrie,
- Behandlungsvereinbarungen sowie
- der Aufbau alternativer Angebote (Soteria, Weglaufhäuser, Rückzugsräume usw.).

Ganz konkret fördern wir derzeit in einer Modellregion, bestehend aus den Landkreisen Aurich, Friesland, Leer, Wittmund und den kreisfreien Städten Wilhelmshaven und Emden ein »Redufix-Projekt« unter der Federführung des Sozialpsychiatrischen Dienstes in Aurich mit bis zu 135 tausend Euro jährlich. Ziel ist es, hier weitere praktische Erkenntnisse zu gewinnen und das Modell auf andere Regionen auszuweiten.

Auch eine gute ambulante Krisenintervention mit speziell geschulten Krisenbehandlungsteams gehört zu diesen Maßnahmen. Die Universitätsklinik Eppendorf in Hamburg verfügt inzwischen über eine mehr als zehnjährige Erfahrung mit solchen Teams. Sie konnte zeigen, dass durch eine ambulante Krisenbehandlung die Zahl der Zwangseinweisungen um drei Viertel zurückgegangen ist. In anderen Teilen Deutschlands werden allmählich eben solche Teams etabliert. Auch Niedersachsen muss sich hier auf den Weg machen! Die Wahrscheinlichkeit einer Zwangseinweisung darf in Zukunft nicht mehr davon abhängen, wo man wohnt!

Der Landespsychiatrieplan bezieht sich in seinen ethisch-fachlichen Grundsätzen ausdrücklich auf die UN-Behindertenrechtskonvention. In Artikel 19 wird geregelt, dass behinderte Menschen »Zugang zu einer Reihe von gemeindenahen Unterstützungsleistungen zu Hause« haben sollen. Das Ziel dieser persönlichen Assistenz ist »die Verhinderung von Isolation und Absonderung von der Gemeinschaft«. Dieser Artikel betrifft auch die medizinische Behandlung!

Trialog, Partizipation und Selbsthilfe stärken

Die Behindertenrechtskonvention regelt in Artikel 4, dass bei der Ausarbeitung und Umsetzung von Rechtsvorschriften und politischen Konzepten zur Durchführung der Konvention, Menschen mit Behinderungen und ihre Angehörigen aktiv mit einbezogen werden. In der Psychiatrie hat diese Forderung schon eine längere Tradition – im Trialog, der auch im Landespsychiatrieplan verankert ist. Während Sie hier in Loccum tagen, feiert in Hamburg Dorothea Buck ihren hundertsten Geburtstag – am 5. April. Sie ist Mitbegründerin des Trialogs vor nunmehr 30 Jahren. Die Stadt Hamburg hat sie deshalb unlängst für ihr Lebenswerk geehrt.

Der Trialog stellt einen Paradigmenwechsel in der Psychiatrie dar. Seine Bedeutung ist vielleicht noch höher einzuschätzen, als die Reformbewegung der Psychiatrie nach der Enquete 1975. Grundlage des Trialogs sind die Psychose-Seminare. Hier findet ein Erfahrungsaustausch auf Augenhöhe zwischen Betroffenen, ihren Angehörigen, Profis im psychiatrischen Kontext und interessierten Bürgern statt. Persönliche Erfahrungen werden geteilt und so für alle versteh- und fühlbar. Der Austausch außerhalb von institutionellen Rahmen und Hierarchien gewährleistet die nötige Augenhöhe, Vertraulichkeit und Offenheit. Er kann Angehörigen Raum für ihre Nöte, aber auch ihre Erfahrungen geben.

Auch Profis haben die Gelegenheit, ihre Ängste, Sorgen und Erfahrungen mitzuteilen. Das Ringen um eine gemeinsame Sprache und um gegenseitiges Verständnis ist für alle Beteiligten eine kontinuierliche Herausforderung und erfordert die Bereitschaft, gewohnte Denkmuster aufzugeben. Die Professionellen lernen ihre bisherige Deutungshoheit im Verständnis von psychischen Erkrankungen aufzugeben und den Wert subjektiver Sinnsuche zu sehen. Alle Beteiligten haben die Möglichkeit, ihre eigene Erfahrung in einen größeren Kontext zu stellen. Im Ergebnis kann im Trialog auf allen Seiten eine Haltungsänderung stattfinden.

Die S3-Leitline »Bipolare Störungen« von 2012 sieht in einer solchen trialogischen Grundhaltung und der sich daraus ergebenden Beziehungskultur eine Grundvoraussetzung für das Arbeiten in neuen Behandlungsformen wie zum Beispiel dem *Hometreatment*. In Niedersachsen gibt es inzwischen in ungefähr 15 Kommunen Psychose-Seminare und Trialogforen. Das Sozialministerium wird den Aufbau weiterer trialogischer Aktivitäten unterstützen. Hierzu gehört auch die Entwicklung trialogischer Beschwerdestellen in jeder Kommune.

Betroffene und ihre Angehörigen leiden weiterhin unter erheblicher Stigmatisierung. Die großen Anti-Stigma-Projekte der letzten Jahrzehnte der WHO und der Deutsche Gesellschaft für Psychiatrie und Psychotherapie, Psychosomatik und Nervenheilkunde (DGPPN) zielten auf ein eher biologisches Verständnis psychiatrischer Erkrankung ab. Sie konnten keinen positiven Effekt erzielen.

Nach Untersuchungen von Prof. Angermeier und Prof. Schomerus haben sie möglicherweise dazu beigetragen, dass die soziale Distanz zu Betroffenen sogar größer wurde. Erst die tatsächliche Begegnung im Trialog als »Anti-Stigma-Kampagne von unten« ermöglicht es, Ängste und Vorurteile abzubauen. Die gleichberechtigte Einbeziehung des Erfahrungswissens der Psychiatrie-Erfahrenen und Angehörigen in die professionelle Arbeit wird auch durch die 2001 entwickelte EX-IN-Ausbildung vorangetrieben. EX-IN steht für *Experienced Involvement*.

Während es in England und den skandinavischen Ländern inzwischen üblich ist, dass krisenerfahrene Menschen in Behandlungsteams mitarbeiten, steckt Deutschland hier eher noch in den Kinderschuhen. In Niedersachsen sind in den letzten Jahren über 100 Psychiatrie-Erfahrene zu Genesungsbegleitern ausgebildet worden. Nur acht von ihnen haben eine sozialversicherungspflichtige Arbeit gefunden. Inzwischen wandert ein Teil deshalb in andere Bundesländer ab. Das darf nicht sein! Das Sozialministerium unterstützt die EX-IN-Idee, und wir müssen gemeinsam dafür sorgen, dass die Ausbildung in Niedersachsen demnächst finanziert wird. Es müssen aber auch bezahlte Arbeitsplätze für Genesungsbegleiter zur Verfügung stehen!

Soweit meine kurze Einführung in die Entstehung und zu den wesentlichen Inhalten des Landespsychiatrieplanes. Fest steht: Wir brauchen eine neue Reformära. Damit ist auch die Frage beantwortet, wozu wir einen Landespsychiatrieplan in Niedersachsen brauchen. Angesichts des Tagungsprogramms bin ich zuversichtlich, dass wie vor 47 Jahren auch heute die Zeichen der Zeit günstig stehen. Zum Abschluss bleibt mir nur, Sie herzlich zu lebhaften Diskussionen zu ermuntern, – wenn nötig – bis spät in die Nacht. Seien Sie beruhigt: Tumulthafte Zustände wie einst benötigen wir nicht, aber diskutieren Sie und machen Sie dem Geist von Loccum alle Ehre.

Kontaktadresse der Autorin
Cornelia Rundt
Landesministerin a. D.
Niedersächsisches Ministerium für Soziales, Gesundheit und Gleichstellung
Hannah-Arendt-Platz 2
30159 Hannover

Landespsychiatrieplan Niedersachsen.
Start in eine neue Reformära?

Zur Loccumer Psychiatrietagung 2017 – ein Rück- und Ausblick

Monika C. M. Müller

Es ist mehr als eine glückliche Fügung, dass nach drei Jahren Pause die Reihe der Psychiatrie-Tagungen in Loccum mit einer Veranstaltung zum Landespsychiatrieplan Niedersachsen (LPP-N) wieder aufgenommen wurde. Zu verdanken ist das vor allem dem Interimsgeschäftsführer der Akademie, Jens-Hermann Fricke, und Dr. Hermann Elgeti vom Landesfachbeirat Psychiatrie Niedersachen, die das gegenseitige Interesse an einer Kooperation und das Interesse an einer gemeinsamen Tagung ausloteten. Die Ev. Akademie Loccum wollte und will die Veranstaltungsreihe zu psychiatrischen Themen definitiv fortsetzen. Nachdem Andreas Siemens die vorerst letzte Tagung zum Thema »Altersdepression und Suizidalität« im Herbst 2013 durchgeführt hatte, übernahm ich diesen Bereich. Viele ökologische und umweltpolitische Themen auf der eignen Agenda sorgten für eine ungeplante und unerwartet lange Pause. Freude über deren Ende kam mir von den Kooperationspartnern, von Referierenden, Teilnehmenden und auch von Kollegen aus der Akademie entgegen. Es drängte sich geradezu auf, eine erste Evaluation des Landespsychiatrieplans Niedersachsen in Form einer Tagung in Loccum zu veranstalten.

Start in eine neue Reformära? Dieser zweite Teil des Tagungstitels rekurrierte nicht zufällig auf die große Psychiatriereform der 1970er Jahre. Seinerzeit wurden ein »Nationaler Notstand« und »elende menschenunwürdige, teilweise unmenschliche Bedingungen« diagnostiziert und zu ihrer Beseitigung waren sozusagen Gebirge zu überwinden. Die klare Benennung der Missstände durch Frank Fischer[1] auch auf der Loccumer Tagung im Herbst 1970[2] sorgte für Empörung und Streit.

Letztlich wurden zwei Loccumer Resolutionen erarbeitet und verabschiedet, die nach den Worten von Asmus Finzen wegweisend für die spätere Arbeit an der Psychiatrie-Enquete und die Psychiatriereform in der Bundesrepublik sein

---

1 Fischer F (1969): Irrenhäuser – Patienten klagen an. München; Verlag Kurt Desch (Reprint 2016 im Psychiatrie Verlag; Köln).
2 Lauter H, Meyer J-E (Hg.) (1971) Der psychisch Kranke und die Gesellschaft – Tagung der ev. Akademie Loccum Oktober 1970. Stuttgart; Georg Thieme Verlag.

sollten.³ Dass die Loccumer Tagung ihren Teil zur Einleitung einer nachhaltig wirksamen Psychiatriereform beisteuern konnte, ist ein bedeutender Teil der Akademiegeschichte. Das damalige Wirken entspricht zutiefst der Aufgabe der Akademie, in der Gesellschaft zur verantwortlichen Planung zukünftiger Entwicklungen beizutragen und dabei Menschen innerhalb und außerhalb der Kirche Möglichkeiten zur Beteiligung am Leben, Denken und Handeln der Kirche (und der Gesellschaft) zu bieten.

Was damals erlebt wurde, war eine alles andere als selbstverständliche Sternstunde der Tagungsarbeit. Die Tagungsteilnehmer hätten im Streit stecken bleiben können. Erst der Verzicht auf die Verteidigung eigener Pfründe, der Wechsel auf die Metaebene und die Besinnung auf gemeinsame Interessen zum Wohl der Patienten machten den Weg zu Verständigung und für Veränderungen frei. Das sind auch heute notwendige Voraussetzungen für die Einleitung einer neuen Reformära. Das Format der Loccumer Tagungen schafft ebenso wie die zugrundeliegende neutrale und sachorientierte Haltung ein Forum, in dem eine andere, eine »transsektorale« Verständigung möglich ist.

Die extrem schroffen Gebirge und Gipfel der Psychiatrie-Landschaft der 1970er Jahre wurden gestürmt. Seitdem wurde in der Versorgung psychisch Kranker vieles verbessert, aber es sind noch nicht alle Ziele erreicht. Ist die Psychiatrie-Reform auf halbem Wege stecken geblieben, wie manche meinen (BÜHRING 2001),⁴ oder sind alle Beteiligten noch mitten drin und befinden sich jetzt in den Mühen der Ebene? Die im Bericht der Enquete-Kommission von 1975 formulierten Reformziele haben an Aktualität nichts eingebüßt. Besonders schwierig scheint die Kooperation und Koordination aller Versorgungsdienste zu sein, deren Zahl sich seit den 1970er Jahren vervielfacht hat. Der Landespsychiatrieplan Niedersachsen konstatiert, dass die Hilfsangebote für seelisch erkrankte Menschen in Niedersachsen recht gut ausgebaut, aber ungleichmäßig verteilt, gelegentlich unzureichend vernetzt oder schlecht koordiniert sind. Die politische Rahmensetzung strebt deshalb eine verbesserte Koordination und Steuerung der Versorgung an. Das bedeutet auch Veränderungen bei der Gestaltung der individuellen Hilfeleistungen vor Ort und ihrer institutionellen Organisation.

Auf der Loccumer Psychiatrie-Tagung 2017 sollte analysiert werden, welche Optionen der im Mai 2016 veröffentlichte Landespsychiatrieplan Niedersachen für eine bessere Koordination und Steuerung bereithält. Zielführung sowie Wirksamkeit der empfohlenen Maßnahmen sollten diskutiert, konkrete Projektideen erarbeitet werden. Es wurde angestrebt, ausführlich miteinander ins Gespräch zu

---

3 FINZEN A (2016): Im Vorfeld der Psychiatriereform. 1970: Ein Jahr der Tagungen. Erlebte Psychiatriegeschichte. Band II: Bewegte Jahre (1970–1974), S. 117–137. http://www.finzen.de/pdf-dateien/02%20psychiatriereform.pdf (letzter Zugriff: 21.03.2018)
4 BÜHRING P (2001): Psychiatrie-Reform: Auf halbem Weg stecken geblieben. Dtsch. Ärzteblatt, 98(6)

kommen und dem Reformprozess in Niedersachsen ein Jahr nach der Veröffentlichung des Landespsychiatrieplans weitere Schubkraft in die *richtige* Richtung zu geben. Arbeitsleitend waren folgende Fragen:
- Welche Auswirkungen hat der Landespsychiatrieplan auf die psychiatrischen Fach- und Teilgebiete?
- Welche Konflikte zeichnen sich ab, und wie lassen sie sich konstruktiv angehen?
- Mit welchen konkreten Schritten lässt sich der Landespsychiatrieplan umsetzen?
- Passen die erarbeiteten Handlungsschritte zu den im Landespsychiatrieplan identifizierten »prioritären Entwicklungsfeldern«?

In einem Bericht nach der Tagung schrieb Wolfram Beins in einem Artikel, dass sich die Loccumer Tagung »in bewährter Tradition die psychiatrische Entwicklung beflügelt« habe.[5] In der Tat haben die versammelten Experten aus der psychiatrischen Arbeit, Psychiatrie-Erfahrene und Angehörige einige sehr konkrete umsetzbare Projekte für verschiedene psychiatrische und psychotherapeutische Fachgebiete entwickelt und gemeinsam Leitlinien für die zukünftige Entwicklung zusammengetragen.

Kurz zusammengefasst lauten die wichtigsten Ergebnisse der Tagung:
1. In allen Versorgungsbereichen sollten die Querschnittsthemen Partizipation und Teilhabe, Stärkung der Selbsthilfe und Etablierung der trialogischen Arbeit (Psychiatrieerfahrene, Angehörige, in der Psychiatrie Tätige) berücksichtigt werden.
2. Eine integrative Planung und optimierte bereichsübergreifende Steuerung ist zwingend erforderlich.
3. Verschiedene Leistungsbereiche sind zu einem verbundenen Angebot zu integrieren.
4. Auf institutioneller Ebene werden Gemeindepsychiatrische Zentren favorisiert, da sie ein multiprofessionelles Arbeiten mit Integration ambulanter sozialpsychiatrischer Akutbehandlung, den Zusammenschluss wichtiger Fachbereiche und die kommunal orientierte Steuerung der Hilfen gewährleisten können. Ihre Realisierung bedarf einer klaren politischen Entscheidung. Der Prozess muss »von oben«, also vom Land und insbesondere vom Sozialministerium angestoßen werden, um Partikularinteressen einzugrenzen. In unterschiedlichen Versorgungsregionen sollten Modelle für eine Erprobung aufgebaut werden.
5. Aktuelle Gesetzesänderungen können die Umsetzung des LPP-N befördern, so das Bundesteilhabegesetz (BTHG) und das Gesetz zur Weiterentwicklung

---

5 BEINS W (2017): »Wir brauchen eine andere Psychiatrie« Notizen aus Niedersachsen. Eppendorfer – Zeitung für Psychiatrie & Soziales, Ausgabe 4 / 2017

der Versorgung und der Vergütung für psychiatrische und psychosomatische Leistungen (PsychVVG), genauso wie die Neufassung der Psychotherapie-Richtlinie.
6. Das im LPP-N genannte Entwicklungsfeld »Selbsthilfe« muss gestärkt werden. Selbsthilfegruppen brauchen Unterstützung bei der Organisation, finanzielle Förderung und Qualifizierung. Vertreter Betroffener und Angehöriger müssen in den Gremien vertreten sein (eine Forderung lautet: mindestens zwei), die Sitzungszeiten müssen »Ehrenamt-kompatibel« sein. Die trialogische Koordination und Steuerung sollte in Gesetzen, Verordnungen, Geschäftsordnungen usw. verankert werden.
7. In den Sozialpsychiatrischen Verbünden müssen Kooperationen zwischen den verschiedenen Leistungsträgern und Leistungsanbietern verbindlich gestaltet werden.
8. Es sind praktikable Verfahren zu entwickeln, mittels derer auch komplexe, rechtskreisübergreifende Leistungen geplant und umgesetzt werden können. Das Sozialministerium auf der Landesebene, die Landkreise und kreisfreien Städte auf der kommunalen Ebene haben die Aufgabe der Steuerung für den Prozess aktiv zu übernehmen.

Ein Hauptergebnis der Tagung war, dass die eigentliche Arbeit den Akteuren noch bevorsteht und dass das Land, insbesondere die Sozialministerin und das Psychiatriereferat in ihrem Hause bald deutliche Impulse zur Umsetzung des LPP-N setzen müssen. Während der Entwicklung des Landespsychiatrieplans Nordrhein-Westfalen eine intensive Bestandsaufnahme vorausging und der Plan sehr konkrete Umsetzungs- und Handlungsschritte skizziert, beschreibt der LPP Niedersachsen eher ein konsensorientiertes Grundverständnis. Mein Bild: Der LPP-N hat die Außenmauern, vielleicht auch nur das Fundament eines Gebäudes beschrieben. Die konkrete Planung, Umsetzung und vor allem die Finanzierung der Inneneinrichtung erfordern nun Willen, Tatkraft und auch finanzielle Mittel. Darin wiederum gleichen sich die Einschätzungen für NRW und Niedersachsen: Die Umsetzung der Landespsychiatriepläne wird finanzielle Mittel im zweistelligen Millionenbereich erfordern.

»Die Richtung für eine andere Psychiatrie in Niedersachsen ist in Loccum gesetzt worden. Nun warten wir auf den Startschuss von der Ministerin«.[6] Ja, wichtige Impulse müssen in diesem Fall »von oben« kommen. Wir wollen jedoch nicht nur abwarten, sondern die Umsetzung des Landespsychiatrieplans Niedersachsen aktiv begleiten und befördern. In jährlich zu organisierenden Loccumer Tagungen sollen alle beteiligten Akteure die im LPP-N beschriebenen

---

6 BEINS, Wolfram (2017): »Wir brauchen eine andere Psychiatrie« Notizen aus Niedersachsen. Eppendorfer – Zeitung für Psychiatrie & Soziales, Ausgabe 4 / 2017

prioritären Handlungsfelder in operable Teilschritte übersetzen. Das vorhandene sektorale Denken kann nur überwunden werden, wenn sich die Akteure der Teilbereiche auch ganz real treffen, sich austauschen und Verständnis für die Herausforderungen der jeweils anderen entwickeln, um schließlich gemeinsam nach Lösungsoptionen suchen. Prüfstein für alle Lösungsansätze sollte ihre Patientenzentrierung sein.

Die nächste Loccumer Psychiatrie-Tagung (9.–11.4.2018) wird sich mit dem Thema »Zwangsmaßnahmen in der Psychiatrie mindern. Alternative Ansätze für die Alltagspraxis« befassen.

Kontaktadresse der Autorin
Dr. Monika C. M. Müller
Ev. Akademie Loccum
Münchehägerstr. 6
31547 Rehburg-Loccum
Monika.Mueller@evlka.de

Projektideen aus vier Teilgebieten der Psychiatrie zur Umsetzung des Landespsychiatrieplans Niedersachsen

Melanie Bargemann, Gertrud Corman-Bergau, Detlef E. Dietrich, Brigitte Harnau, Ursula Havemann-Reinecke, Hans-Jürgen Hentschel, Peter Orzessek, Jürgen Seifert

Vorbemerkungen: Vom 3. bis 5. April 2017 veranstaltete die ev. Akademie Loccum in Kooperation mit dem Niedersächsischen Ministerium für Soziales, Gesundheit und Gleichstellung (MS) sowie dem Landesfachbeirat Psychiatrie Niedersachsen (LFBPN) die Tagung »Landespsychiatrieplan Niedersachsen – Start in eine neue Reformära?«.[1] Das Programm sah neben Vorträgen und Diskussionsrunden im Plenum auch Diskussion und Entwicklung von Projektideen in fünf Arbeitsgruppen (AG) vor, die jeweils für ein Teilgebiet der Psychiatrie erkunden sollten, was man dort zur Umsetzung des Landespsychiatrieplans Niedersachsen (LPP-N) beitragen könnte. Dafür war ein ganzer Tag vorgesehen; jede AG wurde am Vor- und Nachmittag angeboten, so dass die Teilnehmer*innen in zwei verschiedenen Teilgebieten mitwirken konnten. In vier der fünf AG entstanden auf diese Weise Projektskizzen, die am Abend im Plenum vorgestellt wurden; lediglich die AG Kinder- und Jugendpsychiatrie beteiligte sich daran nicht. Die nachfolgend dokumentierten Projektskizzen wurden in der Regel von den Leitungen der AG zusammengestellt.

AG Gerontopsychiatrie

Brigitte Harnau und Melanie Bargemann

Projektskizze: Gesicherte flächendeckende gerontopsychiatrische Beratung von Betroffenen und Angehörigen mit *Case-Management*-Funktion

Die folgende Projektskizze aus der AG Gerontopsychiatrie basiert auf der Idee, dass Menschen mit gerontopsychiatrischen Erkrankungen individuell zugeschnittene, jederzeit niederschwellig erreichbare, vernetzte Hilfen annähernd aus einer

---

[1] Siehe den Vortrag von Frau Ministerin Cornelia Rundt und den Tagungsbericht der Tagungsleiterin Frau Monika Müller in diesem Band.

Hand erhalten sollen. Damit eine koordinierte, bedarfsgerechte, kontinuierliche Versorgung stattfinden kann, sind spezifische Beratung/ Begleitung und *Case-Management* essentiell.

Hintergrund

Die Zahl der älteren Pflegebedürftigen Menschen wird in den nächsten Jahrzehnten deutlich ansteigen. Im Jahr 2025 ist davon auszugehen, dass über 50 % der Bürger*innen über 65 Jahre alt sein werden (Bertelsmann-Stiftung 2016). Der medizinische Fortschritt und die geringe Sterblichkeitsrate im Kindesalter führen zu einem Anstieg der Lebenserwartung, somit wird auch die Anzahl der psychisch erkrankten älteren Menschen zunehmen. Heute leiden bereits rund 25 % der über 65-Jährigen an einer psychischen Störung. Bei der aktuellen Lebenserwartung erkrankt jede Dritte an einer Demenz (Deutsche Alzheimer Gesellschaft 2016). Bereits im 19. Jahrhundert appellierten einzelnen Psychiater, sich mit den häuslichen Verhältnissen der psychisch Kranken auseinanderzusetzen und diese so anzupassen, dass die Betroffenen dort verbleiben können. In den 1970er Jahren dominierte die Verwahrpsychiatrie. Die Enquetekommission formulierte in ihrem Schlussbericht (Bundestagsdrucksache 7/4002) im Jahr 1975 vier Hauptanliegen:
- Gemeindenahe Organisation von Hilfen für psychisch Kranke
- Koordination der Angebote
- Gleichstellung psychisch Kranker mit körperlich Erkrankten
- Bedarfsgerechte Versorgung

Die Umsetzung und Weiterentwicklung der Forderungen aus der Psychiatrie-Enquete verlief bundesweit sehr unterschiedlich und ist teilweise stecken geblieben. Trotz Reformen bestehen weiterhin Probleme in der Personenzentrierung, in der Fragmentierung der Angebote und in der Finanzierung der einzelnen Leistungen (MEISSNEST 2017). Wir möchten die Hauptanliegen der Enquete-Kommission mit unserem Projekt erneut aufgreifen und die vorhandenen Strukturen hinsichtlich der gerontopsychiatrischen Versorgung zusammenführen und optimieren. Dabei geht es uns vorrangig darum, das *Case-Management*, also die Koordination der Angebote mit Fokus auf die bedarfsgerechte Versorgung mit gemeindenahen Hilfen, zu übernehmen. Die Funktion der koordinierenden Bezugsperson im Bereich des SGB V ist nicht als Leistungsart kodifiziert und damit nicht refinanzierbar. Deshalb ist die Finanzierung über Projektmittel notwendig (vgl. STEINHART, 2017).

In den Ausführungen zu den prioritären Entwicklungsfeldern des LPP-N findet sich Folgendes zur Versorgung Älterer: Die Versorgung älterer Personen mit psychischen Erkrankungen zeigt sich im Vergleich zu anderen psychiatrischen Versorgungsbereichen in der konzeptionellen Durchdringung, Struktur und Qualität besonders entwicklungsbedürftig. Die Erkenntnisse zu den Versorgungsbedarfen verschiedener Gruppen Älterer sind schmal und verbesserungsbedürftig. Versorgungskonzepte zu demenziellen Entwicklungen und psychischen Erkrankungen im Alter sind uneinheitlich. Es bedarf hierzu einer vertieften Aufarbeitung der Problemstellungen, u. a. entlang der im LPP-N konsentierten Vorschläge.

Im LPP-N werden den ethisch-fachlichen Grundsätzen für die Psychiatrie in Niedersachsen zur Umsetzung einer zeitgemäßen psychiatrischen Versorgung Anforderungen wie Funktionalität, Kooperation, Vernetzung, Optimierung der Organisation, Hilfeplanung, bereichsübergreifende Koordination und Steuerung sowie Partizipation der Betroffenen und der Einbezug der An- und Zugehörigen genannt. Hinsichtlich der Grundrechte von Patient*innen gibt es den Passus: »Auch der ältere und hochaltrige Mensch, der von psychischer Erkrankung und von kognitiv-psychischen Veränderungen betroffen ist, erfährt Behandlung und Betreuung in Würde und voller Achtung seiner Rechte. Der Verbleib an seinem Lebensort hat so lange wie möglich Vorrang vor Institutionalisierung. Angehörige und Netzwerke bedürfen dazu der Beratung, Förderung und Unterstützung.« Außerdem wird dort geäußert, dass der Grundsatz der Gleichstellung psychisch kranker Menschen mit somatisch erkrankten Menschen gilt. In dem Absatz zur funktionalen Ausrichtung (Abstufung) der Hilfen – Zugänge steht: »Wirksame Versorgung, Hilfen und Maßnahmen setzen ein fachlich fundiertes, koordiniertes und auf den Einzelfall abgestimmtes, funktionales Vorgehen voraus. Dies betrifft verschiedene Ebenen der Intervention.«

Ziele

Angemessene und wunschgemäße Versorgung älterer und hochbetagter Menschen mit psychischen und kognitiven Störungen unter Einbezug ihrer Angehörigen sowie des sozialen Umfeldes: Gesicherte Erfahrungen liegen diesbezüglich über das dreijährige Bundesmodellprojekt »Ambulante Gerontopsychiatrische Zentren« (AGZ; 2000–2003) in Hannover vor. *Case-Management* mit Lotsenfunktion im personenzentrierten Hilfenetz zeigte hinsichtlich der umfassenden ambulanten gerontopsychiatrischen Versorgung mit Quartiersbezug großen Erfolg. In der Steuerungs- und Lotsenfunktion sicherte das das AGZ Linden Aspekte von Qualität und Wirtschaftlichkeit in der Netzwerkarbeit. Es schlug eine Brücke zwischen ambulanten und stationären Bereichen (vgl. WOLFF, 2004).

Bereitstellung spezifischer Beratung und *Case-Management* im gerontopsychiatrischen Kontext mit folgenden Zielen:

- Gewährleistung kontinuierlicher, funktional gestufter, interdisziplinärer Betreuung von gerontopsychiatrischen Klient*innen. Konzeption der Hilfen als mobil aufsuchende Hilfen mit Quartiersbezug.
- Selbstbestimmung, Teilhabe und Inklusion begleiten und ermöglichen *Empowerment* stärken und Autonomie erhalten – lebenslanges Lernen (er)möglich(en).
- Vermeidung von Isolation und Verwahrlosung.
- Sozialräumliches Denken und Handeln, das Geschehen in der Gemeinde optimieren.
- Erhalt der Häuslichkeit, begleitet durch psychosoziale prozesshafte Beratung/Begleitung der Betroffenen und Angehörigen und somit Vermeidung vorzeitiger und unnötiger Pflegeheimaufenthalte, die sukzessive zu »kleinen Psychiatrien« werden und deren Teams in der Folge überfordert sind.
- Umdenken: weg von einer anbieterorientiert organisierten Struktur, hin zu einem lebensweltbezogenen und funktional organisierten System.
- Befriedigung körperlicher, psychischer und somatischer Grundbedürfnisse, die Bewahrung der Selbständigkeit und die Erhaltung der Lebenskontinuität des sozialen Umfelds (vgl. WOLFF 2004) unter Berücksichtigung des individuellen Lebensentwurfs.
- Vermeidung von Zwangsmaßnahmen durch Beständigkeit in der Hilfestruktur und Versorgung in der vertrauten Umgebung.
- Den Weg für die multiprofessionelle, ambulante Versorgung ebnen, um der steigenden Anzahl von Menschen, die im Alter psychisch erkranken bzw. bereits erkrankt sind ein adäquates Versorgungsangebot unterbreiten zu können. Dadurch finanzielle Entlastung der Leistungsträger durch stärkere Verlagerung vom stationären *Setting* zurück in die vertraute Umgebung. Laut Steinhart und Wienberg ist die Versorgungslandschaft in Deutschland gekennzeichnet durch eine Fehlplatzierung von Ressourcen, problematischen Anreizeffekten und ein Nebeneinander von Über-, Unter- und Fehlversorgung.
- Mitwirkung an der Verbesserung der Zusammenarbeit der Leistungsträger des SGBV, SGB VI, SGB IX, SGB XI, SGB XII.
- Schließung von Versorgungslücken: 33 % der Gesamtausgaben für die psychiatrisch-psychotherapeutische Versorgung fließen in den stationären und nur 18 % in den ambulanten Bereich (ROICK 2013).
- Qualifizierung und Sensibilisierung aller Akteure für die Gerontopsychiatrie (z. B. durch Schulungen und Fallkonferenzen), auch und gerade hinsichtlich der Früherkennung. Übertragung professioneller Kompetenzen auf den Sozialraum und somit Förderung des bürgerschaftlichen Engagements und sozialräumlicher Initiativen. Außerdem Kompetenzen der Betroffenen und ihrer Angehörigen stärken
- Selbsthilfe, An- und Zugehörige involvieren, informieren und qualifizieren.

- Raster zur Erfassung relevanter Daten entwickeln.
- Qualitätssicherung mit Fokus auf das Beschwerdemanagement.

Akteure: Alle an der Versorgung beteiligten Dienste und Institutionen, Selbsthilfe und Angehörige

Aufgaben: Sicherstellung eines neutralen *Case-Managements* nach dem Grundsatz »ambulant vor stationär«; psychosoziale prozesshafte Beratung; Betroffene und Angehörige informieren und »*empowern*«; Qualifizierung der Akteure mit Fokus auf die Haltung und ethische Grundsätze; Netzwerkarbeit; Qualitätsmanagement; Erfassung der Datenlage; Quartiersarbeit.

Methoden: psychosoziale, prozesshafte Beratung & Begleitung von Betroffenen, An- und Zugehörigen; personenzentrierter Ansatz; kommunales Bewusstsein und bürgerschaftliches Engagement für Probleme des Älterwerdens und Alt-Seins durch Öffentlichkeitsarbeit und Präsenz fördern; Entwicklung von Überleitungsrastern; multiprofessionelle Abstimmung der Interventionen durch intensive Netzwerk- und Gremienarbeit; Hausbesuche bei Bedarf auch durch multiprofessionelle Teams; Psychoedukation; Fachberatung von Diensten und Institutionen, insbesondere von Pflegeheimen; Fortbildungen akteurgerecht konzipieren und anbieten (hier auch Kooperation mit der Ärztekammer Niedersachsen); Fallkonferenzen; Angemessene Pharmazie (Polypharmazie vermeiden); Best Practice Modelle einbeziehen; Vernetzung aller relevanten Akteure; Stärkung der hausärztlichen Kompetenz; Qualitätszirkel

Umsetzungszeitraum: drei Jahre

Literatur

Deutsche Alzheimer Gesellschaft – Selbsthilfe Demenz (2016): Informationsblatt 1 – Die Häufigkeit von Demenzerkrankungen. Im Internet als Download verfügbar: https://www.deutsche-alzheimer.de/fileadmin/alz/pdf/factsheets/infoblatt1_haeufigkeit_demenzerkrankungen_dalzg.pdf

Meissnest B (2017): Der Sozialraum trägt mit – Behandlung und Pflege psychisch kranker alter Menschen in der Gemeinde. In: Steinhart I; Wienberg G. (Hg.): Rundum ambulant. Funktionales Basismodell psychiatrischer Versorgung in der Gemeinde. Köln: Psychiatrie Verlag; 219–233.

Roick C (2013): Integrierte psychiatrische Versorgung aus Sicht der gesetzlichen Krankenversicherung. Nervenheilkunde (5): 264–269

Steinhart I, Wienberg G (2017): Fast alles geht auch ambulant – ein funktionales Basismodell als Standard für die gemeindepsychiatrische Versorgung. In: Steinhart I; Wienberg G. (Hg.): Rundum ambulant. Funktionales Basismodell psychiatrischer Versorgung in der Gemeinde. Köln: Psychiatrie Verlag; 22–44.

WOLFF B (2004): Bundesmodellprojekt Ambulante Gerontopsychiatrische Zentren in Hannover. Case Management mit Lotsenfunktion im personenzentrierten Hilfenetz. In: BUNZENDAHL I; HAGEN BP (Hg.): Soziale Netzwerke für die ambulante Pflege. Grundlagen, Praxisbeispiele und Arbeitshilfen. Weinheim, München: Juventa Verlag; 158–168.

AG Allgemein- und Sozialpsychiatrie

Detlef E. Dietrich und Peter Orzessek

Projektskizze 1: Gemeindepsychiatrisches Zentrum (GPZ)

In einer Kartenabfrage sollten zunächst von jeder teilnehmenden Person möglichst ein bis zwei Entwicklungsprojekte benannt werden, die schließlich thematisch sortiert und zusammengefasst wurden. Es wurden 15 Projekte unter dem Oberbegriff Gemeindepsychiatrisches Zentrum (GPZ) benannt, 12 Projekte zum Thema Zwang in der Psychiatrie verhindern, acht zum Oberbegriff Planung und Steuerung sowie jeweils zwei bzw. drei Projekte für die Oberbegriffe Ältere Menschen (3), »junge Wilde« (2), Ex-In (3), Arbeit/Reha (3), Prävention (3), Notfälle (3) und Selbsthilfe (2). Allein die Anzahl der Nennungen von GPZ-assoziierten Projekten ließ es sinnvoll erscheinen, ein Projekt aus diesen Themengebiet zu bearbeiten. Deutlich wurde in der Diskussion, insbesondere basierend aus Vorerfahrungen aus dem Landkreis Harburg, der Stadt Braunschweig und der Region Hannover, dass positive und ausgereifte Projektideen an unterschiedlichen Akteuren oder deren Interaktionen zu scheitern drohten. Insofern wurde als vorrangiges Projekt angesehen, eine Strategie zu entwickeln bzw. zu beschreiben, mit deren Hilfe die beteiligten Akteure in einer Region zu einer Kooperation im Dienste der Betroffenen zu bewegen sind, um ein GPZ überhaupt starten zu können.

So wurde das folgende Entwicklungsprojekt erarbeitet, wobei der Name möglicherweise modifiziert werden sollte, um die Zugangsschwelle für Betroffene möglichst niedrig zu gestalten, und weil dieser Name nahelegt, dass es eine neue Institution bzw. ein neues »Haus« sein muss.

Ziel: Einleitung erster Schritte zur Etablierung eines GPZ, d. h. Etablierung einer Kooperation der Akteure im Dienste bzw. zum Wohle der Betroffenen

Akteure: Im Rahmen eines mehrstufigen Procedere sollten sukzessive folgende regional relevante Gruppen mit einbezogen werden:
- SpV (SpDi, Vertretungen der Angehörigen und der Psychiatrie-Erfahrenen)
- Anbieter von Beratungsangeboten und psychiatrischer Akutversorgung
- Weitere Anbieter sozialpsychiatrischer Leistungen (z. B. Eingliederung, Pflege)

Aufgaben: Zunächst Bestandaufnahme der Situation: Erfahrungen aus bestehenden oder geplanten GPZ, Identifikation und Benennung der Interessen unterschiedlicher Anbieter sozialpsychiatrischer Leistungen und deren Pflichten. Als wesentliche Aufgaben wurden die motivationale Arbeit, die Entwicklung von Visionen und die Fokussierung auf Kernfunktionen eines GPZ angesehen (»Nucleus entwickeln«).

Methoden: Zunächst wäre es wünschenswert, den politischen Willen, der als Grundvoraussetzung angesehen wird, explizit zu betonen oder einzufordern, d.h. sich der Unterstützung durch die Politik zu vergewissern. Hierbei müssen sowohl das Land als auch die Kommunen ihren politischen Willen signalisieren. In einem zweiten Schritt sollte eine Annäherung im Rahmen eines runden Tisches oder eines moderierten Dialogs erfolgen: Gemeinde und Land, oder besser sogar im Rahmen eines Trialogs bzw. Tetralogs, d.h. mit Betroffenen, Angehörigen, professionellen Anbietern und der Politik. Insbesondere die Gemeinde als auch die vom Land Beauftragten sollten die Planung und Umsetzung gemeinsam in Gang setzen. Um einen tetralogischen Austausch zu gewährleisten, benötigen die Vertretungen der Angehörigen und der Psychiatrie-Erfahrenen Unterstützung, die sie auch konkret benennen sollten. Im weiteren Verlauf könnte eine Zukunftswerkstatt die Ausdifferenzierung eines GPZ unterstützen und helfen, die Erfahrungen in andere Regionen zu transportieren.

Zeitraum: sofort beginnend mit einer ersten Zwischenbilanz und Rückschau auf bisherige Schritte nach etwa einem Jahr.

Die prioritären Entwicklungsfelder (EF) im LPP-N, die durch ein derartiges Projekt berücksichtigt werden, sind: Partizipation und Selbsthilfe fördern (EF 1), Planung und Steuerung (EF 2), das Thema GPZ (EF 3), indirekt auch (insbesondere im weiteren Verlauf der Etablierung und Ausdifferenzierung der GPZ) Zwangsmaßnahmen mindern (EF 4), Früherkennung und Frühintervention (EF 6), die Versorgung Älterer (EF 7) und möglicherweise auch die Schnittstellen zur Forensik (EF 8) sowie – bezogen auf junge Erwachsene – die Kinder- und Jugendpsychiatrie (EF 5). Damit kann das Projekt letztlich alle Entwicklungsfelder betreffen.

Projektskizze 2: Etablierung und Ausbau der trialogischen Arbeit im Sozialpsychiatrischen Verbund (SpV)

Mit Hilfe einer Kartenabfrage wurden zunächst von jeder teilnehmenden Person ein bis zwei konkrete Projekte benannt, um hieraus ein bis zwei Projekte zur weiteren Bearbeitung auszuwählen. Die genannten Projekte wurden zu Oberthemen zusammengefasst. Hierbei ergab sich, dass zehn Projektnennungen unter der Rubrik Planung und Steuerung zusammengefasst werden konnten, jeweils vier unter

Krisenhilfe und Selbsthilfe sowie jeweils zwei unter GPZ, Zwang, ältere Menschen und Prävention psychischer Erkrankungen. Auch vor dem Hintergrund, dass die Selbsthilfe in der Regel zahlenmäßig unterpräsentiert ist, ergab die Diskussion schließlich die Entscheidung, ein Projekt zu definieren, dass die Selbsthilfe sowie die Planung und Steuerung beinhaltet. In diesem Zusammenhang wurde kritisiert, dass trialogisches Arbeiten nicht im NPsychKG festgeschrieben wurde.

Ziel: Verankerung der ethisch-fachlichen Grundsätze trialogischen Handelns; der eigentliche Titel des Projektes spiegelt die Ziele in ähnlicher Weise wider, d.h. im Titel ist das bereits eigentliche Ziel benannt

Akteure: Betroffene, Angehörige psychisch kranker Menschen, Geschäftsführung des SpV, Ex-In-Genesungsbegleiter*innen, zuständige kommunale Fachdezernentinnen bzw. -dezernenten sowie Vertretungen der Selbsthilfe-Kontaktstellen

Aufgaben: (Weiter-)Entwicklung von Qualitätsstandards und einer positiven inneren Haltung in Bezug auf eine trialogische Praxis; Anmerkung: bis auf dem Zusatz »innere Haltung« ist dies ein Zitat aus dem LPP-N. Mit Haltung ist hier das Selbstverständnis trialogischen Denken und Handels in der Gesellschaft gemeint.

Methoden: Die Überarbeitung der Geschäftsordnungen der SpV, z. B. im Hinblick auf die Anzahl der vertretenden Psychiatrie-Erfahrenen (mindestens zwei), die Finanzierung der Beteiligung (z. B. Fahrtkosten, Sitzungsgelder oder Honorierung von Beratungen, Aufwandsentschädigungen, die auch die Betroffenen erreichen müssen), Zeiten der Sitzungen, die eine Teilnahme der Betroffenen und Angehörigen überhaupt ermöglichen müssen (z. B. Berufstätige), Öffentlichkeitsarbeit zur De- und Entstigmatisierung psychischer Erkrankungen; Leitbilder und Leistungsbeschreibungen unterschiedlicher Akteure bzw. Anbieter innerhalb des SpV sollten trialogisch gestaltet werden; Evaluation des aktuellen Status und des Verlaufs; individuelle Stärkung der Psychiatrie-Erfahrenen (der Selbsthilfe), der Angehörigen und der psychiatrisch Berufstätigen, um deren Präsenz und Arbeitsfähigkeit in den Verbünden adäquat zu sichern

Zeitraum: Ab sofort mit einer Zwischenberichterstattung nach ca. 1 Jahr

Die Entwicklungsfelder (EF), die durch ein derartiges Projekt berücksichtigt werden, sind Partizipation und Selbsthilfe fördern (EF 1), Planung und Steuerung (EF 2), und je nach Schwerpunkt des SPV ggf. auch GPZ (EF 3), Zwangsmaßnahmen mindern (EF 4), Früherkennung und Frühintervention (EF 6), Versorgung Älterer (EF 7) und möglicherweise auch die Schnittstellen zur Forensik (EF 8) sowie – in Bezug auf junge Erwachsene – die Kinder- und Jugendpsychiatrie (EF 5). Damit kann das Projekt je nach Angeboten des beteiligten SPV mehrere weitere Entwicklungsfelder betreffen.

AG Suchtkrankenversorgung

Ursula Havemann-Reinecke, Jürgen Seifert

Projekt 1: Integration der Angebote über die Lebensspanne im Gemeindepsychiatrischen Zentrum

Akteure: Suchthilfe, Jugendhilfe, Eingliederungshilfe, Kliniken (Erwachsenen-Psychiatrie, KJPP, Reha-Kliniken, Geriatrie), Selbsthilfegruppen, niedergelassene Ärzte und Psychotherapeuten, Pflege, Altenhilfe, Wohnungslosenhilfe.
 Aufgaben: Beratung, Abklärung, Bedarfsfeststellung, Vermittlung, ggf. Behandlung.
 Methode: Lokale Versorgungsstrukturen entwickeln (über die Lebensspanne) durch SpDi und andere Akteure sowie Leistungsträger (GKV, DRV, Kommunen, Land, KV)
 Zeitraum: 5 Jahre.
 Evaluation: Katamnese (z. B. in Bezug auf Reintegration in Arbeit, Abstinenzquoten, Hospitalisierung, Psychiatrische Befunde, Lebensqualität, Mortalität).

Projekt 2: Wechselseitige Qualifizierung der Fachleute

Akteure: SpDi und SpV, Universitäten und alle aus Projekt 1, Fachhochschulen, Land (u. a. politische Unterstützung).
 Aufgaben: Entwicklung und Erprobung geeigneter Formate (z. B. Hospitationen, Curricula (siehe auch »Suchtmedizinische Grundversorgung« BÄK), Erarbeitung von Evaluationskriterien.
 Methode: Beauftragung einer Fachgruppe aus den Akteuren durch SpV, Kooperationsvereinbarung beteiligter Dienste und Einrichtungen, Entwicklung von Formaten und Evaluationskriterien (z. B. Zufriedenheit von Fachpersonal, Patienten).
 Zeitraum: ein Jahr für die Planung, zwei bis drei Jahre (?) für die Erprobung, Dokumentation und Evaluation.

Arbeitsgruppe Psychotherapie und Psychosomatik

Gertrud Corman-Bergau, Hans-Jürgen Hentschel

Projekt 1: Entwicklung therapeutischer Beziehungskompetenz in den Behandlungsteams

Ziel: Die Entwicklung und Professionalisierung der »Basiskompetenz Beziehungsgestaltung« individuell sowie aller Mitglieder eines Behandlungsteams als Grundhaltung nach therapeutischen Vorgaben entsprechend den ethischen Grundsätzen des LPP-N und bestehender Behandlungsleitlinien.

Akteure: Konzept- und Schulungsentwicklung unter Beteiligung von Vertretern aller Berufsgruppen, Patientenvertretern und Fachleuten aus der Weiterbildung. Schulungsumsetzung arbeitsbegleitend für alle Mitarbeiter aller Berufsgruppen einer Behandlungseinheit, evtl. Einrichtungs-übergreifende und Berufsgruppen-spezifische Schulungen.

Aufgaben: Installiert werden soll in allen Behandlungseinheiten für interdisziplinäre Behandlungsteams eine kontinuierliche, den Arbeitsalltag und den Therapieprozess begleitende Schulung von Beziehungs- und Handlungskompetenz. Hierfür muss im Arbeitsalltag eine Finanzierung gesichert und eine kontinuierliche Bereitstellung von Arbeitszeit geplant werden. Die Umsetzung soll im Verbund organisiert werden.

Methoden: Bestehende Konzepte und Schulungen zur Entwicklung von Beziehungs- und Handlungskompetenz in therapeutischen Prozessen sind zu sichten, für unterschiedliche Behandlungs-*Settings* und Teams zu spezifizieren bzw. zu differenzieren.

Zeitrahmen: Für die Konzept- und Schulungsentwicklung ungefähr zwei Jahre; Für die Einführung der kontinuierlichen berufsbegleitenden Fortbildungen ungefähr drei Jahre.

Projekt 2: Einrichtung von Sprechstunden und Fallkonferenzen mit ambulant tätigen Psychotherapeutinnen und Psychotherapeuten im Rahmen von Gemeindepsychiatrischen Zentren (GPZ)

Ziel: Passgenaue psychotherapeutische Versorgung für Patienten und Angehörige, zeitnaher Zugang zu Diagnostik, Indikationsklärung und Behandlung; das bedarf einer fallbezogenen Einbindung der psychotherapeutischen Behandler in Fachteams. Die Steuerung des Zugangs bedarf der Unterstützung durch ein GPZ oder einer vergleichbaren Einrichtung, das gilt sowohl für die Psychotherapeuten als auch für die Patienten.

Akteure: niedergelassene ärztliche und psychologische Psychotherapeutinnen und Psychotherapeuten (Pt), auch Kinder und Jugendlichen-Psychotherapeuten, Team des SpDi und weitere Akteure in diesem Bereich.

Aufgaben: Die GPZ muss gezielt niedergelassene Pt in den Regionen ansprechen, ihnen zusichern, dass sie ihnen kontinuierlich beratend und unterstützend zur Seite stehen, z. B. in Krisen oder bei notwendigen weiteren Maßnahmen. Dies muss in gemeinsamen Fallkonferenzen erarbeitet werden. Auch Sprechstunden der Pt sollten im GPZ stattfinden können. Ausreichende Finanzierung von Konzeptentwicklung, Durchführung von Fallkonferenzen und der Sprechstunden für die Pt, kontinuierliche Bereitstellung von Arbeitszeit für das Team im GPZ. Übernahme von Telefonzeiten für die Pt.

Methoden: Konzepte von Fallkonferenzen, die auf den ambulanten Bereich und bestimmte regionale Bedarfe angepasst werden. Entwicklung eines Konzeptes für die Einbindung niedergelassener Pt.

Zeitrahmen: Die Einführung von Akutsprechstunden und Behandlungen ab 1.4.2017 ist eine Chance für eine zeitnahe Konzeptentwicklung.

Kontaktadresse für die Autorengruppe
Dr. Hermann Elgeti
Geschäftsstelle Landesfachbeirat Psychiatrie Niedersachsen
Region Hannover – Dezernat für soziale Infrastruktur
Stabsstelle Sozialplanung (II.3)
Hildesheimer Str. 20
30169 Hannover
hermann.elgeti@region-hannover.de

Erster Fortschrittsbericht zur Umsetzung des Landespsychiatrieplans Niedersachsen[1]

Vorbemerkungen

Der Landesfachbeirat Psychiatrie Niedersachsen (LFBPN) ist ein Gremium unabhängiger Expertinnen und Experten, das 1993 vom Sozialministerium (MS) eingesetzt wurde und bei der nächsten Novellierung des NPsychKG gesetzlich verankert werden soll. Es berät das MS in Bezug auf fachliche Standards und die Weiterentwicklung der Hilfen für psychisch erkrankte Personen. Der LFBPN hat in den vergangenen 25 Jahren wesentliche Impulse für den Fortgang der Psychiatriereform in Niedersachsen gesetzt und war auch an der Erstellung des Landespsychiatrieplans Niedersachsen (LPP-N) beteiligt. In diesem Plan wird dem LFBPN die Aufgabe zugewiesen, »mindestens jährlich die erfolgte Entwicklung mit Blick auf die fortschreitende Psychiatrieplanung im Land zu bewerten und dazu jeweils Empfehlungen gegenüber dem zuständigen MS auszusprechen« (LPP-N, S. 30). Der Erfüllung dieser Aufgabe gilt dieser Fortschrittsbericht.

Der LFBPN hat in seinen Geleitworten zur Vorstellung des LPP-N durch die Ministerin Cornelia Rundt am 30.05.2016 sein Zustandekommen gewürdigt und betont, dass er eine gute Grundlage für wesentliche Reformschritte zur Qualitätsentwicklung der psychiatrischen Versorgung im Lande ist. Gleichzeitig wies er damals bereits darauf hin, wie anspruchsvoll die Aufgabe ist, ihn mit allen daran zu beteiligenden Kooperationspartnern umzusetzen. Zur Beförderung dieses Prozesses verabschiedete der LFBPN in seiner Sitzung am 31.08.2016 ein Positionspapier mit Empfehlungen an die Landesregierung zur zielorientierten Umsetzung des LPP-N. Die nachfolgenden Bewertungen zur Entwicklung im Anschluss an die Veröffentlichung des LPP-N gehen von den Empfehlungen dieses Positionspapiers aus und bewerten den Verlauf zur jeweiligen Thematik. Auf die im LPP-N benannten acht prioritären Entwicklungsfelder wird in den Schlussbemerkungen Bezug genommen.

---

[1] Diesen Bericht erstellte der Landesfachbeirat Psychiatrie Niedersachsen und stellte ihn im November 2017 der Niedersächsischen Ministerin für Soziales, Gesundheit und Gleichstellung zur Verfügung.

Die wichtigen Systempartner an einen Tisch bringen!

August 2016: Die Umsetzung des Landespsychiatrieplans kann nur gelingen, wenn sie als Gemeinschaftsaufgabe aufgefasst wird. Die Federführung hat das Sozialministerium, es muss diesen Prozess initiieren und moderieren. Die kommunalen Spitzenverbände (NLT, NST) und die Sozialversicherungsträger (GKV, RV, Agentur für Arbeit) sind ebenso einbeziehen wie die Leistungserbringer (freie Wohlfahrtspflege, private Träger, KVN, psychiatrische Kliniken) und die Interessenvertretungen der Nutzenden (LPEN, AANB). Um die Kooperation der Systempartner bei der Umsetzung des LPP-N sicherzustellen, sind regelmäßige Gesprächsrunden erforderlich zur Information über den Stand der Umsetzung und zum Austausch von Stellungnahmen. Darüber hinaus sollten zu konkreten Entwicklungsprojekten themenbezogene Werkstattgespräche stattfinden, um Ideen zu sammeln und gemeinsam Umsetzungs-Konzepte zu erarbeiten. Dabei erwartet der LFBPN als psychiatriepolitisches Fachberatungsgremium auf Landesebene seine Einbeziehung und bietet sich an, themenbezogene Werkstattgespräche zu koordinieren.

November 2017: Das MS hat in den eineinhalb Jahren nach der Veröffentlichung einzelne zweiseitige Gespräche mit verschiedenen Akteuren aus dem Kreis der oben genannten Systempartner geführt. Die dort jeweils erzielten Ergebnisse wurden jedoch den jeweils anderen Akteuren nicht transparent gemacht, und zu gemeinsamen, regelmäßig durchgeführten Gesprächsrunden kam es gar nicht. Auf der vom LFBPN mit der ev. Akademie Loccum organisierte Tagung zur Umsetzung des LPP-N am 03.–05.04.2017, bei dem das MS als Mitveranstalter auftrat, bekräftigten Repräsentanten der Krankenkassen und der Kommunen ihr Interesse an einer Mitwirkung an der Umsetzung des LPP-N. Sie forderten das Land nachdrücklich auf, hierbei endlich für die notwendigen Strukturen zur Koordination und Steuerung des Reformprozesses zu sorgen. Der LFBPN empfiehlt der Landesregierung, sehr zügig eine Lenkungsgruppe zur Umsetzung des LPP-N einzusetzen, in der sich die Leistungsträger, das Land und die Kommunen regelmäßig abstimmen und den Reformprozess gemeinsam bewerten.

Die ethisch-fachliche Grundsätze im Alltagshandeln verankern!

August 2016: Die im Landespsychiatrieplan formulierten ethisch-fachlichen Grundsätze für die psychiatrische Arbeit in Niedersachsen lassen sich nur im Alltagshandeln verankern, wenn der Trialog zwischen Fachleuten, Betroffenen und ihren Angehörigen zur Selbstverständlichkeit wird. Dazu sollten Trialog-Foren in den Sozialpsychiatrischen Verbünden aller Gebietskörperschaften initiiert und organisatorisch unterstützt werden. In den Gremien der Verbünde und bei der Fortschreibung der Sozialpsychiatrischen Pläne ist der aktuelle Entwicklungsstand auf dem Weg zu einer trialogischen Psychiatrie regelmäßig zu thematisieren und die Ergebnisse an das Land zu melden. Der LFBPN bietet an, das Land bei der Sammlung, Auswertung und Veröffentlichung dieser Meldungen zu unterstützen. Außerdem sollte das Land die Stärkung der Interessenvertretung von Betroffenen und Angehörigen in den Kommunen und auf Landesebene sowie die Selbsthilfe-Freundlichkeit psychiatrischer Hilfsangebote durch geeignete Projekte fördern.

November 2017: Das MS hat sich an verschiedenen Stellen zu den Prinzipien trialogischen Denkens und Handelns in der Psychiatrie bekannt und am 03.11.2017 das 2. Niedersächsische Trialog-Treffen in Wunstorf veranstaltet. Bei der Novellierung des NPsychKG wurde im § 8 (Sozialpsychiatrischer Verbund) eine Ergänzung vorgenommen, nach der nicht nur alle Anbieter von Hilfen im Sinne des § 6 NPsychKG vertreten sein sollen, sondern auch jeweils zwei Personen, die von Selbsthilfeorganisationen Betroffener und Angehöriger psychisch Kranker benannt werden. Freilich besteht das Problem nicht darin, dass diesem Personenkreis die Beteiligung am Verbund verweigert würde, sondern darin, dass sich in vielen Kommunen niemand findet, der dazu bereit wäre bzw. sich dazu in der Lage sieht. Der LFBPN hält es für notwendig, die Selbsthilfefreundlichkeit der Hilfeanbieter und die Interessenvertretung der Selbsthilfe-Initiativen mit einem längerfristig angelegten Entwicklungsprojekt zu fördern. Er empfiehlt, den von ihm selbst initiierten und Ende 2016 beim MS eingereichten Projektantrag der Landesvereinigung für Gesundheit und Akademie für Sozialmedizin Niedersachsen e. V. zur Förderung von Partizipation und Selbsthilfe in der psychiatrischen Versorgung in Niedersachsen zügig zu bewilligen.

Außerdem sollte das Land als Vorbild für die kommunalen Netzwerke wirken und dafür sorgen, dass die Vertretungen der Selbsthilfe-Initiativen von Betroffenen und Angehörigen für ihre Mitwirkung in landesweiten Verbundgremien, im Psychiatrieausschuss und seinen Besuchskommissionen eine angemessene Aufwandsentschädigung erhalten. Auch die Qualifizierung von Psychiatrie-Erfahrenen zu Genesungsbegleitern und deren Integration in die Mitarbeiterteams psychiatrischer Hilfsangebote benötigt eine konsequente Förderung.

Individuelle Rechtskreis-übergreifende Hilfeplanung einführen!

August 2016: In seinen Empfehlungen zur Aufnahme von vier prioritär umzusetzenden Entwicklungsprojekten in den Landespsychiatrieplan Niedersachsen vom November 2014 hat sich der LFBPN u. a. auch für eine Stärkung der kommunalen Koordination und Steuerung ausgesprochen. Die Landkreise und kreisfreien Städte sollten im Rahmen ihrer Verantwortung für die Daseinsfürsorge Maßnahmen ergreifen, um für Menschen mit komplexem Hilfebedarf eine Kostenträger-übergreifende und personenzentrierte »integrierte« Hilfeplanung zu realisieren, entsprechend anerkannter Standards und unter Einbeziehung des Sozialpsychiatrischen Dienstes (SpDi). Das Land sollte die verschiedenen Leistungsträger zu einer konstruktiven Zusammenarbeit in dieser Sache auffordern. Bei der Entwicklung von geeigneten Verfahren und Instrumenten bietet der LFBPN seine Unterstützung an.

November 2017: Inzwischen hat das Landesamt für Soziales (LS) im Rahmen der Umsetzung des BTHG unter Mitwirkung einer Expertengruppe ein Instrument zur Hilfeplanung zu erarbeitet. Grundlage dafür war der 2. Leitfaden zur individuellen Zielplanung im Rahmen des Gesamtplans für Menschen mit Behinderung, eine 2009 veröffentlichte Handlungsempfehlung für kommunale Träger der Sozialhilfe im Land Niedersachsen. Angesichts der dominanten Perspektive von Sozialamtsverwaltungen sowie der in engem Zeitrahmen abzuschließenden komplexen Planungsverfahren ist allerdings die künftig regelhafte Einbeziehung des SpDi mit seiner interdisziplinären Fachkompetenz bisher nicht gesichert. Nach Überzeugung des LFBPN ist dies jedoch zur angemessenen Berücksichtigung der besonderen Belange psychisch kranker und seelisch behinderter Menschen dringend geboten. Diese Personengruppe hat meist einen rechtskreisübergreifenden Hilfebedarf und macht fast die Hälfte aller Leistungsempfänger von Eingliederungshilfen aus.

Eine qualifizierte rechtskreisübergreifende Hilfeplanung benötigen auch psychisch erkrankte Kinder und Jugendliche, alte und pflegebedürftige Menschen. Trotz des dringlichen, auch im LPP-N betonten Verbesserungsbedarfs bei der Zusammenarbeit zwischen Kinder- und Jugendpsychiatrie und Psychotherapie (KJPP) einerseits und insbesondere der Jugendhilfe andererseits gelang es bisher nicht, mit den in diesem Fall zu beteiligenden Kooperationspartnern ein entsprechendes Entwicklungsprojekt zu vereinbaren. Auch bei der seit vielen Jahren ausstehenden Verbesserung der Bildung und Beschulung in (teil-) stationären KJPP-Einrichtungen hat das Land bis heute keine befriedigende Regelung geschaffen.

Gemeindepsychiatrische Zentren in den Kommunen aufbauen!

August 2016: Zu den Empfehlungen des LFBPN vom November 2014 gehörte auch die Förderung von Kooperationsprojekten zum Aufbau Gemeindepsychiatrischer Zentren (GPZ) zwischen einzelnen Landkreisen bzw. kreisfreien Städten mit den für ihr Gebiet zuständigen allgemeinpsychiatrischen Kliniken. Sie bieten die Chance, zu einem institutionellen Kristallisationskern der Umsetzung des LPP-N in den einzelnen Gebietskörperschaften zu werden. Kernbausteine sollten der SpDi, eine allgemeinpsychiatrische Akut-Tagesklinik (TK) und eine Psychiatrische Institutsambulanz (PIA) sein, zuständig für ein überschaubares Gebiet von rund 100.000 Einwohnern. Zu den Aufgaben eines GPZ gehört insbesondere auch ein ambulant-aufsuchender interdisziplinärer Krisen- und Notfalldienst während der normalen Öffnungszeiten. Vor Ort sind auch Spezialkompetenzen für andere Teilgebiete (insbesondere Kinder- und Jugendpsychiatrie, Gerontopsychiatrie und Suchtmedizin) verfügbar zu machen. Weitere Angebote (z. B. ambulante psychiatrische Pflege, Ergotherapie, fachärztliche/psychotherapeutische Praxen im KVN-System, Hilfen zur sozialen und beruflichen Teilhabe) sollten nach Möglichkeit einbezogen werden. Mit wichtigen spezialisierten psychiatrischen Fachdiensten wie Forensischen Institutsambulanzen (FIA) ist eine verbindliche Kooperation zu vereinbaren. Der LFBPN bietet an, die interessierten Projektpartner vor Ort bei der Konzeption zu unterstützen und in Abstimmung mit dem Land Kriterien für die Evaluation der geförderten Projekte zu entwickeln.

November 2017: Bei diesem, für die künftige Psychiatriereform auf kommunaler Ebene entscheidenden Entwicklungsfeld hat das Land in den vergangenen eineinhalb Jahren widersprüchliche Signale ausgesendet. Einerseits bekannte sich das Psychiatriereferat bei zahlreichen Gelegenheiten gegenüber verschiedenen Kooperationspartnern immer wieder zum GPZ-Konzept. Das MS veranstaltete am 09.08.2017 auch eine Tagung für die Hauptverwaltungsbeamten der Kommunen, ihre Sozial- und Gesundheitsdezernenten sowie für Vertretungen aus Politik und Fachgremien des Landes. Andererseits stellte es die Notwendigkeit auch tagesklinischer Kapazitäten für die Realisierung eines GPZ in Frage, ohne mit der KVN und GKV zu vereinbaren, dass PIA-Außenstellen auch abseits (tages-)klinischer Standorte von den Zulassungsausschüssen bewilligt werden können. Der LFBPN empfiehlt der Landesregierung, sich mit den bei dieser Frage einzubeziehenden Systempartnern über verschiedene GPZ-Varianten und Realisierungswege konzeptionell und organisatorisch zu verständigen. Das muss auch dazu führen, im Krankenhausplanungsausschuss künftig Anträge auf GPZ-integrierte TK-Plätze zeitnah und konstruktiv zu bearbeiten, etwa wenn stationäre Betten dafür abgebaut werden.

Interkommunale Zusammenarbeit in der Versorgungsregion entwickeln!

August 2016: Eine bedarfsgerechte und wohnortnahe gemeindepsychiatrische Versorgung lässt sich nur im Rahmen eines sinnvoll abgestuften Hilfesystems innerhalb einer Vollversorgungsregion konzipieren. Für die Landespsychiatrieberichterstattung wurde bereits ein Konzept für 12 Versorgungsregionen entwickelt. Auf dessen Grundlage sollte das Land die interkommunale Zusammenarbeit zwischen den Gebietskörperschaften einer Versorgungsregion fördern, auch im Hinblick auf die Identifizierung prioritärer Handlungsfelder bei der Schließung von Versorgungslücken und bei der Qualitätsentwicklung psychiatrischer Hilfen.

November 2017: Auch zu dieser Empfehlung des LFBPN gibt es bisher kein eindeutiges Bekenntnis des MS und kein Bemühen, mit den kommunalen Spitzenverbänden ein Konzept zu entwickeln, das für die Zusammenarbeit benachbarter Kommunen einer Versorgungsregion Anreize setzt. Kernbestandteil einer abgestimmten sozialpsychiatrischen Planung gemäß § 9 NPsychKG müsste sein, unter Berücksichtigung jeweiliger regionaler Besonderheiten dezentral integrierte Angebote mit zentral verfügbaren Spezialdiensten zu verknüpfen, die für ein über die Kommune ihres Standorts hinausgehendes Einzugsgebiet zuständig sind. Dies betrifft gerade in kleineren Kommunen z. B. Hilfsangebote im Bereich der KJPP, Ambulanzen des Maßregelvollzugs und die fachärztliche Notfallbereitschaft eines mobilen multidisziplinären Kriseninterventions- und Notfalldienstes außerhalb normaler Dienstzeiten.

Landespsychiatrieberichterstattung kooperativ und koordiniert ausbauen!

August 2016: Die Umsetzung der Empfehlungen des LPP-N zum Ausbau und zur Weiterentwicklung der Landespsychiatrieberichterstattung wird umso eher gelingen, je besser die Beteiligten miteinander kooperieren und ihre Aktivitäten koordinieren. Zu diesem Zweck sollte in Abstimmung mit den kommunalen Spitzenverbänden eine Landesstelle Psychiatriekoordination unter dem Dach des Niedersächsischen Landesgesundheitsamtes (NLGA) eingerichtet werden. Hier sollten das Fachwissen und die Datenquellen insbesondere aus dem NLGA, dem Sozialministerium sowie der Geschäftsstelle des LFBPN zusammengefasst werden, weitere Datenhalter sind zur Kooperation einzuladen.

November 2017: Das MS hat sich mit dem NLGA inzwischen grundsätzlich geeinigt, dass dieses die Zuständigkeit für die Landespsychiatrieberichterstattung künftig gewährleisten soll; allerdings soll dies nach gegenwärtigem Erkenntnisstand erst 2019 erfolgen. Einvernehmen herrscht darüber, dass das in der Medizinischen Hochschule Hannover gemeinsam mit dem LFBPN entwickelte EDV-Programm »Sozialpsychiatrisches Informationsmanagement« (SIM) dort fortgeführt und weiterentwickelt werden soll, wozu allerdings eine seit Jahren angemahnte, aber bis heute nicht realisierte auskömmliche Finanzierung benötigt wird. Ein Rundtischgespräch zwischen MS, NLGA, LFBPN und NLT/NST zur Verabredung eines koordinierten Vorgehens nach einheitlichem Verfahren in den Kommunen und auf Landesebene ist noch vor Ende des Jahres 2017 ins Auge gefasst.

Dabei sollte es nach Ansicht des LFBPN nicht nur um die Erfassung und Auswertung der Daten gehen, sondern auch um die Bewertung und Kommunikation der Ergebnisse. Eine künftige Erweiterung des Merkmalsatzes und der einzubeziehenden Datenquellen sollte unkompliziert möglich sein. Das damit einhergehende Erfordernis einer Kombination fachlicher, technischer und administrativer Kompetenzen spricht dafür, die Aufgaben der Psychiatrieberichterstattung mit denen der Fachberatung des LFBPN zu verknüpfen, z. B. durch Übernahme der Geschäftsstelle des LFBPN durch das NLGA.

Die Umsetzung der Empfehlungen mit einem Projektmanagement begleiten!

August 2016: Der Landespsychiatrieplan definiert acht prioritäre Entwicklungsfelder, für deren Bearbeitung das Land unbedingt ein leistungsfähiges Projektmanagement benötigt. Nur so kann es gelingen, die einzelnen Entwicklungsprojekte zielorientiert auszurichten, aufeinander abzustimmen, ihren Verlauf im Blick zu behalten und auf ihre Wirksamkeit zu überprüfen. Auch wenn nicht als prioritäres Entwicklungsfeld ausgewiesen, sollte die Teilhabe an Arbeit (vom Erhalt, der Entwicklung und Wiedergewinnung eines Arbeitsplatzes auf dem allgemeinen Arbeitsmarkt bis zu Zuverdienst-Möglichkeiten für schwer beeinträchtigte Menschen) besondere Aufmerksamkeit erhalten. Im LPP-N wird empfohlen, den LFBPN in das Controlling seiner Umsetzung einzubeziehen. In diesem Zusammenhang sollte er die Funktion eines Beirats übernehmen und Gelegenheit erhalten, sich regelmäßig über den Fortgang der Entwicklungsprojekte zu informieren.

November 2017: Leider ist auch eineinhalb Jahre nach der Veröffentlichung des LPP-N noch nicht erkennbar, ob und wie das Psychiatriereferat im MS die ihm vom LPP-N zugewiesene Verantwortung für dessen Umsetzung (LPP-N, S. 34) wahrnehmen soll, darf, kann und will. Die erheblichen Defizite im Projektmanagement des MS zeigten sich u. a. darin, dass die vom Landtag für die Förderung erster Entwicklungsprojekte in den Jahren 2016–2020 zur Verfügung gestellten – und vom Umfang eigentlich viel zu gering – 200.000,- Euro jährlich bis heute nicht eingesetzt werden konnten. So kam es bereits zu erheblichen Enttäuschungsreaktionen von Kooperationspartnern, die im September 2016 vom MS zur zeitnahen Einreichung von Projektanträgen aufgefordert wurden, über die dann lange nicht entschieden wurde, bis es hieß, das Geld dürfe gar nicht für solche Projekte verwendet werden. Wir regen an, die sicher auch sehr engagierten Projekte noch einmal auf ihre Sinnhaftigkeit und Innovationsbedeutung für die Psychiatrieentwicklung in Niedersachsen zu prüfen.

Schlussbemerkungen

Bei der oben bereits erwähnten Tagung in der ev. Akademie Loccum im April 2017 wurde in mehreren Arbeitsgruppen eine Reihe vordringlich anzupackender Entwicklungen skizziert und anschließend im Plenum vorgestellt und diskutiert. Hierbei schälten sich einige Querschnittsthemen als vordringlich heraus, die in einem engen Zusammenhang zu den ersten drei Entwicklungsfeldern (EF) des LPP-N stehen, denen auch im Positionspapier des LFBPN eine herausgehobene Rolle zukam:
- Partizipation und Teilhabe, Stärkung der Selbsthilfe und Etablierung der trialogischen Arbeit (EF 1: Partizipation und Selbsthilfe fördern),
- integrative Planung und optimierte, bereichsübergreifende Steuerung (EF 2),
- Integration verschiedener Leistungsbereiche zu einem verbundenen Angebot (EF 3: Gemeindepsychiatrische Zentren mit multiprofessionellen, ambulant-aufsuchenden Teams mit Krisenhilfe).

Gemeindepsychiatrische Zentren haben das Potential, bei der Umsetzung des LPP-N der Kristallisationskern für die Psychiatriereform vor Ort zu werden, so wie es der SpDi nach dem NdsPsychKG von 1978 und der Sozialpsychiatrische Verbund nach dem NPsychKG von 1997 war. Ein GPZ ermöglicht multiprofessionelles Arbeiten, Integration der Kernbereiche ambulanter sozialpsychiatrischer Akutbehandlung und die wohnortnahe Verknüpfung allgemeinpsychiatrischer Basisangebote mit Spezialangeboten. Diese können sich ebenso auf die Prävention und die Psychotherapie beziehen wie auf die Gerontopsychiatrie, die Kinder- und Jugendpsychiatrie, den Maßregelvollzug, die Suchtkrankenversorgung, auf Eingliederungshilfen ebenso wie auf Sozio- und Ergotherapie. Über die Einrichtung von GPZ können damit nachhaltige Fortschritte auch auf den anderen Entwicklungsfeldern erreicht werden, die im LPP-N priorisiert wurden:
- Zwangsmaßnahmen mindern (EF 4),
- Versorgung von Kindern und Jugendlichen (EF 5),
- Früherkennung – Frühintervention (EF 6),

- Versorgung Älterer (EF 7) und
- Maßregelvollzug (EF 8).

Aktuelle Gesetzesänderungen können die Umsetzung des LPP-N befördern:
- Das Bundesteilhabegesetz (BTHG) fordert eine rechtskreisübergreifende individuelle Teilhabeplanung und eine unabhängige Teilhabeberatung unter Einbeziehung von *Peer*-Beratung; es ermöglicht die Finanzierung auch neuer Leistungsarten, die dabei helfen, den Bedarf an Eingliederungshilfen zu senken.
- Das Gesetz zur Weiterentwicklung der Versorgung und der Vergütung für psychiatrische und psychosomatische Leistungen (PsychVVG) ermöglicht eine stationsäquivalente Behandlung akut erkrankter Menschen im häuslichen Lebensumfeld durch mobile multiprofessionelle Behandlungsteams.
- Die neue Psychotherapie-Richtlinie fordert von den Psychotherapiepraxen Sprechstunden für den Erstkontakt, erweitert das Leistungsspektrum um Akutbehandlung, flexibilisiert den Einsatz von Kurzzeittherapie, fördert die Gruppentherapie und ermöglicht die Einbeziehung des sozialen Umfeldes bei der Psychotherapie von Kindern und Jugendlichen.
- Das Präventionsgesetz (PrävG) erleichtert es den Krankenkassen, auch gemeinsam Projekte zur Gesundheitsförderung und Primärprävention vulnerabler Gruppen zu fördern, zu denen insbesondere auch Menschen mit schweren und chronisch verlaufenden psychischen Beeinträchtigungen gehören.
- Der LFBPN begrüßt dabei ausdrücklich, dass die von ihm lange geforderte Aufgabe der Prävention in die erste Novellierung des NPsychKG Eingang gefunden hat.

Sozialpsychiatrische Dienste (SpDi) haben bei der Umsetzung des Landespsychiatrieplans eine zentrale Bedeutung. Nicht nur arbeiten sie sozialraumorientiert, sondern sie führen gemäß § 8 NPsychKG auch die Geschäfte des Sozialpsychiatrischen Verbunds, erstellen gemäß § 9 NPsychKG den Sozialpsychiatrischen Plan und schreiben ihn regelmäßig fort. Zur Sicherung der Funktionalität der SpDi sollte sich das Land mit den Kommunen auf Leistungsstandards in Verbindung mit Orientierungshilfen für die Personalausstattung verständigen. Dabei ist auch darauf zu achten, dass die Aufgabenbearbeitung der SpDi im eigenen Wirkungskreis der Kommunen nicht zu Lasten ihrer Aufgaben im übertragenen Wirkungskreis gemäß NPsychKG geht.

Fachkräftemangel und zunehmende Belastungen durch schwer erkrankte Menschen mit herausforderndem Verhalten gefährden vielerorts die Versorgungsqualität in ambulanten Diensten, Kliniken und Pflegeheimen. Die ständig zunehmende Bedeutung von Spezialkompetenzen in verschiedensten Teildisziplinen der Psychiatrie geht mit dem Risiko einher, dass störungsspezifische Sichtweisen das

Verständnis des ganzen Menschen und sein soziales Umfeld, seiner oft komplexen Problemlagen und Hilfebedarfe erschweren. Eine landesweite Initiative für eine zeitgemäße berufsbegleitende Qualifizierung und Nachwuchsgewinnung sollte sich zum Ziel nehmen, die Attraktivität der Arbeit in psychiatrischen Berufsfeldern zu verbessern und die Kompetenzvermittlung zwischen den Fachkräften verschiedener psychiatrischer Teilgebiete zu fördern.

gez. Wolfram Beins und Prof. Dr. Jürgen-Helmut Mauthe (Vorstand)

Kontaktadresse für die Autoren
Dr. Hermann Elgeti
Geschäftsstelle des Landesfachbeirates Psychiatrie Niedersachsen
Region Hannover
Dezernat für Soziale Infrastruktur – Stabsstelle Sozialplanung (II.3)
Hildesheimer Str. 20
30169 Hannover
hermann.elgeti@region-hannover.de

2
Partizipation und Selbsthilfe stärken!

Bericht über die 9. Niedersächsischen Aktionstage für seelische Gesundheit in Uelzen

Folke Sumfleth

Zum Aktionstag erfolgte die Veranstaltung einer Fachtagung zum Thema »Der Mensch im Mittelpunkt – Selbsthilfe stärken« am 20. Oktober 2016 im Rathaus Uelzen. Die Veranstaltung war eingebettet in eine »Aktionswoche seelische Gesundheit« aus Anlass des 40-jährigen Bestehens des Sozialpsychiatrischen Dienstes Uelzen.

Aktionswoche seelische Gesundheit

Die Woche begann am Montag, den 17.10.2016 mit einer öffentlichen Auftaktveranstaltung im Rathaus Uelzen, bei welcher sich der Sozialpsychiatrische Verbund (SpV) vorstellte und Dr. Nils Pörksen, bei Gründung der erste Arzt im Sozialpsychiatrischen Dienst (SpDi) Uelzen, einen Vortrag über die Umstände bei seiner Gründung und den Beginn der Arbeit dort hielt. Der SpDi Uelzen ist einer der ältesten in der Bundesrepublik und befand sich von Beginn an in freier, gemeinnütziger Trägerschaft durch den Verein »die Brücke e. V.« Uelzen.

Am Dienstag lud die Suchtselbsthilfegruppe »Gruppe 92« zu einer Lesung über Rückfallprävention durch Märchentherapie ein. Es folgte am Mittwoch eine Stadtrallye, bei der sich die Teilnehmer und Institutionen des SpV Uelzen in ihren Räumlichkeiten oder im Rathaus vorstellten. Hierbei wurde auch das neue Logo des SpV, die blaue Eule, präsentiert (siehe Abbildung). Sie verbindet Uelzens Stadtgeschichte mit der sozialpolitischen Initiative der Blauen Karawane.

Die Uelzener Stadtgeschichte besagt, dass ein Bursch aus der Nähe von Teendorf einem Kaufmann einen Streich spielte und ihm einen Sack mit vermeintlichen Barkhahns (Birkhähnen) verkaufte. Der Bursche nuschelte auf die Frage, was in einem Sack sein, »Barftgahns« (Barfußgeher), was der Kaufmann als Barkhahns verstand und den Sack daraufhin erwarb.

Zuhause angekommen, stellte sich jedoch heraus, dass in dem Sack drei junge Eulen statt Birkhähne waren und der Kaufmann einem Streich aufgesessen war. Der Bursche jedoch betrachtete sich als unschuldig, da er niemals von Barkhans, sondern Barfthahns gesprochen habe und Eulen eindeutig barfuß gingen. Die Geschichte verbreitete sich im Land Hannover und wurde belacht, so dass die Uelzener »Uhlenköper« (Eulenkäufer) getauft wurden und noch heute so heißen.

Die Blaue Karawane bzw. das Blaue Kamel ist ein Symbol von Menschen, die sich für sozialpolitische, kulturelle und sozialpsychiatrische Projekte engagieren mit dem Ziel, das gemeinsame Arbeiten, Lernen, Leben mit Menschen aus Randgruppen und Menschen, die in der Mitte der Gesellschaft stehen, kontinuierlich weiter zu entwickeln und neue Horizonte für beide Seiten zu schaffen.[1] Die Farbe Blau steht dabei u. a. für Klarheit und Hoffnung. Das Blaue Kamel »WÜNA« ist das Symbol für Freundschaft zwischen verschiedenartigen Menschen. Der SpV Uelzen ist ein Zusammenschluss von psychiatrischen Einrichtungen, Kommunalpolitik und Betroffenen- sowie Angehörigenvertretung mit der Zielsetzung, Menschen mit seelischen Behinderungen und/oder Menschen, die von einer seelischen Behinderung bedroht sind, zu unterstützen bzw. deren Lebensbedingungen sowohl sozialpolitisch als auch alltagspraktisch zu verbessern und deren Inklusion zu fördern.

Abends wurde im Kino der Film »Lars und die Frauen« zum Thema Teilhabe und Inklusion aufgeführt, mit anschließender Diskussion. Am Donnerstag erfolgte die Fachtagung, die Aktionswoche wurde am folgenden Tag mit einer abendlichen Feier und Livemusik beendet.

Fachtagung »Der Mensch im Mittelpunkt – Selbsthilfe stärken«

Die Tagung griff inhaltlich ein prioritäres Entwicklungsziel des im Mai 2016 veröffentlichten Landespsychiatrieplans Niedersachsen auf: Partizipation und Selbsthilfe. Nach den Grußworten führten Joachim Speicher (PARITÄTISCHER Wohlfahrtsverband Hamburg) und Martina Schu (FOGS GmbH, Köln) in das Thema ein. Hierbei wies Herr Speicher auf die Bedeutung von Sprache hin. Er begrüßte Fortschritte bei der Partizipation, mahnte aber auch an, dass die Menschen Teil sein wollen, nicht nur beteiligt sein. Abschließend verwies er auf die Notwendigkeit von Erfahrung, Haltung und steter Bewegung als Voraussetzung für Partizipation. Frau Schu war an der Entwicklung des Landespsychiatrieplans Niedersachsen beteiligt. Sie stellte klar, dass Partizipation Ressourcen benötigt. Es bräuchte organisatorische und finanzielle Unterstützung, um die

---

1 Die Blaue Karawane ist eine sozialpsychiatrische Initiative aus Bremen, die in den 1980er Jahren im Zusammenhang mit der Auflösung der psychiatrischen Anstalt »Bremische Klinik Kloster Blankenburg« und in Anlehnung an die antipsychiatrische Bewegung in Norditalien entstanden ist. Sie machte sich 1985, 1994, 2000 und bisher letztmalig 2009 auf den Weg, um über Wasserstraßen von Berlin nach Bremen zu ziehen. Siehe dazu auch: LINDEGGER S, SCHOLZ A (2009): Zum Glück geht es anders! – Die Blaue Karawane zu Besuch in Wolfsburg. In: ELGETI H (Hg.): Jahrbuch Psychiatrie in Niedersachsen (Band 3). Bonn; Psychiatrie Verlag, S. 207–216.

Empowerment-Fähigkeit bei betroffenen Menschen zu fördern. Beschwerdestellen müssten eingerichtet werden, und die betroffenen Menschen seien auf allen Ebenen zu beteiligen, sowohl bei den Versorgungsangeboten als auch in den Verbundgremien.

In den anschließenden vier parallelen Arbeitsgruppen (AG) wurden unter verschiedenen Gesichtspunkten folgende Fragen diskutiert:
- Was benötigt, was stärkt und fördert Selbsthilfepotentiale?
- Fördert oder behindert die Versorgungsstruktur der Eingliederungshilfe die Entwicklung von Selbsthilfepotentialen?
- Wie kann ich in meinem Arbeitsalltag Selbsthilfepotentiale fördern?

Hierbei beschäftigte sich die AG 1 mit Genesungsbegleitung als Bestandteil der psychiatrischen Versorgung, AG 2 mit Stärkung der Interessenvertretung der betroffenen Menschen durch spezielle Schulungen, AG 3 mit den Strukturen der Eingliederungshilfe, AG 4 mit dem Selbsthilfepotential neuer Medien und das Forum mit den Erwartungen an den Landespsychiatrieplan. Abschließend wurden im Plenum unter dem Motto »Wie stärken wir Selbsthilfepotentiale?« Vorschläge für die Praxis diskutiert.

Die Tagung wurde von ungefähr 120 Personen besucht, darunter rund 30 Psychiatrie-Erfahrene. Insgesamt war es eine lebhafte und anregende Veranstaltung, bei welcher vor allem die Auseinandersetzung mit den Möglichkeiten des Trialogs und der Qualifizierung von Psychiatrie-Erfahrenen in Ex-In-Projekten sowie der Austausch mit betroffenen Menschen positiv bewertet wurden.

Kontaktadresse des Autors
Folke Sumfleth
Sozialpsychiatrischer Dienst
Brauerstraße 12
29525 Uelzen
sumfleth@sozialpsychiatrie-uelzen.de

Entspricht der Landespsychiatrieplan unseren Erwartungen?
Ein Protokoll der Vielstimmigkeit

Antke Tammen, Christina Kausch, Diana Bergstaedt, Sonja Brandes, Sabine Frerich, Elisabeth Stege, Sigrid Stockmann und Andreas Wolter

Die Fachtagung zu den 9. Niedersächsischen Aktionstagen für seelische Gesundheit am 20.10.2016 in Uelzen stand unter dem Motto »Der Mensch im Mittelpunkt. Selbsthilfe stärken«. Die Teilnehmer*innen des Trialogischen Gesprächs an der Psychiatrischen Klinik Wunstorf des Klinikum der Region Hannover (KRH) waren eingeladen, dort ein Forum unter dem Titel »Der Mensch ist das Maß aller Dinge – entspricht der Landespsychiatrieplan unseren Erwartungen?« zu gestalten. Dabei sollten wir den Landespsychiatrieplan Niedersachsen (LPP-N) an den trialogischen Wünschen, Forderungen und Vorschlägen messen, die wir 2015 während der Erstellung des LPP-N in Form der »Psychotektonischen Karte«[1] formuliert hatten.

Die Autorinnen und Autoren dieses Protokolls traten bei dieser Veranstaltung als Abgesandte des Trialogischen Gesprächs auf, trugen dabei die verschiedenen Teile vor und haben den Ablauf des Forums folgendermaßen gegliedert:

1. Einleitend berichtete Frau Kausch, Qualitätsmanagerin und Organisationsberaterin an der Klinik, mit ihrer »Außen-Perspektive« über die Entwicklung der Psychotektonischen Karte.
2. Dann erläuterten die Teilnehmer*innen des Trialogs die Ergebnisse des Vergleichs der Aussagen des LPP-N mit ihren Wünschen, die sie auf der Psychotektonischen Karte festgehalten hatten.
3. Die zweite Halbzeit des Forums war reserviert für das gemeinsame Gespräch aller Anwesenden über das Thema, und zwar nach den Regeln des Trialogs.

---

1 BRANDES S, KÖPCKE A, KAUSCH C, TAMMEN A, WOLTER A (2015): Die Psychotektonische Landkarte – Ein erfahrungsbasierter Entwurf für die Psychiatrielandschaft der Zukunft. In: ELGETI H, ZIEGENBEIN M (Hg.): Jahrbuch 2014/15 Psychiatrie in Niedersachsen (Band 7). Köln: Psychiatrie Verlag; S. 74–78. Die Psychotektonische Karte kann als pdf unter www.krh.eu/wunstorf (Veranstaltungen – trialogische Gespräche) gefunden werden.

Wie ist die Psychotektonische Karte entstanden?

Frau Kausch berichtet: Als die Mitglieder des »Trialogischen Gesprächs« mich baten, den Prozess zur Entwicklung eines Beitrags zum Landespsychiatrieplan zu moderieren, habe ich mich sehr gefreut. Ich wurde ja sozusagen vom KRH Psychiatrie Wunstorf als »Spende« dem Prozess zur Verfügung gestellt. In meinem beruflichen Alltag moderiere ich oft diese Art von Veranstaltungen. Aber für mich war es spannend, einen trialogischen Prozess zu begleiten, der die Zielsetzung hat, der niedersächsischen Fachkommission Landespsychiatrieplanung ein gemeinsames Papier zur Verfügung zu stellen. Es war ja für alle ein neues Vorgehen, von dem nicht klar war, was das Ergebnis sein wird. Wer dann immer noch nicht neugierig ist und gespannt dabei ist – ich war es jedenfalls!

Aus meiner Sicht als Qualitätsmanagerin und Organisationsentwicklerin ist es außerdem eine gute Möglichkeit, die Arbeit im klinischen Kontext zu reflektieren und die Wünsche der Patienten, der Angehörigen, der Mitarbeiter und anderer professionell Arbeitenden zu sehen und bestenfalls in die eigene Arbeit einfließen zu lassen. Also, es war für mich doppelt interessant!

Wie gingen wir nun vor? Zunächst trafen wir uns in einer trialogisch besetzten Vorbereitungsgruppe, um die gemeinsame Zielsetzung und das weitere Vorgehen zu besprechen. Den Mitgliedern des Trialogischen Gesprächs war es wichtig, aus ihrer Sicht als Expertinnen und Experten einen Beitrag zur Zukunft der psychiatrischen Behandlung im Land Niedersachsen einzubringen. Entsprechend offen gestalteten wir das erste trialogische Gespräch. Die rund 50 Teilnehmer*innen saßen in einem Stuhlkreis. Als Vorbereitungsgruppe stellten wir dem Kreis das Vorhaben und das geplante Vorgehen vor. Es fand die Zustimmung der Teilnehmenden. Ich selbst nahm im Kreis an einem Tisch mit vielen bunten Karteikarten Platz.

Auf die Frage, wie soll eine gute psychiatrische Behandlung aussehen, konnten alle Teilnehmenden ihre Anliegen mündlich formulieren und im Plenum diskutieren. Frau Tammen moderierte die Runde, wie bei jedem dieser trialogischen Gespräche. Ich notierte die Beiträge stichwortartig auf Karteikarten und legte diese auf den Boden. Die Sortierung erfolgte bereits nach Schwerpunkten, die ich farbig mit der Auswahl der Karteikarten unterstrich. Dadurch, dass die Sitzung wie immer moderiert wurde, fiel ich gar nicht mehr so auf – man sprach durch mich hindurch, was durchaus so gewollt war. Im Anschluss stellte ich die Karten der Gruppe nochmals vor und erläuterte die erste Schwerpunktfindung. Diese farbigen Schwerpunkte konnten dann gemeinsam mit Überschriften versehen werden.

Nach diesem ersten Abend traf sich ein paar Tage später die Vorbereitungsgruppe erneut. Aus den Schwerpunktthemen wurden für das nächste trialogische Gespräch Arbeitsgruppen gebildet. Hierzu wurden manche Schwerpunkte für

eine Arbeitsgruppe zusammengefasst. Die Moderationsteams waren trialogisch besetzt. Alle Arbeitsgruppen hatten beim zweiten Treffen die Aufgabe, anhand der Stichworte des ersten Abends Thesen zu formulieren, die der »Landkarte« als Grundlage dienen sollten.
- Die Psychiatrie ist Teil der Gesellschaft und erfüllt einen gesellschaftlichen Auftrag.
- Die psychiatrische Behandlung hat sich am Bedürfnis, Auftrag und Angebot zu orientieren.
- Die Psychiatrie wird durch Menschen bewegt, ihre zukünftige Entwicklung wird durch Personalentwicklung, Forschung und Lehre bestimmt.
- Die Psychiatrie ist im Spannungsfeld von Ökonomisierung und Bedürfnissen.

Diesen Thesen ließen sich nun den Forderungen, Wünschen und Haltungen zuordnen, die wiederum in der Karte zu finden sind. Jede These erhielt zusammen mit den dazugehörigen Forderungen und Wünschen eine eigenständige Farbe. Zwei Praktikanten, die in der Ausbildung zum Mediendesign waren, konzipierten die psychotektonische Landkarte und entwickelten die Falttechnik, die einem architektonischen Plan nachempfunden ist. Verbindungen der Themen wurden mit Verbindungslinien gekennzeichnet, und im Zentrum steht: »Der Mensch ist das Maß aller Dinge!«

Als Fazit zum Prozess kann ich sagen: Gut, dass ich dabei war! Ich habe viel gelernt und erfahren, und ich konnte dem Kreis auch einiges geben. Das Ergebnis beeindruckt mich immer noch, und ich hoffe, es geht anderen auch so! In der Bearbeitungszeit wurde sehr konzentriert und stringent am Thema gearbeitet. Es war den Teilnehmenden während der drei trialogischen Gespräche klar, dass dieses Vorgehen, ein gemeinsames Papier von Psychiatrie-Erfahrenen, Angehörigen und Professionell Arbeitenden zu schreiben, neu war.

Das Miteinander und das gemeinsame Ziel, nämlich gute Rahmenbedingungen für eine gute psychiatrische Behandlung in Niedersachsen zu bekommen, unterstrich eine besondere Atmosphäre im Raum. Es wurde nach außen sichtbar in einer Weise Stellung bezogen, die man durchaus als politische Handlung sehen kann. Ob das Auswirkungen auf die weiteren trialogischen Gespräche hatte?

Die Psychotektonische Karte und der Landespsychiatrieplan

Diana Bergstaedt, Sonja Brandes, Sabine Frerich, Elisabeth Stege, Sigrid Stockmann, Antke Tammen und Andreas Wolter berichten:

Erste Forderung: Die psychiatrische Behandlung hat sich am Bedürfnis, Auftrag und Angebot zu orientieren.

Im LPP-N stehen als Auftrags- und Zielformulierung eine bedarfsgerechte Passgenauigkeit der Angebote und Leistungen, eine Vernetzung der Hilfesysteme sowie ihre wirksame Steuerung und Optimierung auf örtlicher, regionaler und Landes-Ebene. Diese Aussage lässt sich auf der psychotektonischen Karte am ehesten in dem Punkt der psychiatrischen Versorgung erkennen. Dabei wird es davon abhängen, dass ausreichend qualifiziertes Fachpersonal in ausreichender Zahl vorhanden ist, sowohl stationär als auch ambulant.

Unsere Forderung lautet: »Die stationäre Behandlung braucht mehr Platz, mehr Platz für Privatsphäre, mehr Rückzugsmöglichkeiten für eigene Bedürfnisse und auch für Besucher, und zwar für alle drei Trialog-Teilnehmer: die Betroffenen, die Angehörigen und die beruflich Helfenden.« Das findet sich im LPP-N wieder, wenn auch nicht so deutlich formuliert, wie wir es gerne hätten. Aber die Aussage »Selbstbestimmung und Würde der Betroffenen sind in allen Bereichen der Versorgung zu achten« zeigt für uns einen Schritt in die richtige Richtung.

In der psychotektonischen Karte fordern wir eine aktivere Kommunikation in der Psychiatrie, und zwar mit konkreteren Vorgaben, mit Verpflichtungen an die Therapie und auch mit Einbeziehung der Angehörigen in die Kommunikation. Das findet sich im Plan in folgenden Aussagen wieder:« Die Angehörigen brauchen Wissen, Beratung und Unterstützung, ein aktiver und wertschätzender Einbezug durch die Behandlungspersonen und vielfältige und bedarfsbezogene Entlastungsangebote (niedrigschwellig).«

Wir fordern in der Karte mehr Mitspracherecht in der Behandlung, Information und Einfluss für Betroffene und Angehörige. Dies gilt u. a. für das Eingehen auf individuelle Bedürfnisse, für mehr Rücksicht auf Wünsche der Betroffenen und für die Erstellung eines individuellen Behandlungsplans. Dies fordert von Betroffenen, Angehörigen und beruflich Helfenden gegenseitigen Respekt und die Übernahme von Verantwortung. Im LPP-N findet sich das in dem Punkt wieder, der den Ausbau und die weitere Entwicklung trialogischen Handelns fordert. Dazu soll es von Seiten der Organisation die Möglichkeit geben, für die Beteiligung an Gremien bzw. Kommissionen eine Aufwandsentschädigung zu zahlen. Weiterhin soll es eine unabhängige Beschwerdestelle unter Einbeziehung der Selbsthilfe (Betroffene und Angehörige) geben. Die Selbsthilfe soll mehr mitwirken können und unter ihrer Beteiligung auch stärker Gegenstand der Forschung werden.

Die psychotektonische Karte fordert die Unterstützung eines individuellen Netzwerkes. Das bietet über alle Lebensbereiche hinweg Möglichkeiten einer durchgängigen Behandlung, unabhängig davon, ob sie nun gerade ambulant, vorstationär und stationär stattfindet. Im Plan finden wir zu dieser Forderung folgende Punkte: Wartezeiten beim Zugang zu psychiatrischen Leistungen sollen vermieden werden, die Dezentralisierung der Hilfsangebote zur besseren Erreichbarkeit soll fortgesetzt und die Selbsthilfe flächendeckend gefördert werden. Unter anderem sollten Selbsthilfegruppen die Gelegenheit erhalten, sich in den Behandlungseinrichtungen vorzustellen. Außerdem geht es um die Förderung von Maßnahmen am Arbeitsplatz im Rahmen des Betrieblichen Gesundheitsmanagements (BGM), auch sollen psychisch Erkrankte in ihrer Elternfunktion wahrgenommen und unterstützt werden.

Zweite Forderung: Die Psychiatrie wird durch Menschen bewegt! Ihre zukünftige Richtung wird durch Personalentwicklung, Forschung und Lehre bestimmt.

Unsere Erwartungen nach der Psychotektonischen Karte konfrontieren wir mit dem, was wir im LPP-N dazu finden:
- Wir wünschen uns mehr trialogische Elemente in der Personalentwicklung, um die trialogische Grundhaltung umsetzen zu können: Die Trialogische Auffassung sieht auch die Situation der Profis als einen Wirkfaktor im System: »(…) befreit die Mitarbeiter von Zeitdruck und Bürokratie! Dann sind sie kreativer, können besser zuhören und sprechen auch mehr (…), das ist gut für uns Patienten und die Angehörigen (…).«
Der LPP-N fördert den Einsatz von *Peer-to-Peer*-Beratung, *Empowerment* und die Einbeziehung von trialogischen Gruppen. Der LPP-N geht in seinen ethisch-fachlichen Grundsätzen davon aus, dass rechtliche Aspekte, Beschwerdewesen, Aufklärung und Patienteninformation die Einstellung und Haltung des Fachpersonals beeinflussen. In der Zusammenfassung wird im Rahmen von Qualitätssicherung, personellen Ressourcen und Fachlichkeit auf Struktur-, Prozess- und Ergebnisqualität eingegangen. Es wird auf die Notwendigkeit hingewiesen, Betroffene und Angehörige mit einzubeziehen und entsprechende Anreize zu schaffen. Auf die Personalentwicklung wird konkreter mit dem Satz »Die Psychiatrie bleibt bei der Personalausstattung und -rekrutierung attraktiv.« hingewiesen.
Da haben wir uns mehr erwartet! Der trialogische Ansatz der Karte nimmt die Arbeitsbedingungen der Profis deutlich mehr in den Blick.
- Wir fordern in unserer »Psychotektonischen Karte« einen Paradigmenwechsel in der Forschung, mit einer Vielfalt von Perspektiven, insbesondere Versorgungsforschung und Wirksamkeitsforschung, ebenso auch eine Forschung, die vom Konkreten und Singulären ausgeht.
Der LPP-N knüpft an die Entwicklung und Dynamik psychiatrischer Hilfen an. Er fördert die Forschung und den kontinuierlichen wissenschaftlichen

Fortschritt. Das übertrifft hier unsere Erwartungen: Forschung am Modell durch trialogisch besetzte Gremien soll insbesondere bei Entscheidungen über Zwangsbehandlungen mit einbezogen werden.

Das fanden wir gut, weil es eine konkrete sinnvolle Einbeziehung des trialogischen Erfahrungswissens vorsieht, und wir sehen hier das Land als Gesetzgeber und teilweise auch als Finanzier in der Position, handeln zu können.

- »Trialogischer Ansatz – Überall!« Wie gelingt der Wissenstransfer zur Erweiterung der Handlungskompetenzen (»neues Wissen bilden«)?

Im LPP-N wird dazu ausgeführt, dass generell trialogisches Handeln ausgebaut und weiterentwickelt werden soll. Dieses Wissen soll durch Teilnahme an Gremien und Kommissionen ermöglicht werden. Besonders das innerklinische *Procedere* soll zur Vermeidung von Zwangsmaßnahmen nach dem Prinzip des Trialogs organisiert werden. Die trialogische Mitwirkung soll finanziell angemessen entschädigt und umfangreicher gefördert werden – Wertschätzung durch eine angemessene Aufwandsentschädigung.

Das hören wir mit großem Interesse, an wen sollen wir uns wenden?

Für das Handlungsfeld »Steuerung, Planung und Koordination« wird empfohlen, die trialogische Sichtweise mit einzubeziehen.

Trialogisches Wissen bietet konkretes Erfahrungswissen in den Handlungsfeldern und ist aus unserer Sicht dort sehr gut angesiedelt. Erstaunlicherweise vermissen wir sie aber auf der kommunalen (örtlichen) Ebene.

Dritte Forderung: Die Psychiatrie ist ein Teil der Gesellschaft und erfüllt einen gesellschaftlichen Auftrag.

Auf der Psychotektonischen Karte hatten die Vertreter*innen der Trialogischen Gruppe auch zu diesem Thema drei Erwartungen formuliert, die sie im Folgenden mit den Aussagen konfrontieren, die ihnen bei der Lektüre des LPP-N dazu aufgefallen waren:

- Politik, Land und Kommunen sind mehr in die Verantwortung zu nehmen, um Strukturen zu schaffen, die ein respektvolles Miteinander in der Andersartigkeit ermöglichen.

Wir haben den Plan gelesen und uns die Frage gestellt: Von welcher Stelle sollen Weiterentwicklungen ausgehen, und wer hat die strukturelle Macht, sie umzusetzen? Gelesen haben wir, dass die Entwicklungsideen von den Gebietskörperschaften (also den Landkreisen und Regionen) ausgehen sollen (...) und damit von Leuten, die konkrete Erfahrungen mit den regionalen Besonderheiten haben. Sie wissen, wie die konkrete Bedarfslage ist, z. B. bezogen auf junge und alte Menschen, die Versorgung in der Stadt und auf dem Land, den Anteil an Menschen aus anderen Kulturen. Unbeantwortet bleibt die Frage, wie die Gebietskörperschaften mit ausreichender Macht zur Umsetzung ausgestattet werden sollen.

Zur Verantwortung des Landes: Die Politik hat in der Koalitionsvereinbarung von 2013 den Psychiatrieplan für Niedersachsen gefordert, und das Land hat die Expertenkommission berufen. Hierin sehen wir eine Übernahme von Verantwortung durch das Land. Allerdings bleibt das strukturierende Eingreifen von Land und Politik im Plan undeutlich, und die Möglichkeiten erscheinen insgesamt sehr begrenzt. Da haben wir uns mehr erwartet.

Im Plan steht: »Die Versorgung der Schwächsten soll der qualitative Maßstab sein.« Am Beispiel des Maßregelvollzuges ist das Land in der Verantwortung geblieben, indem es dafür sorgt, dass die Personalausstattung bei den Pflegekräften und den Therapeuten einen bestimmten Wert nicht unterschreiten darf. Das wünschen wir uns auch für das psychiatrische System insgesamt: Sollte die Unterstützung bzw. Anerkennung von Heimen und allgemeinpsychiatrischen Kliniken nicht ebenfalls an die Offenlegung der Mitarbeiterzahlen gekoppelt sein und vom Land kontrolliert können?

- Psychiatrie sollte eine Vorbildfunktion haben, miteinander ins Gespräch zu kommen. Im trialogischen Gespräch sind Angehörige, Erfahrene und Profis gleichermaßen Experten und tauschen sich auf Augenhöhe über das Phänomen der Erkrankung aus. Wir wünschen uns eine Psychiatrie, die Übung hat im Perspektivwechsel, um ein Verständnis für den Blick des anderen zu entwickeln. Eine Psychiatrie, in der erkannt werden kann, dass Erfahrungswissen eine Bereicherung bedeutet. Eine Psychiatrie, die eine Vorbildfunktion darin hat, sich in Frage stellen zu lassen (...), in der Schwäche kein Makel ist und die die Andersartigkeit (aller Beteiligten) fördert. Die Wirtschaft hat das unter dem Begriff »Diversität« vorgemacht.

In diesem Sinne fordert und fördert der LPP-N an vielen Stellen den Trialog, die Selbsthilfe und Angehörigenvertretung. Aber es gibt aus Sicht der Psychiatrie-Erfahrenen eine in der Struktur des Planes liegende Positionierung, die den Kranken überwiegend als Bedürftigen und Empfangenden wahrnehmen lässt. Unter diesem Blickwinkel wirkt es so, als sei Integration eine Leistung zur Anpassung.

Zwiespältig wird von uns die Priorisierung von Früherkennung und Frühintervention aufgenommen: Sie kann auch als eine stigmatisierende Reaktion auf Andersartigkeit wahrgenommen werden.

- Es braucht eine Bewusstseinsveränderung in der Öffentlichkeit und in der Gesellschaft. Die Gesellschaft entscheidet, welche Psychiatrie sie haben wird. Im Plan wird ausdrücklich geschrieben: Psychische Erkrankung ist ein Teil der menschlichen Existenz. Wir lesen dort, dass rund ein Drittel der Bevölkerung innerhalb eines Jahres eine psychiatrische Diagnose bekommen hat.

Aus dem trialogischen Blickwinkel sehen wir auch die dazugehörigen Angehörigen und das System der Profis (...) – zusammen macht das anteilsmäßig mehr als ein Drittel der Gesellschaft! Im Plan fehlt uns, dass diese Feststellung konstruktiv aufgenommen wird. Die darin liegenden Möglichkeiten, psychiatrierelevante Themen ohne das Etikett eines Erkrankungsstigmas als Input in die Gesellschaft zurückzuspielen, werden nicht genutzt. Da ist die Gesellschaft auf kulturellem Gebiet dem LPP-N voraus. Es gibt aktuell zahlreiche Filme und Bücher dazu.

Wir wünschten uns, dass der Plan eine Förderung dieser Ansätze thematisiert. Mehr Psychiatrie in die Gesellschaft heißt, dass psychiatrische Themen nicht auf Behandlung und Versorgung begrenzt sind. Das betrifft weitere Themenfelder, in denen die Erfahrenen und Angehörigen als Experten mitreden können, z. B. bei Fragen zum Umgang mit Lebenskrisen, zur Akzeptanz schwieriger Lebenssituationen, zu Angst und zum Sinn des Seins.

Die psychotektonische Karte geht einen Schritt weiter und formuliert einen gesellschaftlichen Imperativ: Die Verhältnisse in der Psychiatrie müssen sich so entwickeln, dass die Psychiatrie Vorbild für die Gesellschaft sein kann.

Einige Notizen zum trialogischen Gespräch auf dem Forum

Einige – nicht repräsentative – Eindrücke aus dem anschließenden trialogischen Gespräch mit allen Anwesenden sind einzelnen im Gedächtnis haften geblieben:
- Ist der LPP-N ein zahnloser Tiger? (...) keine finanzielle Ausstattung, keine *manpower*? (...) gibt es keine institutionelle Verankerung struktureller Durchsetzungsmacht?
- Der LPP-N kann sich aufgrund der Unterschiedlichkeiten der Psychiatrielandschaft nur gut entwickeln, wenn die jeweils passenden Entwicklungsideen aus der Versorgungsbasis entwickelt werden. Andernfalls wird sinnlos von oben verordnet, was man eigentlich nicht gebrauchen kann (...). (...) welche Gremien tragen den LPP-N in die Landschaft?«
- Der LPP-N ist gut – aber wie kommt er in die Praxis?«
- Der LPP-N ist von seiner Funktion etwa mit der Bibel vergleichbar, man kann sich in dem, was man vorhat, auf ihn beziehen, ihn als Argumentationshilfe nutzen. Wo sind dann die Missionare? Wer verbreitet die Inhalte? Welche Rolle nimmt das Ministerium ein? An wen kann man sich wenden, wenn man eine Idee hat, wer gibt uns einen Namen und eine Telefonnummer?

Kontaktadresse für die Autorengruppe
Antke Tammen
Klinikum der Region Hannover Psychiatrie Wunstorf
Klinik für Allgemeinpsychiatrie und Psychotherapie
Südstr. 25
31515 Wunstorf
Antke.Tammen@krh.eu

Die Mitwirkung qualifizierter Psychiatrie-Erfahrener muss selbstverständlich werden.

EX-IN im Spannungsfeld der Psychiatriereform

Karin Aumann

Als weiterführende Idee der Sozialpsychiatrie-Bewegung der 1980er und 1990er Jahre wurde unter dem Einfluss der *Peer*-Bewegung in Europa zwischen 2005 und 2007 eine Ausbildung entwickelt, die die Erfahrung von Menschen, die schwere psychische Krisen durchlebt haben in den Mittelpunkt stellt. Der Name EX-IN ist die Abkürzung *Experienced Involvement* und steht für die Einbeziehung von Psychiatrie-Erfahrenen im sozialpsychiatrischen Hilfesystem.

Sehr oft können Menschen, die Hilfsangebote genutzt haben, sehr gut benennen, was hilfreich und was eher hinderlich war. Viele, die im Laufe ihres Lebens häufiger mit psychischen Krisen konfrontiert waren, haben gelernt, diese einzuordnen, sie zu durchleben und zu bewältigen. Dieser Erfahrungsschatz kann sehr hilfreich dabei sein, andere Menschen in Krisen zu unterstützen, sich auf die Suche nach neuen Sichtweisen, Erklärungsmodellen zu begeben und neue Handlungsmöglichkeiten zu entwickeln. Sie können durch Ermutigung, Hoffnung, Beratung und Fürsprache Menschen darin stärken, ein selbstbestimmtes unabhängiges Leben zu führen und an der Gesellschaft teilzuhaben.

Die EX-IN Ausbildung qualifiziert Psychiatrie-Erfahrene in 475 Stunden dazu, als GenesungsbegleiterInnen oder in der Bildungsarbeit der psychiatrischen Gesundheitsversorgung tätig zu werden. Das Ausbildungsprogramm basiert auf einem Curriculum, das im Rahmen eines Leonardo-da-Vinci-Projektes der Europäischen Union entstanden ist. Neben den monatlich stattfindenden dreitägigen Modulen werden zwei Praktika, die Teilnahme an Supervision und die Ausarbeitung eines schriftlichen Portfolios ermöglicht. Die Kosten betragen insgesamt ca. 2400 Euro, die je nach persönlicher Ausgangssituation von unterschiedlichen Kostenträgern übernommen werden können oder als Selbstzahler aufgebracht werden müssen. Die Ausbildung orientiert sich methodisch an den individuellen und kollektiven Erfahrungen der Teilnehmenden und greift dabei auch rechtliche Aspekte und aktuelle Konzepte nutzerorientierter Angebote auf. Sie besteht aus 12 Modulen, die im Folgenden jeweils kurz beschrieben werden:

Modul 1 Förderung von Gesundheit und Wohlbefinden: Den TeilnehmerInnen eröffnet sich die Möglichkeit, ihr eigenes Verständnis von Gesundheit zu entwickeln und als einen entscheidenden Teil im Leben und im Prozess der Genesung

zu entdecken. Es geht auch darum, Strategien zur Verbesserung von Gesundheit und Wohlbefinden zu verstehen, zu teilen und zu erkunden.
Praxisbezug: Antistigmaarbeit, Prävention, WHO.

Modul 2 Empowerment in Theorie und Praxis: Hier ist das Kernthema, im Zusammenhang mit psychischem Leid zu verstehen, wie es passiert, machtlos zu werden und Entscheidungsmacht wieder zurück zu gewinnen. Die Reflexion von Entscheidungsmacht bedeutet, sich mit den verschiedenen Erscheinungsformen von Macht in Beziehungen auseinanderzusetzen, mit der Delegation von Macht und der Auseinandersetzung mit Vertragsmacht. Um Machtfragen transparent zu machen, müssen reale Alltagssituationen betrachtet werden, wie z. B. Wohnsituation, Arbeit, Klinikeinweisungen, Freizeit, Beziehungen, Geschlechterfragen, die Erfahrung von Zugehörigkeit und Ausgeschlossen Sein. Ein wichtiges Mittel, um dies zu erreichen, ist der Austausch über unterschiedliche Erfahrungen, Wünsche und Hoffnungen.
Praxisbezug: Antistigma-Arbeit, Einbeziehung der Lebenswelt, Patientenrechte.

Modul 3 Erfahrung und Teilhabe: Dieses Modul beschäftigt sich mit den individuellen und kollektiven Erfahrungen mit dem psychiatrischen Hilfesystem, mit den Erfahrungen mit Diagnosen, Behandlungsplanung und Behandlung. Dabei geht es darum, die Suche nach Lösungen, den Prozess der Entscheidungsfindung, seine Einflussfaktoren und die unterschiedlichen Wege, Entscheidungen in die Praxis umzusetzen, als Gesamtprozess auszuwerten und zu reflektieren.
Praxisbezug: Krisenpass, Behandlungsvereinbarung, Vorsorgevollmacht, Inklusive Angebote.

Modul 4 Recovery: Recovery kann sowohl als ein sozialer als auch als ein individueller Prozess beschrieben werden:
- *sozial*, weil Genesung ein integraler Bestandteil des täglichen Lebens der betreffenden Person ist, in dem soziale und materielle Aspekte eine Unterstützung oder ein Hindernis für den Recovery-Prozess darstellen können;
- *individuell*, weil es um die subjektiven Erfahrungen des Einzelnen in Bezug auf das Überwinden von und/ oder das Leben mit psychischen Problemen geht.

Gelebte Erfahrung und Forschung haben gezeigt, dass es für die Genesung von einer schweren psychischen Erkrankung eine realistische Chance gibt. Auch persönliche Berichte über Genesung haben dazu beigetragen, ein neues Verständnis davon zu entwickeln, warum und wie Menschen psychische Probleme bewältigen. Warum und wie Menschen in einer Situation von »Chronizität« und der Rolle als Patient verbleiben.
Praxisbezug: Antistigma-Arbeit, Eigene Genesungsgeschichte schreiben, *Recovery*-Gruppen anbieten.

Modul 5 Trialog: Trialog bedeutet die Zusammenkunft von ExpertenInnen durch Erfahrung, von Angehörigen bzw. Freunden und von in der Psychiatrie Tätigen auf Augenhöhe in der Öffentlichkeitsarbeit, Lehre, Forschung, Qualitätskontrolle und Gesundheitspolitik. Ziel des Trialog-Moduls ist es, die TeilnehmerInnen mit der Theorie und Praxis des Trialogs durch Vermittlung der theoretischen Rahmenbedingungen, der Vorbereitung der Praxis und der direkten Erfahrung in Trialog-Seminar vertraut zu machen.

Praxisbezug: Trialoge mit veranstalten, trialogische Kultur in der Bildungsarbeit.

Modul 6 Selbsterforschung: Sehr häufig wird in der Psychiatrie nicht direkt mit KlienInnen über Inhalte ihrer Krisen gesprochen, weil befürchtet wird, dass dies erneut Destabilisierung hervorruft. Dies führt dazu, dass in der Regel versucht wird, die Krankheit zu behandeln, ohne allerdings auf die Erfahrungen und die Konsequenzen dieser Erfahrungen für die Personen einzugehen. Viele Betroffene fühlen sich und in ihren Erfahrungen durch die traditionelle Psychiatrie nicht wahrgenommen, eher werden sie von ihren Erfahrungen entfremdet, was ihnen nicht wirklich hilft. Viele Erfahrungen haben aber eine Bedeutung. Man kann lernen, mit ihnen umzugehen, auch mit den Problemen, die ihnen zugrunde liegen. Der traditionelle Ansatz fokussiert sich auf die Einschränkungen, anstatt auf die Fähigkeiten der Person, mit den Erfahrungen umzugehen und diese steuern zu können, um nicht von Ihnen gesteuert zu werden.

Praxisbezug: Andere in der Selbsterforschung anleiten, Eigener Vortrag zur subjektiven Entstehung, der Auswirkung und der Bewältigung von Krisen im biografischen Kontext.

Modul 7 Unabhängige Fürsprache für Betroffene: Das ist eine von vielen verschiedenen Möglichkeiten sicherzustellen, dass die Anliegen der dieses Angebot nutzenden Person gehört werden, wenn eine Entscheidung getroffen wird. Dazu gehört es, Wahlmöglichkeiten aufzuzeigen, sie über ihre Rechte aufzuklären und dabei zu unterstützen, diese Rechte zu verteidigen.

Praxisbezug: Auszüge aus dem Grundgesetz, Sozialgesetzbuch, der Behindertenrechtskonvention, Bundesteilhabegesetz, persönliches Budget, Budget für Arbeit; Unabhängige Beschwerdestellen, Besuchskommission, Antifolter-Kommission, Heimbeirat, Patientenfürsprecher, Unabhängige Fürsprache.

Modul 8 Assessment: Dieses Modul ermöglicht es den KursteilnehmerInnen, Wissen und Fähigkeiten für die Unterstützung von Menschen in Krisen zu entwickeln, ihre Situation besser zu verstehen und Pläne für die Zukunft zu entwickeln. Das Modul wurde auf Basis der Transformation von Erfahrungen mit professioneller Hilfe während Krisen entwickelt. Sowohl Professionelle als auch

Psychiatrie-Erfahrene sollen ein größeres Verständnis dafür entwickeln, was aus der Perspektive eines Menschen in einer Krise als hilfreich empfunden wird, wie individuelle Erfahrungen erkundet werden können und wie dies in hilfreiche Strategien zu einer *Recovery*-orientierten Unterstützung umgewandelt werden kann. Das Modul entwickelt eine Methode zum *Assessment* und zur Planung personenorientierter Hilfen, die aus der Perspektive des bzw. der Betroffenen hervorgeht. Hierbei steht im Mittelpunkt, die Gefühle der Betroffenen wahrzunehmen, die Gedanken zu ordnen und den Erfahrungen eine Bedeutung zu geben. Das Modul soll dazu beitragen zu lernen, wie verschiedene personenzentrierte Planungsinstrumente angewandt werden können, wie *Assessments* durchgeführt werden können, wie hilfreiche Beziehungen aufgebaut werden und wie auf dieser Basis eine persönliche Planung entwickelt werden kann.

Praxisbezug: Diverse Instrumente zur Unterstützung der individuellen Rückschau, Bestandsaufnahme, Zukunftsplanung und Auswertung im Begleitungsprozess; Instrumente der Nutzerbefragung und Bewertung der Versorgung, Forschung.

Modul 9 Begleiten und Unterstützen: Hier geht es um Nutzerorientierung und die Beteiligung von Psychiatrie-Erfahrenen in psychiatrischen Diensten. Beratung und Qualitätsmanagement sind seit langem ein Anliegen der Betroffenen-Bewegung. Diese Forderung basiert auf der Überzeugung, dass die Wünsche und Bedürfnisse einer Person, die psychisch beeinträchtigt ist, am besten von jemandem verstanden werden können, der ähnliche Erfahrungen gemacht hat. UnterstützerInnen mit eigenem Erfahrungshintergrund können als Rollenmodell fungieren. Sie leben unabhängig und üben eine professionelle Funktion aus. Die GenesungsbegleiterInnen können Übersetzer zwischen Professionellen und Psychiatrie-Erfahrenen sein. Sie können aufgrund der eigenen reflektierten Erfahrung, Haltungen und erlernter Methoden vielfältige Angebote machen, die Unabhängigkeit und Selbstbestimmung fördern.

Praxisbezug: Peerberatung, Bedürfnisangepasste Begleitung.

Modul 10 Krisenintervention: Eine schnell erreichbare angemessene Krisenintervention ist im Rahmen der Arbeit zur Förderung der seelischen Gesundheit wird benötigt, wenn Konflikte entstehen und Menschen psychosozial ins Ungleichgewicht oder in zugespitzten Krisen geraten sind. Hier ist es wichtig, dass die TeilnehmerInnen in der Lage sind, *Recovery*-orientiert und deeskalierend auf die Personen einzugehen sowie dabei Möglichkeiten und Grenzen gut einschätzen zu können. Krisenintervention wird hier als ein Prozess verstanden, bei dem GenesungsbegleiterInnen zusammen mit den Betroffenen die Krisenmomente identifizieren und beurteilen, um das Gleichgewicht wiederherzustellen und die negativen Auswirkungen der Krise im Leben der Betroffenen zu mindern.

Praxisbezug: Personenzentriertes *Recovery*-orientiertes Handeln; Aufnahme- und Entlassungsmanagement.

Modul 11 Lehren und Lernen: Die Inhalte dieses Moduls ermöglichen, sich an Ausbildungs- und Qualifizierungsprozessen zu beteiligen, um andere Psychiatrie-Erfahrene fortzubilden, anzuregen, zu unterstützen oder zu aktivieren. Im trialogischen Sinne sind ebenfalls Angehörige zu informieren und insbesondere Professionelle dabei zu unterstützen, ihr Wissen und ihre Fähigkeiten zu verbessern, um ihre Angebote bedarfsorientierter umzusetzen. Um das Erfahrungswissen in Aus-, Fort- und Weiterbildung einzubringen, ist eine gute Vorbereitung für Psychiatrie-erfahrene AusbilderInnen wichtig. Wer darin geübt ist, über die eigenen Erfahrungen zu sprechen und wie man sie als Ressource in Ausbildungssituationen nutzt, ist eher in der Lage, die eigenen Grenzen zu beachten und gleichzeitig eine interessante Geschichte zu erzählen.

Praxisbezug: Qualifizierung von in der Sozial-Psychiatrie tätigen; *Empowerment*- und *Recovery*-Gruppen, Trialoge, Vorträge und Workshops anbieten.

Modul 12 Abschluss: Hier geht es darum, über das vergangene Jahr sowie die dabei gewonnenen Fähigkeiten und Kompetenzen Rückschau zu halten. Die TeilnehmerInnen sollen zeigen, dass sie einen besonderen Bezug zu ihren Erfahrungen entwickelt haben und mit der Erfahrung arbeiten können.

Praxisbezug: Vortrag über Entwicklung.

Um dieses umfangreiche Erfahrungswissen zu nutzen und auch einen grundlegenden Beitrag zur der Verbesserung der psychiatrischen Versorgung zu leisten, ist es notwendig, Experten durch Erfahrung nicht nur in der *Peer*-Beratung und -Begleitung einzusetzen, sondern sie auch an den Entscheidungsfindungsprozessen, an der Planung und Qualitätssicherung der Versorgung zu beteiligen. Ein weiterer wichtiger Schritt für die Realisierung einer nutzerorientierten Praxis ist die Mitarbeit in der Qualifizierung von in der Sozialpsychiatrie Tätigen mit den dazu notwendigen Befugnissen und Entscheidungsspielräumen.

Acht Ausbildungsgänge mit ca. 120 AbsolvenInnen wurden in Niedersachen seit 2009 an den Standorten Oldenburg, Norden, Hannover und Braunschweig durchgeführt. Da in Niedersachsen die Idee der Einbeziehung von Psychiatrieerfahrung erst punktuell in der Praxis Umsetzung gefunden hat, gründeten die AbsolventInnen 2012 den Verein EX-IN Niedersachsen e. V., der erstmals 2017 institutionell gefördert wurde.[1]

---

1 www.ex-in-niedersachsen.de

Hauptsächlich an den Standorten Lüneburg, Celle, Gifhorn, Braunschweig, Göttingen, Hannover, Verden, Oldenburg, und Norden wurden Mitglieder politisch in der Verbundarbeit und in der Deutschen Gesellschaft für Soziale Psychiatrie Niedersachsen ehrenamtlich aktiv. Darüber hinaus wurden EX-IN AbsolventInnen in den Ausschuss für die psychiatrische Krankenversorgung, in den kommunalen Fachbeirat Braunschweig und in den Landesfachbeirat berufen. Die Einstellung von GenesungsbegleiterInnen der stationären-teilstationären und ambulanten Versorgung ist derzeit erst an wenigen Einrichtungen in Niedersachsen gelungen. Viele Absolventen engagieren sich in Selbsthilfegruppen und in der Antistigma-Arbeit. Dabei bleibt es zu berücksichtigen, dass aufgrund fehlender Förderung vielen die finanziellen Mittel fehlen, sich in der politischen Vertretung zu engagieren, zu Treffen zu fahren oder einen eigenen Internet-Zugang zu nutzen.

Der Landespsychiatrieplan trägt den Themen Partizipation, Selbsthilfe und der Einbeziehung von Genesungsbegleitern Rechnung und fordert uns alle auf, an der Schaffung von Stellen für ExpertInnen aus Erfahrung in der Versorgungsstruktur ernsthaft weiterzuarbeiten. Sichtbar könnte dies werden durch die Verankerung von Beschwerdestellen im NPsychKG; Das Dienste und Kostenerbringer Fachleistungsstunden von GenesungsbegleiterInnen in ihr Leistungsspektrum aufnehmen; ebenso wie Schaffung von *Peer*-Beratungstellen in jedem Verwaltungsbezirk in Niedersachsen. Aufnahme der Tandemarbeit mit *Peers* (auch Angehörige) in den Rahmenlehrplänen aller Ausbildungen der in der Sozialpsychiatrie Tätigen.

Dies sind Lösungsansätze, die von den TeilnehmerInnen der EX-IN-Kurse in diesem Kontext erarbeitet wurden. Gleichzeitig berichten die TeilnehmerInnen nach erfolgreichem Abschluss von einem persönlichen Zuwachs an Selbstvertrauen, Selbsteinschätzung, Selbststeuerung, sozialen Kompetenzen, Verantwortungsübernahme, Rechtsbewusstsein und Stabilität. Sie haben sich eine Expertise erarbeitet um Betroffene professionell im Genesungsprozess begleiten zu können. Daher wünschen sie sich auch eine berufliche Perspektive mit der Ausbildung, die nach einer Einarbeitungsphase mit geringerem Stundenumfang gern in eine Teilzeit bis hin zu einer Vollzeitstelle ausgebaut werden kann.

Wenn diese Synergien gezielter genutzt werden hilft es einerseits die Angebote noch bedarfsgerechter auszurichten und gleichzeitig die bestehenden gesetzlichen Grundlagen in der Umsetzung zu stärken.

Literaturhinweise:

Utschakowski J, Sielaff G, Bock T, Winter A (Hg.) (2016): Experten aus Erfahrung – Peerarbeit in der Psychiatrie. Mit Peers arbeiten – Leitfaden für Beschäftigung von Experten aus Erfahrung. Köln; Psychiatrie Verlag.

Jahnke B (2014): EX-IN Kulturlandschaften – Zwölf Gespräche zur Frage: Wie gelingt Inklusion? Neumünster; Paranus-Verlag.

Kontaktadresse der Autorin:
Karin Aumann
Vorsitzende des Vorstands EX-IN Niedersachsen e. V.
Geschäftsstelle EX-IN Niedersachsen e. V.
An der Apostelkirche 2
30161 Hannover
info@ex-in-niedersachsen.de

Die unabhängige Ombudsstelle für Psychiatrie-Erfahrene und ihre Angehörigen in der Region Hannover – ein trialogisches Modell

Uwe Blanke, Klaus Behringer, Elisabeth Beinert, Rudolf Breske, Jürgen Gundlach, Manon Guthmann, Gisela Kuhlmann und Sabine Tomaske

»In jeder Kommune sollte eine unabhängige Beschwerdestelle eingerichtet werden, die im Einzelfall unterstützt, Rechtsberatung leistet und die Erfahrungen systematisch in die Weiterentwicklung der Versorgung einbringt.«[1]

Entstehungsgeschichte: Bereits im Jahr 2004 setzte sich der Sozialpsychiatrische Verbund der Region Hannover im Arbeitskreis Gemeindepsychiatrie (AKG) und im Regionalen Fachbeirat Psychiatrie (RFP) mit der Notwendigkeit zur Errichtung einer unabhängigen Beschwerdeannahme- und Vermittlungsstelle/ Ombudsstelle für Psychiatrie-Erfahrene und ihre Angehörigen auseinander. Dies geschah auf Anregung des Vereins Psychiatrie-Erfahrener Hannover e. V. (VPE e. V.). Den politischen Gremien wurde daraufhin die Einrichtung und Förderung einer unabhängigen Ombudsstelle empfohlen und diese Empfehlung konnte 2005, auf der Basis der in der Folge gefassten Beschlüsse, umgesetzt werden.

Geschäftsordnung und Rahmenbedingungen: Die in der Gründungsphase entworfene Geschäftsordnung legt eine trialogisch orientierte Arbeitsweise fest. Die ehrenamtlich tätigen Mitglieder der Ombudsstelle – ein/e Vertreter/in der Psychiatrie-Erfahrenen, ein/e Vertreter/in der Angehörigen, ein/e Bürger/in mit ehrenamtlichen Engagement, ein/e Bürger/in mit rechtlichem Fachwissen und zwei weitere Bürger/innen – arbeiten mit einer Fachkraft aus dem Sozialpsychiatrischen Dienst gleichberechtigt zusammen. Bei Bedarf werden sie von einer Fachärztin des SpDi beraten. Der Psychiatriekoordinator der Region Hannover stellt über die Geschäftsstelle des Sozialpsychiatrischen Verbundes die organisatorischen Abläufe sicher.

Einmal im Monat treffen sich die Mitglieder der Ombudsstelle im Haus der Region, um laufende und neue Fälle zu besprechen. Neue Eingaben werden immer von zwei Personen bearbeitet. Für die Teilnahme an den Sitzungen erhalten die

---

1 Landespsychiatrieplan Niedersachsen (2016). In: ELGETI H, SCHMID R, Niedersächsisches Ministerium für Soziales, Gesundheit und Gleichstellung (Hg.): Psychiatrie in Niedersachsen 2016 (Band 8). Köln; Psychiatrie Verlag, S. 33. Auch im Internet zum Download unter: https://www.ms.niedersachsen.de/startseite/themen/gesundheit/psychiatrie_und_psychologische_hilfen/landespsychiatrie/landespsychiatrieplan-niedersachsen-162374.html (Seite 11)

Mitglieder der Ombudsstelle eine Aufwandsentschädigung. Zudem werden im Einzelfall entstandene Fahrtkosten erstattet.

Informationsmaterial: Für die Öffentlichkeitsarbeit erarbeiteten die Mitglieder der Ombudsstelle einen Flyer sowie eine Visitenkarte zur Auslage in allen Diensten und Einrichtungen der Mitgliedsorganisationen des Sozialpsychiatrischen Verbundes. Auf den ersten Blick erscheint es paradox, aber wir bitten die Mitgliedsorganisationen darum, Ihren Nutzerinnen und Nutzern Informationen über die Möglichkeit zu geben, sich mit Beschwerden an eine unabhängige Stelle zu wenden. Wichtig war den Mitgliedern der Ombudsstelle, dass dieses Material keinerlei Hürden vermittelt. Die so Angesprochenen sollen sich vielmehr ermuntert fühlen, einfach, unkompliziert und direkt den Kontakt zur Ombudsstelle aufzunehmen. Dazu gibt es – im trialogischen Sinne – drei Zugangswege, d. h. über die Psychiatrie-Erfahrenen (VPE e. V.), die Angehörigen (AANB e. V.) und über die Geschäftsstelle des SpV (siehe Abbildung 1).

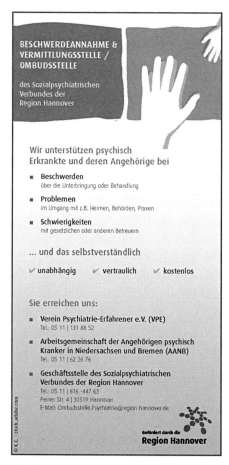

Abbildung 1

Arbeitsweise und Erfahrungen:
- Bevor mit Dritten das Gespräch nach einer Eingabe gesucht wird ist es erforderlich, dass diejenigen, die die Eingabe bei der Ombudsstelle machen, einen kurzen schriftlichen Bericht, eine Schweigepflicht-Entbindung und eine Vollmacht abgeben. Dabei werden Sie bei Bedarf unterstützt. Die Eingabe kann auch zu Protokoll gegeben werden.
- Die Eingaben werden nur mit Zustimmung der betroffenen Person bearbeitet.
- Anonyme Eingaben werden nicht bearbeitet.
- Voraussetzung für die Bearbeitung ist, dass die Betroffenen in der Region Hannover leben.
- Die Anlässe zur Fallbearbeitung müssen aktuell sein.
- Die Ombudsstelle leistet (im Gegensatz zum Postulat des Landespsychiatrieplans) keine Rechtsberatung.
- Eine Bearbeitung durch die Ombudsstelle erfolgt nicht, wenn in der Angelegenheit bereits eine Vertretung durch Rechtsanwälte erfolgt.
- Die Eingaben werden grundsätzlich von zwei Mitgliedern der Ombudsstelle als Tandem bearbeitet.
- Die Vermittlungsgespräche werden in der Regel »vor Ort« mit allen beteiligten Personen und/oder Institutionen geführt.
- Ziel ist es, für alle Verfahrensbeteiligten annehmbare und tragbare Lösungswege zu entwickeln und umzusetzen.
- Bei Häufungen von Eingaben, die sich auf eine Einrichtung beziehen, sucht die Ombudsstelle das Gespräch mit der jeweiligen Leitungsebene, um Missstände zu benennen und deren Beseitigung in die Wege zu leiten.
- Im jährlich erscheinenden Sozialpsychiatrischen Plan der Region Hannover veröffentlicht die Ombudsstelle regelmäßig einen Bericht über ihre Arbeit.[2]

Beschwerdefälle: Seit Februar 2005 hat die Ombudsstelle rund 360 Beschwerden bearbeitet. Der Zeitaufwand für die Bearbeitung der einzelnen Anliegen ist je nach Komplexität sehr unterschiedlich. In Einzelfällen führt die Ombudsstelle mehrere Gespräche mit dem beteiligten Personen und/oder Institutionen.

Im Jahr 2017 erfolgten 27 Eingaben, davon 15 Beschwerden von Betroffenen und elf Beschwerden von Angehörigen. Eine Beschwerde, die von dem Mitarbeiter eines Heimes eingereicht wurde und sich auf allgemeine Missstände bezog, wurde an die Besuchskommission für den Bezirk Hannover weitergeleitet.

Die Anlässe der Beschwerden sind unterschiedlich: Im Jahr 2017 ging es beispielsweise in elf Beschwerdefällen um die Unterbringung und/ oder den Umgang mit Betroffenen in Kliniken, in fünf Fällen um den Aufenthalt in

---

2 Die Sozialpsychiatrischen Pläne sind im Internet als Download verfügbar: https://www.hannover.de/Leben-in-der-Region-Hannover/Gesundheit/Beratungsstellen/Sozialpsychiatrischer-Verbund

Wohnheimen und in fünf weiteren Fällen um die Zusammenarbeit mit den rechtlichen Betreuern.

Kontaktadresse für die Autoren
Ombudsstelle für Psychiatrie-Erfahrene und ihre Angehörigen
c/o Uwe Blanke
Region Hannover – Geschäftsstelle des Sozialpsychiatrischen Verbundes
Peiner Str. 4
30519 Hannover
Ombudsstelle.Psychiatrie@region-hannover.de

Teilhabe jetzt! – auch für uns???

Maria Matzel

»Teilhabe jetzt!« war das Leitmotiv unseres 20-jährigen Jubiläums bereits 2015. Gibt es jetzt, nach der Vorstellung des Landespsychiatrieplans (LPP-N) im Jahr 2016, in Niedersachsen Chancen zur Umsetzung auch für uns Psychiatrie-Erfahrene? Eröffnet uns der LPP-N Perspektiven der Partizipation? Oder bleiben wir Objekte der Behandlung durch professionell Tätige, lediglich Objekte neuer Theorien, neuer Strategien, neuer Behandlungen? Denn auch eine psychische Einschränkung muss kein Hindernis sein für Partizipation, erst recht nicht für eine selbstbestimmte und eigenständige Lebensführung.

Teilhabe bedingt, uns Psychiatrie-Erfahrene als gleichwertig zu respektieren, uns ernst zu nehmen und unsere Expertise in eigener Sache als Grundlage für alle weiteren Schritte und Verfahren zu akzeptieren. Doch nach der langen Zeit der Abwertung ist nicht damit zu rechnen, dass wir von jetzt ab wertschätzende Einbeziehung in alle uns betreffenden Maßnahmen flächendeckend erleben. Wir werden weiterhin um Anerkennung und Partizipation kämpfen müssen. Aber es werden immer mehr Menschen offen sein für unsere Anliegen, Menschen, die uns nicht länger ausgrenzen, Menschen, die uns, wenn nötig, eine hilfreiche Hand reichen, Menschen, mit denen wir uns gemeinsam für ein Leben in Würde einsetzen können.

Inklusion und Partizipation auch für uns Psychiatrie-Erfahrene – das ist unsere Hoffnung. Deswegen:
- Nichts über uns, nichts ohne uns!
- Unterstützung statt Bevormundung!
- Strukturen der Teilhabe, die unsere Teilnahme ermöglichen!

Nichts über uns, nichts ohne uns!

Partizipation setzt voraus, dass wir als Experten in eigener Sache angesehen werden. Wir haben vielfältige Erfahrungen in den unterschiedlichen Bereichen, und viele von uns haben sich fundiertes Fachwissen angeeignet, ausgehend von den eigenen Krankheitserfahrungen, vertieft im Austausch mit anderen. Die eigene Erfahrung und das Hintergrundwissen, beides ist wertvoll, auch wenn uns das nicht immer bewusst ist, und es ist eigentlich unverzichtbar gerade auch für die professionell Helfenden. Der Rückgriff darauf erfordert, dass sich die bisherige Haltung zu uns und zu unserer Selbstverantwortung grundlegend ändert. In Krisensituationen steht uns unser Wissen allerdings selten zur Verfügung; daher ist es wichtig, uns vertraute Personen hinzuziehen zu können. Das können Angehörige sein, Freunde oder andere Menschen aus unserem nahen Umfeld. Trialogisches Handeln muss selbstverständlich werden, auch im Alltag der Kliniken, der Institutionen und der Verbände; dabei sind unsere Wünsche zu beachten. Behandlungsvereinbarungen müssen verbindlich werden, ebenso Krisenpässe. Für Patientenverfügungen bzw. Vorsorgevollmachten müssen Wege gefunden werden, sie umzusetzen, vor allem auch im Bereich der Betreuung und im Gerichtswesen; hier dürfen sie nicht einfach durch gefällige psychiatrische Gutachten auszuhebeln sein. Bei der Erarbeitung dieser und anderer Schritte ist es unumgänglich, uns als Experten in eigener Sache zu beteiligen.

Es ist anzuerkennen, dass es – nicht zuletzt aufgrund der Forderungen der UN-Behindertenrechtskonvention (UN-BRK) – Bestrebungen in Niedersachsen gibt, Zwangsmaßnahmen einzuschränken und Alternativen zu schaffen. Hierbei ist es unverzichtbar, uns Psychiatrie-Erfahrene und die Menschen unseres nahen Umfeldes (Angehörige usw.) als Fachleute (nämlich als Experten aus Erfahrung) anzuerkennen und uns an der Erarbeitung, an der Herstellung von Verbindlichkeit und an der Umsetzung trialogisch zu beteiligen.

Unterstützung statt Bevormundung!

Unsere eigene Verantwortung muss bleiben, und sie muss gestärkt werden!
Das gilt:
- für die eigenen Selbsthilfefähigkeiten: Hier benötigen wir Psychiatrie-Erfahrene konkrete Stärkung (z. B. Hilfe zur Selbsthilfe, Seminare);
- für Hilfen im Alltag: Sie müssen personenzentriert, individualisiert und basierend auf unseren Wünschen angelegt sein;
- für Hilfen in der Krise: flächendeckender Krisendienst nach Feierabend und an den Wochenenden, möglichst 24 Stunden, schnelle aufsuchende Hilfen, Vermeidung von Zwang und von Klinikeinweisung;
- für *Peer*-Beratung: *Peers* (z. B. qualifiziert über EX-IN-Ausbildung) in Einrichtungen der ambulanten und stationären Behandlung, in Beratungs- und Beschwerdestellen usw., finanzielle Unterstützung der EX-IN-Ausbildung für Betroffene und Angehörige;
- für Beschwerden: In jeder Kommune ist eine unabhängige trialogische Beschwerdestelle einzurichten;
- für die Selbsthilfe im institutionellen Bereich, z. B. Schulungen;
- für die verbandsmäßige Organisation der Selbsthilfe: Da viele von uns an der Armutsgrenze leben, gerade aufgrund der Psychiatrisierung, muss Selbsthilfe grundlegend anders unterstützt werden, z. B. durch eine verlässliche jährliche

Grundfinanzierung, die zu Beginn des Jahres (analog zu den kalenderjährlich zu erstellenden Abrechnungen) ausgezahlt wird. Die ständige Unsicherheit fast über das gesamte erste Halbjahr macht Planungen schwierig, erzeugt unnötigen Stress und kann dadurch krisenhafte Ausfälle begünstigen.

Strukturen der Teilhabe, die unsere Teilnahme ermöglichen!

Wir Psychiatrie-Erfahrene erwarten ebenso wie die Angehörigen eine ernstgemeinte und institutionell verankerte Mitsprache. Unsere Selbstvertretungsorganisationen (auf Landesebene z. B. LPEN e. V. und EX-IN, auf örtlicher z. B. VPE Hannover und VPE Lüneburg), aber auch die Angehörigenverbände, sind konsequent und kontinuierlich einzubinden, wenn Konzepte für die psychiatrische Versorgung erarbeitet werden. Ihre Anregungen sind aufzugreifen, vor allem bei wichtigen Entscheidungen.

Besondere Schwierigkeiten für die Mitarbeit in Gremien liegen für uns Psychiatrie-Erfahrene zum einen in der Stigmatisierung: Sich in Gremien zu engagieren heißt immer, sich als psychisch Erkrankter zu *outen*. Das kann Probleme im eigenen Umfeld mit sich bringen, besonders in ländlichen Gebieten, vor allem aber im Arbeitsbereich. Dies gilt nicht nur für psychiatriebezogene Gremien und Institutionen, sondern auch gesamtgesellschaftlich: Es sollte ein Bewusstsein und eine rechtliche Situation entstehen, dass Bürger, die leicht auffällig oder störend sind oder von denen eine psychische Beeinträchtigung bekannt ist, gleichberechtigt akzeptiert sind. Nach unseren Erfahrungen ist man bisher sehr schnell dabei, diese auf medizinische oder psychologische Behandlungen oder aussondernde Einrichtungen zu verweisen. Dadurch wird eine Beteiligung an Gremienarbeit erschwert.

Eine weitere Schwierigkeit liegt in der sachgegebenen Zusammensetzung. Als psychisch Erkrankter sitzt man quasi seinen (potentiellen oder tatsächlichen) Behandlern gegenüber. Es braucht Mut, sich zu äußern, zumal, wenn die eigene Ansicht sich unterscheidet von der vorherrschenden.

Eine dritte Schwierigkeit liegt in der Erkrankung selbst: Sie kann unvorhergesehen auftreten und länger andauern; dabei kann man zeitweilig unerreichbar sein. Als wir 2015 unser Jubiläum feierten, hielt Christian Harig, der sich regional und landesweit für Partizipation eingesetzt hat, den Festvortrag »Teilhabe jetzt!«. Er lebt nicht mehr. Seine Sitze in den Landesgremien blieben längere Zeit unbesetzt, einer dauernd. Unsere Stimme als Psychiatrie-Erfahrene fehlte. Ein einzelner Sitz für uns Psychiatrie-Erfahrene in Gremien ist daher zu wenig, zumal in größeren Gremien. Ähnliches gilt für die Vertretung der Angehörigen. Angehörige und Psychiatrie-Erfahrene müssen mindestens zu zweit in den Fachgruppen vertreten sein, um eine trialogische Zusammenarbeit zu gewährleisten und sich dabei gegenseitig zu unterstützen. Darüber hinaus brauchen wir Psychiatrie-Erfahrene mehrere Vertreter, die im Fall einer längeren Erkrankung der berufenen Mitglieder diese vertreten können. Durch psychische Erkrankungen bis hin zu einem frühen Tod kann es immer wieder passieren, dass wir unsere Interessen in Gremien nicht wahrnehmen können – wie sollen wir dann partizipieren können?

Außerdem sind Aufwandentschädigungen, Fahrgelderstattung, Ersatz für Arbeitsausfall auch für Psychiatrie-Erfahrene vorzusehen. Für die Arbeit in den Gremien bringen wir nicht nur unsere Expertise in Bezug auf psychische Erkrankungen mit, sondern können sie ebenso bereichern mit unserem Kenntnissen und Fähigkeiten aus Ausbildung, Studium und beruflicher Tätigkeit. Das sollte nicht vergessen werden.

Fazit: Der Weg zu nachhaltiger Partizipation, zu vorurteilsarmer Teilhabe ist auch in Niedersachsen für uns Psychiatrie-Erfahrene noch lang und mühsam. Es ist ein Kampf gegen tief verankerte, nicht immer bewusste Widerstände, ein Engagement für ein vielfältiges Leben in Selbstbestimmung, für ein Leben »Selbst Aktiv« in Inklusion als gleichberechtigter Teil unserer Gesellschaft. Es ist ein Weg, der nur dann Erfolge zeitigen wird, wenn wir ihn mit Weggefährten gehen, in gegenseitigem Respekt auch bei unterschiedlichen Ansichten. Es gibt bereits ermutigende örtliche und institutionelle Ansätze, auch Signale aus dem Ministerium.

Partizipation von uns Psychiatrie-Erfahrenen in Niedersachsen ist also möglich! Gestalten wir sie gemeinsam!

Kontaktadresse der Autorin
Maria Matzel
Landesarbeitsgemeinschaft Psychiatrie-Erfahrener
Niedersachsen e. V. (LPEN e. V.)
Sommerstr. 17
31246 Ilsede
mariamatzel@aol.com

Unsere Partizipation ist unverzichtbar!

Marlis Wiedemann

Wir, die wir als Angehörige, als Vertrauenspersonen und als Menschen aus dem sozialen Umfeld psychisch Erkrankte im Alltag begleiten, verfügen aufgrund der vielfach langjährigen Erfahrungen über ein erhebliches Wissen, vielfältige Erfahrungen und oft auch über fundiertes Hintergrundwissen.

Wir haben einen anderen Blickwinkel als die professionellen Behandler: Wir sehen die täglichen Anforderungen, wir erleben Krisenzeiten hautnah mit und verzweifeln, wenn wir nichts daran ändern können oder weil wir aus Erfahrung wissen, was getan werden könnte, aber niemand auf uns hört oder uns ernst nimmt. Wir freuen uns, wenn die Krise überstanden ist – doch wer will wissen, woher wir die Kraft genommen haben, die so wichtige Austarierung von Nähe und Distanz zu leisten, die unserem Partner, unserem Kind, unseren Geschwistern, unseren Freunden geholfen hat, wieder zu sich zu finden? Und wie wir zeitgleich die Doppelbelastung durch die Hilfe in der Erkrankung und die üblichen Anforderungen des Familien- und Arbeitsleben bewältigt haben, ohne zusammenzubrechen?

Selbstverständlich haben auch wir Angehörige zum Umgang mit den erkrankten Menschen viel Beratungsbedarf, trotzdem haben wir auch viel zu bieten, selbst wenn uns das nicht immer bewusst ist. Was ist notwendig, damit wir dies zur Verbesserung der Psychiatrie innerhalb des sozialpsychiatrischen Hilfesystems einsetzen können?

- Akzeptanz auf Augenhöhe und Respekt vor unserer Leistung durch die professionellen Behandler sowie Einbeziehung in die Behandlung,
- Unterstützung sowie
- angemessene Strukturen der Teilhabe, die unsere Situation berücksichtigen.

Akzeptanz und Respekt

Im Alltag der Kliniken müssen Selbsthilfe-Institutionen und Angehörige nicht nur auf dem Papier (z. B. in Leitlinien) stehen, sondern auch tatsächlich in die personenzentrierte Gesamtbehandlung mit einbezogen werden als wichtige Akteure und Vertrauenspersonen im sozialen Umfeld des psychisch Erkrankten. Diese Einbeziehung der Angehörigen bei stationären und ambulanten psychiatrischen Behandlungen erkrankter Familienmitglieder ist dringend erforderlich. Sie kennen zumeist die Erscheinungsformen der psychischen Erkrankung im Alltag des erkrankten Menschen, die Begleitumstände und oft auch die Auslösefaktoren, die zur Erkrankung geführt haben. Das ist dem Betroffenen zumeist im Zustand einer Störung der Selbstwahrnehmung nicht ausreichend präsent und kann dann von ihm auch nicht mitgeteilt werden. Somit können die Angehörigen einen hilfreichen Beitrag leisten für eine wirkungsvolle Behandlung.

Deshalb müssen Angehörige und Betroffene im Sinne des Trialogs sowohl bei der Entwicklung von Maßnahmen und Modellen zur Verringerung von Zwang einbezogen werden als auch in der Forschung und Ausbildung.

Unterstützung

Aufgrund des großen Erfahrungs- und Wissensschatzes der Angehörigen und Betroffenen ist es dringend erforderlich, diesen zu erhalten und – noch wichtiger – ihn zu erweitern und zu fördern. Eine regelmäßige und dauerhafte ausreichende finanzielle Förderung der Selbsthilfeinitiativen ist daher von großem Vorteil. Ständiges Bangen um Finanzierungen ist der Selbsthilfe nicht förderlich und behindert sie in ihrer Arbeit. Angesichts der sich immer weiter verstärkenden Nachfrage von hilfesuchenden Angehörigen ist es nicht mehr tragbar, z. B. in den Landesverbänden alles ehrenamtlich zu leisten. Wünschenswert wäre, um den o. g. Wissensschatz zu erweitern, die kostenlose bzw. beitragsreduzierte Beteiligung an Fachtagungen und Fachvorträgen verschiedener Art, z. B. in Form einer Erstattung der Fahrkosten und der Seminargebühren. Nach wie vor wünschen wir uns:
- einen flächendeckenden Krisendienst nach Feierabend und an den Wochenenden, möglichst 24 Stunden;
- schnelle aufsuchende Hilfen durch ein multiprofessionelles Team;
- Einbeziehung von *Peer*-Beratung in ambulanten, teil- und vollstationären Behandlungseinrichtungen;
- Eine finanzielle Unterstützung der EX-IN-Ausbildung für Betroffene und Angehörige (z. B. über SGB II);
- in jeder Kommune eine unabhängige trialogische Beschwerde- und Vermittlungsstelle.

Angemessene Strukturen der Teilhabe

Wir wünschen uns für die Selbsthilfe eine Willkommenskultur in stationären und ambulanten Angeboten. Für die Arbeit in Gremien sind Schulungen zum effektiven Mitwirken wünschenswert, z. B. unter Einsatz von Aufklärungsmaterialien zu Hilfemöglichkeiten und Institutionen, in Form von Fachgruppen im sozialpsychiatrischen Bereich, im Hinblick auf Fachtermini, in Rhetorik.

Ein nicht unerheblicher Einsatz von finanziellen Mitteln wird von uns getragen, deshalb darf die Teilnahme von Vertretungen der Selbsthilfeinitiativen für die Veranstalter nicht immer kostenlos sein; das betrifft u. a. auch die Mitwirkung im Sozialpsychiatrischen Verbund einer Kommune und in Gremien auf Landesebene. Daher ist über Aufwandsentschädigungen, Fahrgelderstattung, Ersatz für Arbeitsausfall, Kinderbetreuung usw. nachzudenken.

Auch die Gremienarbeit selbst ist verbesserungswürdig: Die Sitzungszeiten von Arbeits- bzw. Fachgruppen müssen in den Nachmittag oder in die frühen Abendstunden verlegt werden; denn viele, insbesondere junge Angehörige, sind berufstätig. Um eine trialogische Zusammenarbeit zu gewährleisten, müssen Angehörige und Psychiatrie-Erfahrene immer zu zweit in den Fachgruppen vertreten sein. Bei wichtigen Entscheidungen in den unterschiedlichen Gremien sollten stets die Anregungen dieser beiden Gruppen mit einbezogen werden.

Fazit: Partizipation und Teilhabe von uns Angehörigen muss ein selbstverständlicher Bestandteil sozialpsychiatrischer Grundhaltung sein!

Kontaktadresse der Autorin
Marlis Wiedemann
Angehörigenselbsthilfe psychisch erkrankter Menschen Braunschweig
stellvertretende Vorsitzende der Arbeitsgemeinschaft
Angehörige psychisch erkrankter Menschen AANB e. V.
manowie@aol.com

3

Gemeindepsychiatrische Zentren entwickeln!

Leitlinien für Gemeindepsychiatrische Zentren in Niedersachsen[1]

Hermann Elgeti

Die rotgrüne Landesregierung will nach den Aussagen ihrer Koalitionsvereinbarung von Februar 2013 ambulante und stationäre Angebote für psychisch erkrankte Menschen in gemeindepsychiatrischen Zentren miteinander verzahnen. Dabei sollen weitere tagesklinische Angebote und psychiatrische Institutsambulanzen aufgebaut sowie die Krisenintervention und Nachsorge unter Einbeziehung der Sozialpsychiatrischen Dienste ausgebaut werden. In diesem Zusammenhang ist auch die Gliederung der stationären Versorgungsgebiete zu überprüfen.

Gemeindepsychiatrische Zentren (GPZ) werden konzipiert als Kooperationsprojekte der Kommunen mit den Trägern psychiatrischer Kliniken, die gemäß § 15 NPsychKG für das Gesamtgebiet / ein Teilgebiet der Kommune zuständig sind. Ein GPZ vereinigt an einem Standort in der Kommune außerhalb der Klinik die Funktionen

- eines Sozialpsychiatrischen Dienstes (SpDi; gemäß §4–11 NPsychKG),
- einer Psychiatrischen Institutsambulanz (PIA; gemäß § 118 SGB V),
- einer allgemeinpsychiatrischen Tagesklinik (TK; nach PVPsych/PEPP),
- einer ambulanten Ergotherapie (ET; über Heilmittelverordnung) und
- einer psychosozialen Kontakt- und Beratungsstelle (PSKB; Kommune).

Die Bausteine eines GPZ sind sorgfältig aufeinander abzustimmen und müssen für die hilfsbedürftigen Personen aus dem Einzugsgebiet ohne Wartezeit nutzbar sein, ggf. auch im Rahmen aufsuchender und nachgehender Hilfen. Für jede betreute Person soll eine therapeutische Hauptbezugsperson kontinuierlich zuständig sein, unabhängig von der aktuell gerade zum Einsatz kommenden GPZ-Funktion. Zur verbesserten Wohnortnähe werden bei Bedarf zusätzlich gemeindepsychiatrische Ambulanzen als Außenstellen eines GPZ eingerichtet, in denen zumindest die Funktionen eines Sozialpsychiatrischen Dienstes und einer Psychiatrischen Institutsambulanz integriert angeboten werden.

Zur Gewährleistung eines ambulanten, bei Bedarf auch aufsuchenden Krisen- und Notfalldienstes kooperiert jedes GPZ unter Beachtung der jeweiligen Zuständigkeiten mit den vor Ort niedergelassenen Haus- und Fachärzten sowie

---

1 Positionspapier für die Diskussionen im Landesfachbeirat Psychiatrie Niedersachsen über Gemeindepsychiatrische Zentren in Umsetzung der rot-grünen Koalitionsvereinbarung vom Februar 2013

Tab. 1: Synopsis Sozialpsychiatrischer Dienst und Psychiatrische Institutsambulanz

	Sozialpsychiatrischer Dienst (§§ 4–11 NPsychKG)	Psychiatrische Institutsambulanz (§ 118 SGB V)
Zielsetzungen	Krankheiten und Behinderungen rechtzeitig erkennen und ärztlich behandeln, möglichst selbständiges Leben in der Gemeinschaft erreichen	Soziale Integration, indem stationäre Behandlungen vermieden und verkürzt, Behandlungsabläufe optimiert werden
Aufgaben	Hilfen anbieten und vermitteln, ggf. auch selbst übernehmen, wenn nötig und der Betroffene sich nicht selbst darum kümmern kann	Bei Bedarf langfristige und kontinuierliche Behandlung gewährleisten, mit anderen Anbietern von Hilfen kooperieren
Zielgruppen	Personen, die vermutlich oder gesichert psychisch gestört bzw. behindert sind, wenn und solange andere Hilfen nicht ausreichen oder nicht wahrgenommen werden	Chronisch psychisch kranke Personen mit gefährdeter oder anders nicht erreichbarer Kontinuität der Behandlung
Leistungsinhalte	Leitung durch Facharzt; medizinische, psychologische und pädagogische Hilfen, Unterstützung der Angehörigen; Sprechstunden abhalten, bei Bedarf Hausbesuche durchführen	Facharztstandard; Kontinuität sichern durch persönliche Beziehungen und Multiprofessionalität, Psycho-, Pharmako-, Soziotherapie, einschließlich Hausbesuche

Psychotherapeuten. Ergibt sich bei einer psychisch erkrankten Person aufgrund eines komplexen Hilfsbedarfs das Erfordernis zusätzlicher Hilfen, beteiligt sich das hier zuständige Fachpersonal des GPZ an der Planung und Koordination entsprechender Hilfen. Im Rahmen einer intensivierten Zusammenarbeit ist dabei eine enge Abstimmung mit allen im Sozialpsychiatrischen Verbund engagierten Akteuren erforderlich. Das gilt insbesondere für die Selbsthilfe-Initiativen der Betroffenen und ihrer Angehörigen sowie für Angebote der ambulanten psychiatrischen Pflege und der Soziotherapie, der Hilfen zu Arbeit, Ausbildung und Beschäftigung, der ambulanten und stationären Eingliederungshilfe.

Pro 100.000 Einwohner ist für ein GPZ – abhängig von Leistungsspektrum und Inanspruchnahme sowie von der Siedlungsdichte und Sozialstruktur des Einzugsgebietes – mit einem durchschnittlichen Personalaufwand von 20 Vollzeitstellen zu rechnen. Die Verteilung der Personalressourcen auf die verschiedenen Leistungsträger richtet sich nach dem vorher kalkulierten Aufwand für die verschiedenen Funktionen und vollem Einsatz der durch die Leistungen erzielten Erlöse im GPZ. Folgende Anhaltszahlen (Tabelle 2, S. 94) können dabei für die Aufteilung auf die verschiedenen Funktionen zugrunde gelegt werden.

Für eine kontinuierliche Qualitätsentwicklung der Arbeit der GPZ auf den Ebenen der individuellen Hilfeleistung, der Organisation der Hilfsangebote und des regionalen Hilfesystems ist eine gemeinsame Qualitätszirkelarbeit unerlässlich. Die dafür erforderliche Datenbasis wird geliefert über die Beteiligung an einer regionalen Psychiatrieberichterstattung gemäß der Empfehlungen des Landesfachbeirats Psychiatrie Niedersachsen (Datenblätter A, B und C), über die in der jeweiligen Kommune geltenden Hilfeplanverfahren und zu einer geeigneten differenzierten und für möglichst für alle GPZ gemeinsam verabredeten Leistungsdokumentation.

Tab. 2: Vollzeitstellen pro 100.000 Einwohner in den einzelnen Bausteinen eines GPZ

	alle	SpDi	PIA (500 Pl.)	TK (15 Pl.)	amb. ET (15 Pl.)	PSKB
ärztl. und psycholog. Dienst*	5	1	3	1		
Krankenpflege	4		2	2		
Sozialarbeit	7	2	4			1
Ergotherapie	2			0,5	1,5	
Verwaltung	2	1	1			
Summe	20	4	10	3,5	1,5	1

*) In jedem GPZ sollten mindestens drei Vollzeitstellen im ärztlichen Dienst und mindestens eine Vollzeitstelle im psychologischen Dienst eingesetzt sein.

Kontaktadresse des Autors

Dr. Hermann Elgeti
Geschäftsstelle des Landesfachbeirates Psychiatrie Niedersachsen
Region Hannover
Dezernat für Soziale Infrastruktur – Stabsstelle Sozialplanung (II.3)
Hildesheimer Str. 20
30169 Hannover
hermann.elgeti@region-hannover.de

Wie stellt sich das Sozialministerium ein Gemeindepsychiatrisches Zentrum vor?

Ansgar Piel

Die Forderung gemeindepsychiatrische Zentren (GPZ) zu etablieren ist eines der zentralen Themen des Landespsychiatrieplanes Niedersachsen (LPPN). Sie findet sich insbesondere in den prioritären Entwicklungsschritten für die nächsten Jahre. Auch die Koalitionsvereinbarung der neuen Landesregierung von 2017[1] benennt das GPZ als vorrangiges Entwicklungsziel der psychiatrischen Versorgung. Im LPPN werden bezüglich der Organisationsform zunächst Modellprojekte empfohlen, um die dortigen Erfahrungen dann für eine weitergehende Implementierung im gesamten Land Niedersachsen auswerten zu können.

Der Begriff des gemeindepsychiatrischen Zentrums ist nicht genau definiert. An vielen Stellen in Deutschland gibt es Einrichtungen, die sich so nennen. Hierbei finden sich sowohl Zentren, die von den Kliniken aus organisiert sind, als auch solche, die von den Trägern der Eingliederungshilfe aufgebaut wurden. Je nach Träger haben diese Zentren unterschiedliche Schwerpunkte (Behandlung versus Teilhabe). Da der Begriff nicht klar definiert ist, konkretisiert der Landespsychiatrieplan den Begriff wie folgt[2]:

- Teambasierte, multiprofessionelle und aufsuchende Behandlungsangebote
- nachhaltige Organisation
- Erreichbarkeit
- verbindliche Kooperation der zusammengeschlossenen Einrichtungen
- einrichtungsübergreifende Hilfe und Teilhabeplanung
- Niedrigschwelligkeit
- fachliche Servicefunktionen der Zentren für andere Gesundheits- und Sozialeinrichtungen vor Ort

Ziele solcher gemeindepsychiatrischer Zentren sollen sein[3]:
1. die Organisation dauerhafter krankenhausersetzender Behandlung und Betreuung und

---

1 Koalitionsvereinbarung 2017–2022 »Gemeinsam für ein modernes Niedersachsen. Für Innovation, Sicherheit und Zusammenhalt«, Koalitionsvereinbarung zwischen der Sozialdemokratischen Partei Deutschlands (SPD) Landesverband Niedersachsen und der Christlich-Demokratischen Union (CDU) in Niedersachsen für die 18. Wahlperiode des Niedersächsischen Landtages 2017 bis 2022, S. 61–22.
2 Bericht zum Landespsychiatrieplan Niedersachsen 2016, S. 209.
3 Landespsychiatrieplan Niedersachsen, April 2016, S. 18.

2. die Organisation von Krankenhausanschlussbehandlungen, -betreuung, -pflege

Kernidee der gemeindepsychiatrischen Zentren ist es, die Kooperation und Vernetzung der verschiedenen Kernakteure der ambulanten Versorgung zu fördern: Sozialpsychiatrische Dienste, niedergelassene Praxen, Psychiatrische Institutsambulanzen sowie ambulant psychiatrische Pflege unter Einbezug von weiteren Akteuren, beispielsweise ergänzende therapeutische und niedrigschwellige Unterstützungssysteme. Da also gemeindepsychiatrische Zentren in dieser Konzeption wesentlich aus Kooperation und Vernetzung bestehen, wird den »relevanten kommunalen Institutionen und den sozialpsychiatrischen Verbünden« eine wesentliche Aufgabe bei der Implementation und Steuerung zugewiesen.

Primäre Zielgruppe der GPZ sind Personen mit schwerer psychischer Erkrankung (*Severe Mental Illness*). Diese Menschen können zeitweise oder sogar auf Dauer vom vertragsärztlichen System nicht ausreichend profitieren, u. a. weil sie die Regelangebote der niedergelassenen Fachärzt*innen und -ärzte sowie Psychotherapeutinnen und Psychotherapeuten nicht zuverlässig wahrnehmen können und weil dort die Ressourcen für ihre aufwendigere Behandlung fehlen. Außerdem sind sie regelhaft und erheblich von sozialer Exklusion bedroht. Die seit vielen Jahren beklagte Segmentierung des Versorgungssystems durch unterschiedliche Sozialgesetzbücher und die Sektorisierung in stationär/ teilstationär/ ambulant erschwert die Versorgung dieser Gruppe von Patientinnen und Patienten erheblich: »Die heilungsfördernden Beziehungen zum Personal werden systematisch durch das Modell der ›Behandlungskette‹ unterbrochen«[4].

Mobil aufsuchende Teams sind der Kern eines GPZ. Diese Teams bieten gerade hier die Chance, die betroffenen Menschen kontinuierlich und längerfristig zu begleiten. Sie können helfen, die Forderung der UN-Behindertenrechtskonvention (UN-BRK) umzusetzen, dass »Menschen mit Behinderungen Zugang zu einer Reihe von gemeindenahen Unterstützungsdiensten zu Hause und in Einrichtungen sowie zu sonstigen gemeindenahen Unterstützungsdiensten haben, einschließlich der persönlichen Assistenz, die zur Unterstützung des Lebens in der Gemeinschaft und der Einbeziehung in die Gemeinschaft sowie zur Verhinderung von Isolation und Absonderung von der Gemeinschaft notwendig ist.«[5]

Auch die S3-Leitlinie »Psychosoziale Therapien bei schweren psychischen Erkrankungen«[6] empfiehlt mit höchster Evidenzstufe ein Behandlungsangebot

---

4 CULLBERG J (2010): Auslagerung von stationären Bereichen des Krankenhauses – was bedeutet das für Qualität und Kosten in der Behandlung? (Vortrag beim Forum Gesundheitswirtschaft 2010). http://www.fachtagung-psychiatrie.org/2010.html (letzter Zugriff am 06.02.2018).
5 UN-Behindertenrechtskonvention, Artikel 19.
6 Deutsche Gesellschaft für Psychiatrie, Psychotherapie und Nervenheilkunde (Hg.) (2013): S3-Leitlinie Psychosoziale Therapien bei schweren psychischen Erkrankungen. Berlin und Heidelberg: Springer-Verlag; S. 36 ff.

durch multiprofessionelle Teams im gewohnten Lebensumfeld der Patientinnen und Patienten. Dabei bezog sich die wissenschaftliche Evidenz bei der Erstellung der Leitlinie 2010/11 auf ausländische Studien, da entsprechende Versorgungsformen in vielen Ländern bereits erprobt sind. Ein aktuelles Beispiel hierfür ist das FACT-Modell in den Niederlanden, das dort inzwischen flächendeckend implementiert ist. Für dieses Modell gibt es inzwischen ein Manual, das auch in einer deutschen Übersetzung[7] vorliegt und ebenfalls als Anregung für die Arbeitsweise eines GPZ dienen kann. Neben der wissenschaftlichen Evidenz beeindrucken aber auch die Erfahrungen von Professionellen, die andere Versorgungsmodelle persönlich kennengelernt haben. So berichtete Michaela Amering beispielsweise auf der Tagung »Die subjektive Seite der Schizophrenie« 2007 in Wien, dass sie nach ihrer Rückkehr aus Birmingham gar nicht mehr so arbeiten wolle, wie sie es im klassischen österreichischen System gewohnt war.

Eine gute Diskussionsgrundlage für die Etablierung von GPZ in Niedersachsen ist das »Funktionale Basismodell gemeindepsychiatrischer Versorgung« von Ingmar Steinhart und Günther Wienberg[8]. Es beschreibt erforderliche Behandlungs- und Unterstützungsfunktionen für eine bedarfsgerechte Versorgung unabhängig von ihrer institutionell-organisatorischen Ausformung. Dies hat den Vorteil, dass die Ausgestaltung vor Ort durch jeweils unterschiedliche Akteure erfolgen kann. Gerade bei der Heterogenität der Angebote in Niedersachsen ist es so möglich, die regional unterschiedlich vorhandenen Ressourcen in den Kommunen für den Aufbau eines solchen Angebotes zu nutzen.

Das funktionale Basismodell ist sektorenübergreifend angelegt und so ausgerichtet, dass die Versorgung konsequent von der ambulanten Seite her gedacht und gesteuert wird. Es definiert die mobilen multiprofessionellen Teams (MMT) als Zentrum der Behandlung. Diese Teams können eine Krisenintervention rund

---

7 Manual Flexible Assertive Community Treatment (FACT) (2013). VAN VELDHUIZEN JR, BÄHLER M. Als Download unter www.factfacts.nl; deutsche Übersetzung von V. Kraft, A. Wüstner und M. Lambert (UKE 2017). www.recocer-hamburg.de (letzter Zugriff am 6.4.2018).

8 Das Modell ist inzwischen mehrfach publiziert worden, u. a. in: STEINHART I, WIENBERG G (Hg.) (2017): Rundum ambulant – Funktionales Basismodell psychiatrischer Versorgung in der Gemeinde. Köln: Psychiatrie Verlag.
STEINHART I (2016): Wie sollte die Gemeindepsychiatrie koordiniert und gesteuert werden? In: -ELGETI G, SCHMID R, Niedersächsisches Ministerium für Soziales, Gesundheit und Gleichstellung (Hg.): Psychiatrie in Niedersachsen (Band 8). Köln: Psychiatrie Verlag, S. 80–94.
WIENBERG G, VON GATTERBURG C (2016): Auf dem Weg in die Drei-Klassen-Psychiatrie?! – Thesen zur psychiatrischen Versorgung in Deutschland. In: ELGETI H, ALBERS M, ZIEGENBEIN M (Hg.) Armut behindert Teilhabe – Herausforderungen für die Sozialpsychiatrie. Hart am Wind (Band 2). Köln: Psychiatrie Verlag, S. 34–44;
STEINHART I, WIENBERG G (2016): Das Funktionale Basismodell für die gemeindepsychiatrische Versorgung schwer psychisch kranker Menschen – Mindeststandard für Behandlung und Teilhabe. Psychiatrische Praxis 43: 65–68.

um die Uhr leisten und behandeln, wenn erforderlich auch eine komplexe ambulante Behandlung im Lebensumfeld (*Hometreatment*) oder eine nachgehende Intensivbehandlung (*Assertive Community Treatment*). Bei Bedarf werden weitere ergänzende ambulante und (teil-) stationäre Leistungen erschlossen. Hierzu gehören auch Angebote der *Peer*-Arbeit, Akut-Psychotherapie und Krankenhausalternative Rückzugsorte.

Zum Leistungsspektrum der mobilen multiprofessionellen Dienste gehören auch fallunspezifische Leistungen wie Gesundheitsförderung und Prävention sowie Netzwerkarbeit im Sozialraum. Darüber hinaus koordiniert das MMT die Leistungen der Teilhabe (Rehabilitation, Wohnen, Arbeit und soziale Teilhabe). Das Basismodell ist SGB-übergreifend, es berücksichtigt also Teilhabe- und Behandlungsleistungen ebenso wie Rehabilitation und Pflege.

Die Fachgesellschaft DGPPN unterstützt das Anliegen, die mobil aufsuchende Behandlung in der Psychiatrie zu etablieren. Auch politisch ist diese Neuerung im deutschen Behandlungssystem gewollt. Durch das »Gesetz zur Weiterentwicklung der Versorgung und der Vergütung für psychiatrische und psychosomatische Leistungen« (PsychVVG) wurde der § 115d zur stationsäquivalenten Behandlung in das SGB V eingefügt. Er ermöglicht es den Kliniken, auch im häuslichen Umfeld zu behandeln. Dabei besteht die Möglichkeit bis zur Hälfte der Leistungen per Beauftragung an Dritte zu delegieren[9]. Dies eröffnet Räume für neuartige Kooperationen zwischen dem stationären und dem ambulanten Sektor, die auch eine höhere Beziehungskontinuität für die Patientin bzw. den Patienten ermöglicht. Auch die neue Regelung des Teilhaberechtes (Bundesteilhabegesetz, BTHG) sieht eine Flexibilisierung der Hilfen vor, indem nicht mehr zwischen ambulanten, teilstationären und stationären Maßnahmen der Eingliederungshilfe differenziert wird.

Eine gute Planung der GPZ kann nur trialogisch unter Einbezug der Betroffenen und Angehörigen gelingen. Raoul Borbé, Ingmar Steinhart und Günther Wienberg beschreiben mindestens fünf Schritte zur Umsetzung ihres Modells, die analog auch für den Aufbau von GPZ gelten:[10]

1. Verständigung der relevanten Anbieter in einer Versorgungsregion auf gemeinsame Werte und auf die Grundsätze des Basismodells als Minimalstandard für die Ausgestaltung der regionalen Behandlungs- und Unterstützungslandschaft. Gemeinsames Ziel muss es sein, dass allen Betroffenen, die dies wünschen, ein

---

9 Vereinbarung zur Stationsäquivalenten psychiatrischen Behandlung nach § 115d Abs. 2 SGB V vom 01.08.2017. http://www.bptk.de/uploads/media/2017_08_01_KH_Vereinbarung_StaeB_115_d_Abs_2_SGB_V_Unterschriftenfassung.pdf (letzter Zugriff am 12.04.2018)
10 Borbé R, Steinhart I, Wienberg G (2017): Von den Modellen zu Regelversorgung: Strategien zur Umsetzung des Funktionalen Basismodells. In: Steinhart I, Wienberg G (Hg.): Rundum ambulant – Funktionales Basismodell psychiatrischer Versorgung in der Gemeinde, a.a.O., S. 278–298

gemeindenahes Unterstützungsangebot gemacht werden kann (Wahlfreiheit in der UN-BRK).
2. Im nächsten Schritt folgen eine gemeinsame Bestandsaufnahme der vorhandenen Ressourcen (Leistungserbringer und Leistungsträger) und die Zuordnung zu den Funktionen des Basismodells.
3. Sicherlich einer der schwierigsten Schritte bei der Umsetzung ist die Schaffung einer verbindlichen, rechtsfähigen Steuerungs- und Organisationsform: Deshalb wird das Land Niedersachsen hierfür eine Anschubfinanzierung im Rahmen je eines Modellprojektes im ländlichen und im städtischen Raum gewähren.
4. Das MMT nimmt seine Arbeit auf und stellt sicher, dass die Kernfunktionen Beratung, *Assessment*, *Gate Keeping* erfüllt werden. Im nächsten Schritt werden die ergänzenden Behandlungs- und Unterstützungsfunktionen erschlossen.
5. In einem letzten Schritt werden dann die fehlenden Funktionen und die entsprechenden Ressourcen ergänzt.

GPZ sind die konsequente Fortführung des »niedersächsischen Weges«, den der Bericht der Fachkommission 1993 beschrieben hat.[11] Dabei geht es nicht darum, neue Strukturen aufzubauen, sondern die bestehenden Angebote gut und mit Blick auf die schwer Erkrankten zu vernetzen. Die bestehenden Finanzierungsmodelle der integrierten Versorgung, der Modellprojekte nach § 64b SGB V und der stationsäquivalenten Behandlung ermöglichen es jetzt schon, in dieser Form eine aufsuchende multiprofessionelle Behandlung zu beginnen. Voraussetzung ist der Kooperationswille der Akteure und die Bereitschaft, die Interessen des eigenen Trägers dem Ziel einer bedürfnisangepassten Versorgung der Patientinnen und Patienten unterzuordnen. Bei einem Gelingen ist damit zu rechnen, dass sich in Zukunft neue Finanzierungswege eröffnen.

Die Etablierung von GPZ ist die wesentliche Entwicklungsaufgabe der Sozialpsychiatrischen Verbünde in den nächsten Jahren. Das Ziel sollte sein, dass ein solches Angebot flächendeckend zur Verfügung steht. Mit gemeindepsychiatrischen Zentren können dann auch andere prioritäre Entwicklungsziele des LPPN umgesetzt werden. Allen voran steht natürlich das Ziel »Zwangsmaßnahmen mindern«: Der Erfolg eines GPZ sollte sich auch an einer Reduktion von Zwangsmaßnahmen messen lassen.

Das Angebot eines GPZ steht allen Altersgruppen zur Verfügung. Es kann daher auch die Kinder- und Jugendlichen sowie die alten Menschen erreichen, die von sich aus keine Hilfe suchen. Auch entlassene forensische Patientinnen und Patienten können von einer multiprofessionell aufsuchenden Behandlung

---

11 Niedersächsisches Sozialministerium (Hg.) (1993): Empfehlungen zur Verbesserung der psychiatrischen Versorgung in Niedersachsen. (Eigendruck)

profitieren. Ein im Sozialraum verankertes Team kann im Sinne der Früherkennung und Frühintervention tätig werden und zu einem Zeitpunkt Hilfen vermitteln, an dem die Situation noch nicht eskaliert ist. Ebenso sind Angebote der *Peer*-Beratung in die Arbeit der GPZ einzubeziehen. Nicht zuletzt werden mit einem GPZ Hilfen ermöglicht, die Betroffenen- und Angehörigenverbände seit vielen Jahren fordern.

Victor Hugo wird der Satz zugeschrieben: »Nichts auf der Welt ist so mächtig wie eine Idee, deren Zeit gekommen ist.« Deshalb sind wir in Niedersachsen jetzt gefordert, diese Idee auch umzusetzen.

Anschrift des Autors
Ansgar Piel
Niedersächsisches Ministerium für Soziales, Gesundheit und Gleichstellung
Hannah-Arendt-Platz 2
30159 Hannover
ansgar.piel@ms.niedersachsen.de

Wir haben es gewagt, und es war ein Erfolg.
Bericht über die Woche der seelischen Gesundheit 2017 in Braunschweig

Edgar Hahn

1991 hat die *World Federation for Mental Health* den 10. Oktober zum internationalen Aktionstag für seelische Gesundheit erklärt. Zur Koordination entsprechender Aktivitäten in Deutschland wurde 2007 das Aktionsbündnis für seelische Gesundheit gegründet. Seit 2008 finden auch in Niedersachsen, abwechselnd in verschiedenen Kommunen, Aktionstage statt, zusammen mit dem jeweiligen Sozialpsychiatrischen Verbund vor Ort; 2017 geschah das also zum zehnten Mal. Die in diesem Zusammenhang organisierten Fachtagungen sollen landesweit und vor Ort inhaltliche Impulse setzen zur Verbesserung der gemeindepsychiatrischen Versorgung.

Nachdem die Entscheidung getroffen war, die Woche der seelischen Gesundheit im Oktober 2017 erstmals in Braunschweig stattfinden zu lassen, bildete sich im Jahr davor auf Einladung des Geschäftsführers des Sozialpsychiatrischen Verbundes eine Vorbereitungsgruppe. Die Vorbereitungsgruppe umfasste neben Psychiatrie-Erfahrenen und Angehörigen, Vertretungen aus den verschiedensten Institutionen, darunter Beratungsstellen, Anbieter komplementärer Hilfen und Kliniken.

Beim ersten Treffen der Gruppe wurden die Weichen gestellt: Neben dem »gesetzten« Fachtag konnte jede/r Vorschläge für das Begleitprogramm machen. Es gab viele kreative Ideen: ein Kino mieten und einen Film zeigen, eine Party feiern, »Offizielle« einladen, einen »Markt der Möglichkeiten« organisieren, gemeinsam mit der örtlichen Presse eine öffentliche Podiumsdiskussion veranstalten, auf der Bürgerinnen und Bürger Fragen zu psychischen Erkrankungen stellen können, eine Lesung, eine Info-Veranstaltung zum Thema »Budget für Arbeit«, eine Musik- oder eine *Poetry-Slam*-Veranstaltung.

Eine besondere Idee war, eine »Psychose-Box« zu bauen, in der man sitzend mittels Flachbildschirm und Kopfhörer durch einen sechsminütigen Film in das Erleben eines Psychose-Erfahrenen eintauchen konnte. Es gab immer einen Ansprechpartner für die Nachbesprechung des Erlebten. Diese Box haben wir auf verschiedenen Veranstaltungen aufgestellt, und sie wurde sehr gut angenommen. Man kann sie auch weiterhin über den Sozialpsychiatrischen Dienst anfragen und ausleihen.

Bereits in der ersten Vorbereitungssitzung wurden nicht nur Ideen gefunden; von allen Beteiligten kamen auch schon konkrete Vorschläge zur Umsetzung.

Auch Möglichkeiten für die finanzielle Unterstützung zeichneten sich ebenfalls bereits ab. Schnell einigten wir uns auf ein Programm, sodass wir auf dieser Grundlage an die Erstellung des Werbematerials gehen konnten. Eine Rehabilitationseinrichtung, die junge Leute zu Mediengestaltern ausbildet, erklärte sich bereit, erste Entwürfe für ein Plakat, für Handzettel usw. zu entwickeln (Abbildung 1).

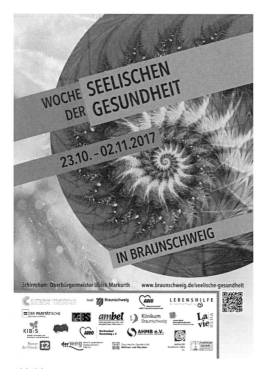

Abbildung 1

Nach Festlegung des Programms konnten die Kosten geschätzt werden, und alle Anbieter wurden schriftlich angefragt, ob sie sich mit einem Betrag von höchstens 750,- Euro an den Kosten beteiligen würden. Durch die sehr positiven Rückmeldungen stand rasch ein Etat von 10.000,- Euro zur Verfügung. Für die einzelnen Veranstaltungen gab es jeweils verantwortliche Personen. Die Koordination, die Verhandlungen über die Anmietung von Räumen, den Abschluss von Verträgen usw. waren in der Hand des Geschäftsführers des Verbundes.

Von den Ideen der ersten Vorbereitungssitzung konnten fast alle umgesetzt werden, sodass ein vielfältiges Programm möglich wurde (Abbildung 2). Es würde den Rahmen dieses Artikels sprengen, wenn von jeder Veranstaltung berichtet würde. Stattdessen folgen hier einige Punkte aus unserem abschließenden Resümee:

Montag, 23.10.2017

AUFTAKTVERANSTALTUNG *(Begrenzte Teilnehmerzahl)*
Uhrzeit: 17:30 Uhr
Ort: Dornse, Altstadtrathaus, Altstadtmarkt 7

- Grußworte: Anke Kaphammel, Bürgermeisterin, Stadt Braunschweig; Cornelia Rundt, Nds. Ministerin für Soziales, Gesundheit und Gleichstellung; Roland Ziemann, BKK Landesverband Mitte
- Fachliche Einführung: Dr. Andrea Hanke, Sozialdezernentin, Stadt Braunschweig
- Vortrag: Das Ende der Normalität – Psychiatrisierung und gesellschaftliche Verantwortung, Dr. Peter Schlegel, Sozialpsychiatrischer Dienst, Landkreis Harburg
- Integratives Tanztheater: ambet-Group

Dienstag, 24.10.2017

FACHTAGUNG *(für Fachpublikum mit Anmeldung)*
Uhrzeit: 9:30–16:30 Uhr
Ort: Öffentliche Versicherung, Theodor-Heuss-Str. 10

Innovationen für die Gemeindepsychiatrie – Was hilft uns weiter?

Organisation und Anmeldungen:
Landesvereinigung für Gesundheit und Akademie für Sozialmedizin Nds. e.V. (LVG & AfS Nds. e.V.)
Tel.: (0511) 388 1189-0
Fax: (0511) 388 1189-31
E-Mail: info@gesundheit-nds.de
Internet: www.gesundheit-nds.de

Mittwoch, 25.10.2017

„VERDAMMT IRRE" - GALA ZUR WOCHE DER SEELISCHEN GESUNDHEIT DES SOZIALPSYCHIATRISCHEN VERBUNDES *(Eintritt 10€, VVK u. Abendkasse)*
Uhrzeit: 19:30 – ca. 22:30 Uhr
Ort: Roter Saal im Schloss, Schlossplatz 1

Der Braunschweiger Veranstalter „Pop(p)in Poetry" hat einen Poetry Slam der Extraklasse mit Live Musik von Jakob Mayer, thematisch passenden Texten von Slam-Pionier Hauke Truscinski und mit Poetry Clips organisiert.
www.poppin-poetry.de

OFFENER ABEND FÜR ANGEHÖRIGE VON SUCHTKRANKEN
Uhrzeit: 16:30–19:00 Uhr
Ort: Lukaswerk, Haus der Diakonie, Peter-Joseph-Krahe-Str. 11

Väter, Mütter, Töchter, Söhne, Ehefrauen und Ehemänner, Lebenspartner – alle sind eingeladen, die Arbeit der Gruppe der Angehörigen von Suchtkranken im Lukas-Werk kennen zu lernen, Fragen zu stellen und gemütlich beisammen zu sein.

FILM „4 KÖNIGE", ANSCHL. DISKUSSION *(Eintritt 5€, VVK u. Abendkasse)*
Uhrzeit: 19:00 Uhr
Ort: Universum Filmtheater, Neue Straße 8

Vier Teenager werden über die Weihnachtstage in eine Jugendpsychiatrie geschickt, da die Konflikte zu Hause zu eskalieren drohen. Anfangs scheinen sie eine explosive Mischung zu ergeben, doch gemeinsam erleben sie ein Fest, das sie nie vergessen werden.

Donnerstag, 26.10.2017

MARKT DER MÖGLICHKEITEN
Uhrzeit: 14:00–17:30 Uhr
Ort: Landesmuseum „Vieweghaus", Burgplatz 1

Alle Einrichtungen des Sozialpsychiatrischen Verbundes laden ein, sich an Ständen und in Gesprächen über die Vielfalt der Angebote für Menschen mit seelischen Problemen zu informieren. Hinzu kommen kleine Aktionen wie Flashmob, Auftritt eines Chores, Psychose-Box und weitere.

INFORMATIONSVERANSTALTUNG ZUM „BUDGET FÜR ARBEIT"
Uhrzeit: 18:00–21:00 Uhr
Ort: Landesmuseum, Burgplatz 1

In abwechslungsreichen kleinen Vorträgen und auf einem Podium wird über die Möglichkeiten des „Budget für Arbeit" für Klienten und Arbeitgeber informiert. Es können Fragen an Fachleute der Arbeitsagentur, Eingliederungshilfe, an Arbeitgeber und Budgetnehmer gestellt werden.

Freitag, 27.10.2017

WOCHEN-END-PARTY
Uhrzeit: 17:30–21:00 Uhr
Ort: Kontaktstelle Verein „Der Weg", Helmstedter Str. 167

Die Kontaktstelle „Der Weg" veranstaltet eine Abschlussparty mit alkoholfreien Cocktails von Profis und Live-Musik.

„HADI TSCHÜSS" - SZENISCHE LESUNG VON KYRA MEVERT *(Eintritt 8€, 5€ ermäßigt, nur Abendkasse)*
Uhrzeit: 18:00–20:00 Uhr
Ort: KaufBar, Helmstedter Straße 135

#2235 km. Von der Oker an den Bosporus. Kyra Alena Mevert, Autorin aus Braunschweig, lässt während dieser Reise Räume aus Wort, Bild und Klang entstehen. Manchmal kriegt sie dabei auch Besuch. Im ersten Teil widmet sie sich ihrer eigenen Suche nach kultureller Identität.

Donnerstag, 02.11.2017

INFORMATIONSVERANSTALTUNG: „WAS SIE SCHON IMMER ÜBER PSYCHISCHE ERKRANKUNGEN WISSEN WOLLTEN"
Uhrzeit: 18:00–21:00 Uhr
Ort: BZV Medienhaus der Braunschweiger Zeitung, Hintern Brüdern 23

- Ab 17.00 Uhr Informationsstände
- Sie stellen Fragen, persönlich oder schriftlich, und es antworten:
  Herr Bussenius, Psychotherapeut
  Herr Dr. Caesar, niedergl. Psychiater
  Herr Dr. Diehl, Chefarzt Psychiatrische Klinik Braunschweig
  Herr Hahn, Sozialpsychiatrischer Dienst und Verbund
  Herr Dr. Hasan, Chefarzt, AWO-Psychiatriezentrum
  Frau Raddatz-Heim, Psychiatrie-Erfahrene
  Frau Wiedemann, Angehörige
- Im Anschluss besteht die Gelegenheit bei einem Getränk miteinander zu sprechen

Abbildung 2

Es war sehr gut, die Woche mit einer eigenständigen Auftaktveranstaltung offiziell zu eröffnen, sie also nicht mit dem Fachtag zu verbinden. Sie hatte nicht nur bei denen, die daran teilnahmen, eine positive Resonanz, sondern in der Stadt auch eine entsprechende Aufmerksamkeit, weil sie in den repräsentativen Räumlichkeiten der »Dornse« im Altstadtrathaus der Stadt Braunschweig stattfand.

Der Fachtag zum Thema »Innovationen für die Gemeindepsychiatrie« war sehr gut besucht und wurde von den Teilnehmenden überwiegend positiv bewertet. Er hatte den Schwerpunkt »Gemeindepsychiatrisches Zentrum«, und in mehreren Workshops wurde über niederschwellige Beratung, Krisenhilfe, Peerberatung und Teilhabeplanung diskutiert. Außerdem gab es ein Forum über die Zusammenarbeit mit den Hausarzt-, Psychiatrie- und Psychotherapie-Praxen der Kassenärztlichen Versorgung. Sehr gut war die Zusammenarbeit bei der Vorbereitung des Fachtags mit den Kooperationspartnern Landesfachbeirat Psychiatrie Niedersachsen, Deutsche Gesellschaft für Soziale Psychiatrie und BKK-Landesverband Mitte unter der vorzüglichen Moderation und Organisation durch die Landesvereinigung Gesundheit und Akademie für Sozialmedizin Niedersachsen.

Erfreut waren wir über die große Besucherzahl beim »Markt der Möglichkeiten«, auf dem alle Einrichtungen des Sozialpsychiatrischen Verbundes die Möglichkeit hatten, sich vorzustellen. Der Markt fand im Foyer des Braunschweigischen Landesmuseums statt, direkt am Burgplatz mitten in der Stadt. Unsere Befürchtungen, dass nur wenige Besucher den Weg in das Landesmuseum finden würden, erwiesen sich rasch als gegenstandslos. Das lag sicher am zahlreichen Engagement, für diesen Markt zu werben. So hatte die Angehörigen-Selbsthilfegruppe eine Aktion »Singen auf dem Vorplatz« vorbereitet, und direkt im Anschluss fand in denselben Räumlichkeiten eine Veranstaltung zum Thema »Budget für Arbeit« stattfand.

Wichtig für den Erfolg der Woche war auch, die verschiedenen Besucher- bzw. Bevölkerungsgruppen anzusprechen, z. B. auch jüngere Menschen durch die *Poetry-Slam*-Veranstaltung »Verdammt irre« oder den Film »4 Könige«. Interessierten wurde die Möglichkeit gegeben, Fragen zu stellen oder sich beraten zu lassen, so beim »Markt der Möglichkeiten«. Es gab eine Informationsveranstaltung »Was Sie schon immer über psychische Erkrankungen wissen wollten« und einen »Offenen Abend für Suchtkranke«; aber man konnte auch »einfach« konsumieren und sich vergnügen bei der szenischen Lesung »Hadi tschüss« oder der »Wochen-End-Party«.

Mit ausschlaggebend für den Erfolg waren die gemeinsame Vorbereitung und Durchführung der einzelnen Aktivitäten mit den Psychiatrie-Erfahrenen und Angehörigen, die wichtige Anregungen gegeben haben und immer sehr aktiv mit dabei waren. In der Auswertung der Veranstaltungen wurde hervorgehoben, dass es positiv war, dass fast alle Veranstaltungen kostenfrei waren. Wenn Eintritt erhoben werden musste, gab es immer eine Anzahl von Freikarten für Psychiatrie-Erfahrene und Angehörige.

Zusammenfassend kann gesagt werden, dass wir erfreut waren über die guten Besucherzahlen und auch froh, es gewagt zu haben, diese Woche zu veranstalten. Es hat die Zusammenarbeit im Verbund gefördert und allen Mut gemacht, in Zukunft öfter einmal gemeinsame Veranstaltungen o.ä. durchzuführen. Es muss ja nicht immer diesen großen Umfang haben.

Kontaktadresse des Autors:
Edgar Hahn
Geschäftsführer des Sozialpsychiatrischen Verbunds der Stadt Braunschweig
Fachbereich Soziales und Gesundheit
Sozialpsychiatrischer Dienstag Hamburger Straße 226
38114 Braunschweig
Edgar.Hahn@braunschweig.de

Entwicklung eines Gemeindepsychiatrischen Zentrums in Braunschweig

Thomas Meyer

In der Zeitschrift »Sozialpsychiatrischen Informationen« wurde 2015 der Frage nachgegangen, wie Gemeindepsychiatrische Zentren (GPZ) funktionieren. Die im Beitrag von Peter Schlegel beschriebene Kooperation statt einer Verschmelzung von psychiatrischer Institutsambulanz (PIA) und Sozialpsychiatrischen Dienst (SpDi) ermöglicht in der fallspezifischen Steuerung und Behandlung von Klientinnen und Klienten eine Unabhängigkeit, wie sie auch vom Landespsychiatrieplan (LPP-N) gefordert wird.[1] Allerdings bleibt in dem von Schlegel beschriebenen System eine Lücke in der Versorgung schwer erkrankter Menschen, das sind nach unserem Verständnis Personen mit einem hohen Betreuungsbedarf, die schwer erreichbar sind und/ oder sich in einer schwierigen sozialen Lage befinden. Zum Schließen dieser Lücke, die eine Versorgung im sozialen Umfeld erfordert, empfiehlt der LPP-N die Planung und Umsetzung von GPZ; das ist eines der dort priorisierten Entwicklungsfelder.[2] Die Stärkung der SpDi in der kommunalen Daseinsfürsorge soll dabei eine herausragende Rolle spielen.

In Braunschweig gründete sich zur Umsetzung dieser Empfehlung eine »Arbeitsgruppe Gemeindepsychiatrische Versorgung/ Gemeindepsychiatrisches Zentrum«, unter der Leitung bzw. Steuerung der Kommune (vertreten durch den SpDi) und moderiert von der Landesvereinigung für Gesundheit und Akademie für Sozialmedizin Niedersachsen e. V. (LVG&AfS). Beteiligt sind neben dem SpDi und dem Sozialpsychiatrischem Verbund (SpV) der Stadt Braunschweig Vertretungen
- der beiden für die Stadt zuständigen psychiatrischen Versorgungskliniken (Klinik für Psychiatrie, Psychotherapie und Psychosomatik des Städtischen Klinikums Braunschweig und AWO-Psychiatriezentrum Königslutter),
- der Anbieter ambulanter und stationärer gemeindepsychiatrischer Hilfen,
- der niedergelassenen Nervenärzt*innen,

---

1 Schlegel P (2015): »GPZ light« in Braunschweig – Kooperation statt Verschmelzung zwischen Institutsambulanz und Sozialpsychiatrischem Dienst. Sozialpsychiatrische Informationen 45 (4): 42–45
2 Landespsychiatrieplan Niedersachsen (2016). In: Elgeti H, Schmid R, Niedersächsisches Ministerium für Soziales, Gesundheit und Gleichstellung (Hg.): Psychiatrie in Niedersachsen 2016 (Band 8). Köln; Psychiatrie Verlag, S. 20–63. Auch im Internet zum Download unter: https://www.ms.niedersachsen.de/startseite/themen/gesundheit/psychiatrie_und_psychologische_hilfen/landespsychiatrie/landespsychiatrieplan-niedersachsen-162374.html

- der Sprecher der psychologischen Psychotherapeut*innen,
- der Psychiatrie-Erfahrenen und ihrer Angehörigen.

In einem ersten Schritt zur Weiterentwicklung der gemeindepsychiatrischen Versorgung für Braunschweig sollte ein mobiles Behandlungs-Team (MBT) geschaffen, daran anschließend mit den bereits beteiligten Kooperationspartnern weitere Versorgungsangebote gebündelt werden. Zu seiner Etablierung bildete sich eine Unterarbeitsgruppe (UAG-MBT) aus SpDi, SpV, AWO-Psychiatriezentrum, Städtischem Klinikum und einem Vertreter der Nervenärzt*innen.

Dem SpDi werden pro Quartal ungefähr 60 bis 70 Klient*innen gemeldet, die schwer erreichbar sind, sich in schwierigen sozialen Situationen befinden und/oder einer hohen Intensität der Betreuung bedürfen. Ziel ist es, für diese schwer erkrankten Menschen wegzukommen von einer reinen Krisenhilfe und Notfallbehandlung, hin zu einer nachhaltigen Inanspruchnahme geeigneter Angebote des Sozial- und Gesundheitssystems, um ihre Selbstbestimmung und Teilhabe zu fördern. Es geht um die Auflösung einer immer noch häufig anzutreffenden Einstellung, nach der schwer Erkrankte nur im Krankenhaus behandelt werden können oder gar nichtbehandelbar sind. Dazu brauchen wir die Bereitschaft, neue Konzepte zu entwickeln; denn bisher beginnt die Pflichtversorgung der Kliniken erst »hinter der Eingangstür«.

Der SpDi kann diese Patient*innen erreichen und ist im Umgang mit ihnen erfahren; er hat allerdings keine Ermächtigung, sie auch zu behandeln. Eine Möglichkeit zur Lösung dieses Problems wäre der Abschluss einer »regionalisierten Pflichtversorgungs-Vereinbarung« zwischen den Kliniken und dem SpDi zu MBT, um diese Zielgruppe auch ambulant behandeln zu können. Nach Einschätzung der UAG-MBT liegt der notwendige Betreuungsaufwand zur Versorgung der schwer erkrankten Menschen durch ein MBT deutlich über den Möglichkeiten der niedergelassenen Ärzt*innen und auch der PIA, aber geringer als bei einer teil- oder vollstationären Versorgung. Einrichtung und Betrieb eines MBT erfordern personell und finanziell erhebliche Ressourcen auf Seiten des Leistungserbringers, zusätzlich zu den vorhandenen ambulanten und stationären Angeboten. Vor diesem Hintergrund signalisierten die Kliniken eher »Zurückhaltung«.

Um die Zahl der für eine MBT-Versorgung infrage kommenden Patient*innen in Braunschweig besser abschätzen zu können, startete der SpDi eine Erhebung unter allen Klient*innen, die ihm in einem Drei-Monats-Zeitraum bekannt wurden. In der Fallarbeit wurde bei allen Kontakten ein »Vermerk über hilfebedarfsbegründenden (Erst-)Kontakt« erstellt, mit persönlichen Daten, Kontaktdaten bzw. Kontaktmöglichkeit, Angaben über das aktuelle Problem, Informationen zum bisherigen Störungsverlauf, sogenannte Risikofaktoren der *Compliance* (siehe Tabelle 1) und bisherige Hilfsangebote. Das aktuelle globale Funktionsniveau wurde anhand der klinischen Bewertungsskala *Glo-*

bal Assessment of Functioning (GAF) eingeschätzt. Nicht erfasst wurden die Klient*innen mit einer ambulanten sozialen Betreuung oder einer rechtlichen Betreuung nach dem Betreuungsgesetz.

Tab. 1: Risikofaktoren der *Compliance*

Krankheitsbedingt	Schwere der Erkrankung
	fehlende Einsicht
	fehlende Behandlungsbereitschaft
	unerfüllbare Bedingungen
	Sonstiges:
Umfeld hemmend	
fehlende Krankenversicherung:	
Sonstiges:	

Es fanden sich 41 Klient*innen, die den Einschlusskriterien (schwer erreichbar, schwierige soziale Lage, hohe Intensität der Betreuung) entsprachen. Die Einschätzung ihrer Funktionsbeeinträchtigungen anhand der GAF-Skala zeigte eine gleiche Verteilung auf die Bereiche »Ernsthafte Beeinträchtigung« (GAF 50-41), »Starke Beeinträchtigung in mehreren Bereichen« (GAF 40-31) und »Leistungsunfähigkeit in fast allen Bereichen« (GAF 30-21). In 27 Fällen handelte es sich um psychotische Erkrankungen, in weiteren sieben Fällen um Angststörungen, Phobien oder akute Belastungsstörungen, je drei Mal wurden affektive Störungen, Suchterkrankungen und Persönlichkeitsstörungen diagnostiziert. Bei ¾ der Klient*innen spielten zwei oder drei »Risikofaktoren der *Compliance*« eine Rolle, bei 15 auch ein akuter Suchtmittelkonsum. 50 % von ihnen wurde in der Vergangenheit bereits Hilfsangebote gemacht, die jedoch zur Hälfte abgelehnt wurden; vier hatten bisher keinen Zugang zu Hilfsangeboten. Die Gesamtzahl der Klient*innen, für die eine MBT-Versorgung infrage käme, wird vorsichtig auf 60 bis 70 pro Quartal geschätzt, da ihre Erfassung über den SpDi, wie oben erwähnt, nicht vollständig war.

Bei dem *Assessment* und der Diagnostik, d. h. bei der Einschätzung der aktuellen Krise und der zugrundeliegenden Problemlage der betroffenen Person, sollte eine betreuende Fachkraft persönlich zuständig bleiben (Fallmanagement). Aufgrund der Aufgabenstellung kommt dafür am ehesten eine Grundqualifikation Sozialpädagogik bzw. soziale Arbeit oder Krankenpflege in Betracht. Die Diagnosesicherung und die Einschätzung der therapeutischen Optionen muss in ärztlicher Hand bleiben. Abhängig von den individuellen Bedarfen der Klient*innen ergibt sich eine variable Zusammensetzung des MBT aus sozialpädagogischer, ärztlicher, pflegerischer und/ oder psychologischer Kompetenz, ggf. ergänzt durch Ergo- oder Soziotherapie. Den zeitlichen Aufwand im MBT pro Fall schätzt die UAG-MBT folgendermaßen ein: mindestens zwei persönliche Kontakte pro Woche, 45 Minuten pro Kontakt, in der Regel durch eine Betreuungsperson, ggf. auch telefonische Kontakte, bis zu 20 Kontakte pro Quartal, mindestens alle 14 Tage ein Arztkontakt. Die Einbettung eines solchen MBT in ein GPZ wurde in einem Diagramm veranschaulicht (Abbildung 1).

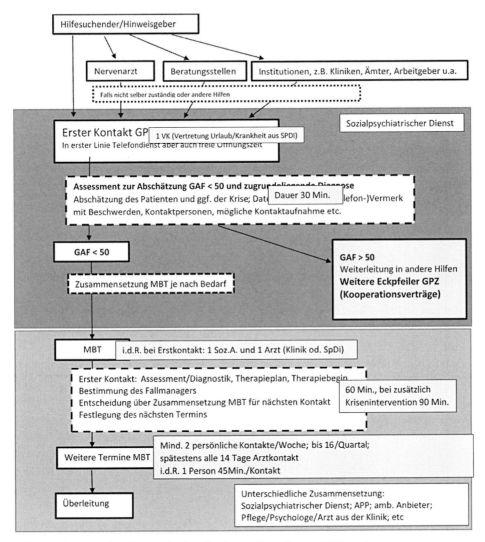

Abb. 1: Einbettung eines Multiprofessionellen Behandlungs-Teams (MBT) in ein Gemeindepsychiatrisches Zentrum (GPZ)

Der Diskussionsstand in der UAG-MBT zur Umsetzung des MBT-Konzeptes bei Fertigstellung dieses Beitrags Ende Januar 2018 lässt sich folgendermaßen beschreiben: Von Seiten einer psychiatrischen Klinik kommen klare Hinweise, dass die aktuell zur Verfügung stehenden Personalressourcen gerade ausreichen, der stationären Versorgungspflicht nachzukommen. Da absehbar keine Entspannung zu erwarten sei, kann keine personelle Unterstützung in der MBT-Umsetzung erfolgen. Auch ein direkter Austausch der Arbeitsleistung, wie das in anderen Kommunen geplant ist, sei aktuell nicht möglich. In einem solchen Tauschmodell würde je eine Vollkraft z. B. 25 % seiner Arbeitszeit an dem jeweils anderen Arbeitsplatz zur Verfügung stellen.[3] In dem Kooperationsvertrag der beiden versorgenden Kliniken wurde unter anderem die Zusammenarbeit in einer gemeinsam geführten Notfallambulanz vereinbart. Dabei war eine ärztliche Doppelbesetzung mit Personaleinsatz aus beiden Kliniken vorgesehen. So hätte das MBT zu arbeitsintensiven Zeiten (Spätdienst und Wochenende) ärztlich unterstützt werden können. Leider unterbleibt der personelle Austausch unter Verweis auf die Personalressourcen und die fehlende Wirtschaftlichkeit. Die Kommunikation und der Informationsfluss zwischen den beiden Kliniken konnten jedoch verbessert werden.

Als vorläufiges Fazit ist zu konstatieren, dass die Diskussion über die künftige Versorgung schwer psychisch erkrankter Menschen in Braunschweig noch nicht abgeschlossen ist. Da die Realisierung eines GPZ noch längere Zeit in Anspruch nehmen wird, muss deren Versorgung erst einmal weiterhin durch sozialpädagogische Kräfte des SpDi erfolgen, die mangels eigener Behandlungsmöglichkeiten nur in Therapie vermitteln können. Erforderlich wären mindestens Kooperationsvereinbarungen mit den übrigen psychiatrischen Anbietern von Hilfen. Die Mitglieder der Gesamt-AG sehen durchaus die Notwendigkeit, Strukturen zur besseren ambulanten Versorgung schwer erkrankter Menschen zu schaffen und zuverlässig vorzuhalten. Derzeit wird noch darüber diskutiert, wie groß der Umfang der dafür notwendigen Personalressourcen ist.

Die Ergebnisse der UAG-MBT werden der Gesamt-AG vorgestellt, und es wird eine weitere Arbeitsgruppe geben, die sich mit den notwendigen Kooperationen zur Versorgung der schwer erkrankten Menschen befasst; bedeutsam sind dabei die Erfahrungen aus der täglichen Arbeit des SpDi. Neben weiteren Maßnahmen sind insbesondere folgende Kooperationen denkbar:

- Bezirkszuständigkeit der Anbieter ambulanter Hilfen für Klient*innen der Eingliederungshilfe, bei denen ein komplexerer Hilfebedarf besteht (vergleichbar den Sozialstationen);
- sozialpädagogisch vorbereitete (Notfall-)Termine bei niedergelassenen

---

[3] Siehe den Beitrag von Thorsten Sueße »Gemeindepsychiatrische Zentren in der Region Hannover – utopische Hoffnung oder bald Wirklichkeit?« in diesem Band

Fachärzt*innen mit der Möglichkeit, ggf. erforderliche Hausbesuche aus der Praxis (oder auch aus der PIA) sozialpädagogisch zu begleiten;
- Integration der Notfallsprechstunden psychologischer Psychotherapeuten;
- Einbeziehung qualifizierter Psychiatrie-Erfahrener in das MBT;
- apparative Diagnostik in der PIA (z. B. Labor/EKG bei Medikation).

Der LPP-N gibt Empfehlungen zur Entwicklung neuer Konzepte, um schwer erreichbare Bürgerinnen und Bürger in schwieriger sozialer Lage bzw. mit einer notwendig hohen Intensität der Betreuung besser versorgen zu können. Die Leitung und Steuerung über die Kommune kann dafür sorgen, Doppelstrukturen oder privilegierten Zugang nur einiger ausgewählter Personengruppen zu verhindern. Im Koalitionsvertrag hat die neue rot-schwarze Landesregierung ihren Willen zur Umsetzung des GPZ-Konzepts bekräftigt. Von kommunaler Seite erscheint die Unterstützung durch die Landesregierung zur Finanzierung eines GPZ notwendig.

Kontaktadresse des Autors
Thomas Meyer
Gesundheitsamt der Stadt Braunschweig
Sozialpsychiatrischer Dienstag Hamburger Str. 226
38114 Braunschweig
thomas.meyer@braunschweig.de

Ein gemeindepsychiatrisches Zentrum für die Stadt Wolfsburg

Volker Heimeshoff

Das AWO Psychiatriezentrum Königslutter und die Stadt Wolfsburg haben vor, sich spätestens im Jahr 2020 über ein Gemeindepsychiatrisches Zentrum (GPZ) zu freuen, das als Kooperationsprojekt in Wolfsburg entstehen und die gemeindepsychiatrische Versorgung nachhaltig verbessern soll. Der vorläufige Name ist »Interdisziplinäres Zentrum für seelische Gesundheit.« Die Idee dafür ist gut zehn Jahre alt, sie hat manchen zum Träumen, andere zur Verzweiflung gebracht und wurde im Jahr 2013 in ein erstes Konzept sowie eine Rahmenvereinbarung der Projektpartner verwandelt. Bevor Ende 2018 mit dem Umbau einer Immobilie begonnen werden kann, sind noch Fragen der Finanzierung zu klären. Insgesamt stehen unsere Chancen gut, dieses Projekt zu verwirklichen.

Das Projekt: Ganz neu oder ganz alt?

Die Idee des Zentrums ist, die Hilfen für psychisch Kranke durch Angebote des Sozialpsychiatrischen Dienstes (SpDi) mit der Behandlungsfunktion einer Psychiatrischen Institutsambulanz (PIA) zu verbinden und eng mit den Behandlungsmöglichkeiten einer Tagesklinik (TK) zu vernetzen. Das so entstehende Kernelement des Zentrums soll es gleich dreimal geben: Für Kinder und Jugendliche, für Erwachsene bis 65 Jahre und für ältere Bürgerinnen und Bürger. Die dortige personenzentrierte, individuelle Beratung und Behandlung soll, wenn erforderlich, mit allen relevanten Angeboten der Stadt vernetzt werden. So kommen Pflege, sozialtherapeutische Angebote, Selbst- und Laienhilfe, Jugendhilfe und nicht-psychiatrische Angebote ins Spiel. Durch die systematische Vernetzung wird das Zentrum in der Lage sein, auch den Hilfe- bzw. Behandlungsbedarf schwer psychisch Kranker zu erfüllen. Das Interdisziplinäre Zentrum wird in Teams verschiedener Berufsgruppen zweier Institutionen (Stadt und Klinik) arbeiten; alle Mitarbeiterinnen und Mitarbeiter sollen dafür sorgen, dass Barrieren, die eine Behandlung oder eine Beratung verhindern könnten, erkannt und minimiert werden. Das Zentrum wird eine gemeinsame Leitung haben.

Nach anfänglichem Staunen ist eine typische Reaktion auf die Wolfsburger Pläne die Feststellung, dass das Projekt, bei genauerer Betrachtung, keine neuen Ideen beinhalte. Diese Einschätzung ist nicht von der Hand zu weisen. Tatsächlich gab es ein ähnliches Modell in Hannover und gibt es Einheiten aus TK, PIA und SpDi z. B. in Leipzig. In Bremen gibt es eine Integration von PIA und SpDi, teilweise auch in Kombination mit einer TK. Niemand scheint Zweifel daran zu haben, dass gemeindepsychiatrische Zentren sinnvolle Konstrukte sind, tatsächlich gibt es aber nur wenige Einrichtungen dieser Art in Deutschland. Es fehlt also nicht an der Theorie, sondern an der Praxis.

Die Planung des GPZ ist eine Antwort auf die Frage, wie man schwerer psychisch Kranke häufiger als bisher in der Stadt behandeln und beraten kann. Denn auch heutzutage sind die Behandlungsressourcen im Wesentlichen im stationären Sektor zu finden und nicht dort, wo diejenigen ihren Lebensmittelpunkt haben, die auf intensivere und auch auf institutionelle psychiatrische Hilfe bzw. Behandlung angewiesen sind. Das interdisziplinäre Zentrum für seelische Gesundheit in Wolfsburg wird zusätzliche Behandlungsmöglichkeiten in Wolfsburg erschließen und der psychiatrischen Grundversorgung dienen. Wenn es sich etabliert hat, wird sich mit der Zeit herausstellen, ob es komplementär zum Angebot des stationären, störungsspezifischen, als regionales Fachkrankenhaus organisierten Behandlungsbereichs des AWO Psychiatriezentrums in Königslutter funktionieren wird oder ob das psychiatrische Krankenhaus komplementär zum Angebot vor Ort wird.

Langjährige Kooperation als vertrauensbildende Maßnahme

Die langjährige Kooperation der Projektpartner ist eine erste Erklärung dafür, warum es uns in Wolfsburg wahrscheinlich gelingen wird, die Theorie zur Praxis werden zu lassen und ein gemeindepsychiatrisches Zentrum ans Netz zu bringen. Diese Kooperation begann bereits Anfang der 1990er Jahre: 1991 ließ sich die Stadt Wolfsburg von einer Arbeitsgruppe unter der Leitung des ärztlichen Direktors des damaligen Landeskrankenhauses in Fragen der Gemeindepsychiatrie beraten. Das Planungsgutachten dieser Gruppe war so etwas wie ein Vorläufer der ab 1997 vom novellierten NPsychKG den Kommunen zur Pflicht gemachten Sozialpsychiatrischen Pläne und verdeutlichte, welch enormer Planungsbedarf für die Stadt bestand. Ab den 2000er Jahren entstanden Kooperationen zwischen SpDi und dem damaligen Landeskrankenhaus Königslutter zum Aufbau eines ambulanten gerontopsychiatrischen Teams, eines Wochenend- und Feiertags-Krisendienstes und zur Zusammenarbeit in der PIA und der TK für Erwachsene. Seit mehreren Jahren gibt es eine kontinuierliche Arbeitsgruppe der Projektpartner zu Fragen der Zusammenarbeit.

Einen Neubau hielten die Projektpartner aus finanziellen Erwägungen für unrealistisch, und die Suche nach einer geeigneten Immobilie, die umgebaut werden könnte, war alles andere als unkompliziert. Die jetzt gefundene Lösung stellt einen Kompromiss dar und eröffnet eine Reihe von Möglichkeiten. Das

GPZ wird auf dem Gelände des Klinikums der Stadt Wolfsburg entstehen. Ein Klinikbereich aus den 1970er Jahren soll dafür komplett umgebaut wird. Dieses Haus hat drei Etagen und einen Souterrain-Bereich, es wird aktuell noch von der Kinderklinik genutzt. Die Gesamtfläche beträgt etwa 3500 m². Das Klinikum ist etwa 3 km von Zentrum und 4,5 km vom Hauptbahnhof entfernt; es ist halbstündig durch eine Buslinie erreichbar.

Die Entscheidung für ein Gebäude, das Teil des Klinikums der Stadt ist, verdeutlicht, dass das GPZ zur medizinischen Versorgung der Stadt gehört. Unsere Hoffnung ist, dass psychiatrische Beratung und Behandlung damit an Normalität gewinnt. Mit der räumlichen Nähe zu anderen Behandlungsbereichen sind verschiedene Kooperationen denkbar, z. B.
- diagnostische Leistungen, die für Patientinnen und Patienten des Zentrums erforderlich werden und dann vor Ort realisiert werden können,
- das Angebot eines psychiatrischen Konsiliardienstes als Dienstleistung des Zentrums,
- die Zusammenarbeit zwischen den kinder-und jugendpsychiatrischen Angeboten des Zentrums und der Kinderklinik Wolfsburg.

Projektmanagement und Aufbau der Organisation

Das Projektmanagement wird einige neue Arbeitsprozesse für das Zentrum entwickeln, damit aus Teams des SpDi, der beiden bereits existierenden und einer noch zu erschaffenden TK (Gerontopsychiatrie) sowie zwei völlig unterschiedlichen PIA eine neue Organisation wird. Diese neue Organisation wird eine gemeinsame Leitung haben, die beiden Kooperationspartnern verpflichtet ist; das Zentrum wird durch neue Kooperationsverträge konstituiert.

Die sogenannte Kernarbeitsgruppe des Projektmanagements wird dazu vier Arbeitsgruppen (AG) beauftragen und koordinieren:
- Die erste AG wird das Konzept für die drei Funktionseinheiten des Zentrums entwickeln, die in der Kinder- und Jugendpsychiatrie, Allgemeinpsychiatrie und Gerontopsychiatrie ambulante Behandlung, Beratung und tagesklinischer Behandlung leisten werden.
- Die zweite AG wird die Vernetzungsprozesse des Zentrums bearbeiten und vereinheitlichen: Stichworte sind Entlass-Management, *Clinical Case Management* und Hilfeplanung.
- Die dritte AG wird die Krisen- und Notfallfunktion des Zentrums strukturieren, dabei die Erfahrungen des jetzigen Krisendienstes und die Möglichkeiten der Ambulanz nutzen.
- Die vierte AG wird ein Konzept für EDV Lösungen und den Datenschutz erarbeiten.

Diese Arbeitsgruppen werden ihre Arbeit im Frühling 2018 aufnehmen. Die Kernarbeitsgruppe wird in eigener Verantwortlichkeit konzeptionelle Antworten zur Leitung des Zentrums und zu dem vertraglichen Regelwerk der Kooperation erstellen. Die Kernarbeitsgruppe wird ihre Ergebnisse Entscheidern der Klinik (Geschäftsführer, ärztlicher Direktor) und der Stadt (Sozialdezernentin und Geschäftsbereichsleiter Soziales und Gesundheit) vorlegen. Die Gruppe der Entscheider holt dazu den Rat von Expertinnen und Experten ein und trifft dann die Festlegungen zu den oben beschriebenen Organisationsfragen. Das Projektmanagement wird durch externe Beraterinnen kontinuierlich unterstützt und soll Ende 2019 abgeschlossen werden.

Zu Schwierigkeiten bei der Umsetzung

Zu Beginn hatte ich angedeutet, dass diese Pläne zu unterschiedlichen Reaktionen führen und es Gründe dafür geben muss, dass es schwierig ist, das vermeintlich Naheliegende und Vernünftige umzusetzen. Dazu möchte ich einige kurze Anmerkungen machen:

1. Die Umsetzung solcher Pläne erfordert viel Zeit, und zwar viel mehr als man vernünftigerweise erwarten darf. Die langen Entwicklungszeiten schrecken den ein oder anderen vermutlich davon ab, eine solche Planung zu beginnen.
2. Die Annäherung zweier Unternehmen sorgt für heftige Reaktionen, schließlich prallen ja Welten aufeinander. Darauf sollte man vorbereitet sein, Zusammenarbeit üben und ein Gremium haben, in dem man Unstimmigkeiten klären kann. Wechselseitiges Vertrauen scheint eine notwendige Voraussetzung dafür zu sein, gute Ideen mit anderen umzusetzen.
3. Gute psychiatrische Ideen werden nicht vorfinanziert, die Anfangsinvestition müssen engagierte Mitarbeiterinnen und Mitarbeiter leisten: Ohne deren Einsatz, der weniger Motivierte mitzieht, ist es unmöglich, Neues umzusetzen.
4. Veränderungen, wie die die sich mit dem Aufbau eines Zentrums ankündigen, machen Angst, und Angst erzeugt vielfältige Abwehrbewegungen. Damit muss in jeder Phase der Entwicklung ein Umgang gefunden werden.
5. Eine Kooperation gelingt nur, wenn beide Kooperationspartner erkennbar von dem Projekt profitieren. Diese wechselseitigen Vorteile müssen deutlich ausgesprochen und für alle Mitwirkenden erkennbar werden.

Die Kooperationspartner haben den ersten Workshop des Projektmanagements für dieses Zentrum im September 2017 unter ein Motto gestellt, das Astrid Lindgrens Pippi Langstrumpf zugeschrieben wird: »Das habe ich noch nie vorher versucht, also bin ich sicher, dass ich es schaffe.« Wir fanden, dass Pippi Langstrumpf gut zu einem entstehenden psychiatrischen Zentrum in einer ehemaligen Kinderklinik passt. Vielleicht wird durch dieses Motto auch deutlich, dass wir uns immer wieder Mut machen müssen, und dass es hilfreich ist, sich einzugestehen, Neuland zu betreten. Dieses Eingeständnis sollte auch zu einer Fehlerfreundlichkeit und einem nüchternen Blick auf das Machbare führen: Wir werden nicht jeden sozialpsychiatrischen Traum erfüllen! Wir haben uns vorgenommen, die psychiatrischen Hilfen vor Ort auszuweiten, bestehende psychiatrische Angebote zu integrieren bzw. zu vernetzen und dadurch eine neue Qualität gemeindepsychiatrischer Beratung und Behandlung zu entwickeln. Wie gesagt, wir haben das vorher noch nie gemacht – wir sind aber optimistisch, dass wir uns dabei nicht verstricken!

Kontaktadresse des Autors
Dr. Volker Heimeshoff
Sozialpsychiatrischer Dienst der Stadt Wolfsburg
Rosenstr. 1 a
38446 Wolfsburg
volker.heimeshoff@stadt.wolfsburg.de

Gemeindepsychiatrische Zentren in der Region Hannover – utopische Hoffnung oder bald Wirklichkeit?

Thorsten Sueße

Fachliche Argumente und politische Willensbekundungen sprechen für die Realisierung

2013 sprach sich der Sozialpsychiatrische Verbund (SpV) der Region Hannover im Rahmen einer Zukunftswerkstatt erstmals für die Einrichtung Gemeindepsychiatrischer Zentren (GPZ) aus. Damit verbunden war die Erwartung, dass GPZ eine deutlich verbesserte Verfügbarkeit der Hilfen in ihrem Zuständigkeitsbereich mit stark verkürzten Wartezeiten für alle hilfsbedürftigen Personen gewährleisten. Der SpV bezog sich dabei auf die rot-grüne Koalitionsvereinbarung vom Februar 2013, in der die damals neu gebildete Landesregierung eine Verzahnung ambulanter und teilstationärer Angebote in GPZ versprach.

Im Frühjahr 2014 beauftragte der Dezernent für Soziale Infrastruktur der Region Hannover den ärztlichen Leiter des Sozialpsychiatrischen Dienstes (SpDi) mit der Leitung eines Projektes, welches sich zum Ziel setzte, in den nächsten ein bis zwei Jahren zunächst drei GPZ in der Region Hannover zu eröffnen. Zumindest eines davon sollte sich außerhalb der Landeshauptstadt im Umland der Region befinden. Obligatorische Kernbausteine eines GPZ waren aus Sicht der Beteiligten jeweils eine dezentrale Beratungsstelle des SpDi sowie eine Tagesklinik (TK) und Psychiatrische Institutsambulanz (PIA) der für das entsprechende Teilgebiet der Region Hannover zuständigen psychiatrischen Klinik. Darüber hinaus kamen als weitere optionale Kooperationspartner unter anderem psychosoziale Kontaktstellen, ambulante psychiatrische Pflegedienste oder Praxen für ambulante Ergotherapie in Betracht.

Für den Fall, dass die drei geplanten GPZ später im Praxisbetrieb die in sie gesetzten Erwartungen erfüllten, war geplant, dieses Kooperationsmodell in der Region Hannover flächendeckend umzusetzen. Die Region – das sind 21 Städte und Gemeinden mit zusammen 1,17 Millionen Einwohnern auf einer Fläche, die ungefähr so groß ist wie das Saarland – ist momentan unterteilt in elf ambulante Versorgungssektoren, denen jeweils eine Beratungsstelle des SpDi für Erwachsene zugeordnet ist. Zusätzlich gibt es eine Beratungsstelle des SpDi für Kinder und Jugendliche, die für die Versorgung des gesamten Regionsgebietes zuständig ist.

Die Anzahl der im SpDi der Region Hannover versorgten psychisch kranken Personen ist in den letzten Jahren immer weiter gestiegen, von 7051 im Jahre 2008 über 8115 im Jahre 2012 auf 8845 im Jahre 2016. Dabei gerieten beispielsweise Wohnungslose und Flüchtlinge, die schwer vom kassenärztlichen System erreicht werden, zunehmend in den Fokus des SpDi. Seit über dreißig Jahren verfügten die Psychiaterinnen und Psychiater der SpDi-Beratungsstellen auf dem Gebiet der Stadt Hannover über eine Behandlungsermächtigung, um psychisch Schwerkranke, die nicht oder nicht ausreichend von den niedergelassenen Nervenärzten versorgt werden, vertragsärztlich behandeln zu können. Nach einem entsprechenden Beschluss des Bundessozialgerichts vom 28. September 2016 (B 6 KA 15/16 B) sind diese persönlichen Behandlungsermächtigungen für SpDi-Ärzt*innen rechtlich nicht zulässig und daher zum 30. September 2017 endgültig ausgelaufen. Seit dem 1. Oktober 2017 haben die ärztlichen Kolleg*innen des SpDi auf dem Gebiet der Landeshauptstadt stattdessen eine Verordnungsermächtigung, welche sie dazu berechtigt, Psychopharmaka, ambulante psychiatrische Pflege und/oder ambulante Ergotherapie zu Lasten der gesetzlichen Krankenversicherung zu verordnen, ohne allerdings die parallel dazu erbrachten vertragsärztlichen Leistungen über die Kassenärztliche Vereinigung Niedersachsen (KVN) abrechnen zu können. Im Umland der Region Hannover war dem SpDi schon vor Jahren die beantragte Behandlungsermächtigung vonseiten des KVN-Zulassungsausschusses bzw. des Berufungsausschusses Niedersachsen versagt worden.

Die geplante Kooperation zwischen einer PIA, die zur Erbringung ambulanter Leistungen gemäß SGB V berechtigt ist, und einer SpDi-Beratungsstelle mit gegenseitiger Abordnung von Personal könnte insofern ein verheißungsvoller alternativer Weg sein, der es ermöglicht, dass psychisch Kranke mit Behandlungserschwernissen die ihnen zustehenden ambulanten Krankenkassenleistungen erhalten. Mit Behandlungserschwernissen ist gemeint, dass Personen aufgrund ihrer gravierenden psychischen Störung öfters kurzfristig und in unregelmäßigen Abständen fachärztlicher Behandlung bedürfen, zum Teil auch in Form von Hausbesuchen. Die wichtige Schnittstelle in der Patientenversorgung zwischen (Tages-)Klinik und SpDi, in der eine gute und regelmäßige persönliche Zusammenarbeit eine zentrale Rolle spielt, soll durch das Kooperationsmodell GPZ im Sinne kurzer und effektiver Wege weiter gestärkt werden.

Ein umsetzbares Kooperationskonzept liegt ausgearbeitet vor

In den vergangenen vier Jahren fanden zwischen der Gebietskörperschaft Region Hannover und den zuständigen psychiatrischen Kliniken zahlreiche Kooperationsgespräche statt. Bei den Kliniken handelt es sich um die Klinikum Region Hannover Psychiatrie GmbH (KRH), die Klinikum Wahrendorff GmbH, die

Klinik für Psychiatrie, Sozialpsychiatrie und Psychotherapie der Medizinischen Hochschule Hannover (MHH) sowie die Burghof-Klinik Rinteln.

Ein Vorläufer-Modell für GPZ hatte es bereits seit mehr als dreißig Jahren im zentral gelegenen Hannoverschen Stadtteil List gegeben. Dort hatte die MHH unter einem Dach mit ihrem Personal (zusammen mit einer kommunalen Mitarbeiterin) eine PIA, eine ambulante Ergotherapie sowie eine Beratungsstelle des SpDi betrieben, wobei die Räumlichkeiten von der Stadt- bzw. Regionsverwaltung zur Verfügung gestellt worden waren. Zum 31. Dezember 2014 hatte die MHH den entsprechenden Kooperationsvertrag mit der Region gekündigt und ihre PIA dort aufgegeben. Die ehemals von der MHH genutzten Räumlichkeiten boten sich als Standort für ein erstes GPZ geradezu an, zumal in einem Teil der Räume die SpDi-Beratungsstelle seit dem 1. Januar 2015 (ausschließlich mit Regionspersonal) weitergeführt wird.

Als Kooperationspartner des SpDi für ein GPZ am Standort List kam aufgrund räumlicher Nähe die KRH-Psychiatrie Langenhagen in Betracht. 2015 wurden zwischen Region und KRH sowohl ein detaillierter Kooperationsvertrag als auch ein Vertrag über die personelle Zusammenarbeit unterschriftsreif ausgehandelt. Die Verträge sahen vor, dass im GPZ SpDi und Klinik (PIA, TK) als eigenständige Institution »auf Augenhöhe« mit jeweils eigener fachlicher ärztlicher Leitung arbeiten. Anteilig sollte ein wechselseitiger Personalaustausch ohne gegenseitige Berechnung von Personalkosten stattfinden, indem drei Fachkräfte des SpDi (Arzt, Krankenpfleger und/oder Sozialarbeiter) jeweils zehn Wochenstunden in der PIA arbeiten, dafür im Gegenzug drei Fachkräfte der PIA jeweils zehn Wochenstunden im SpDi. Der Kooperationsvertrag regelte insofern, der Klinik teilweise die öffentlich-rechtlichen Aufgaben des SpDi gemäß § 10 Abs. 3 NPsychKG (inzwischen § 7 Abs. 4 NPsychKG) zu übertragen. Aus Datenschutzgründen war geplant, dass die Dokumentation von Leistungen, die das GPZ-Personal erbringt, jeweils im Dokumentationssystem derjenigen Institution erfolgt, in deren Namen die jeweilige Leistung erbracht wird. Dazu sollte jedes Mitarbeiterbüro im GPZ mit zwei PC ausgestattet werden, wobei jeder PC an eines der beiden institutionellen Datennetze (SpDi bzw. Klinik) angeschlossen wäre. Eingebunden in die Kooperation war eine psychosoziale Kontaktstelle, die sich bereits am Standort des geplanten GPZ befand.

Das wichtigste politische Entscheidungsorgan der Region Hannover, die Regionsversammlung, ermächtigte am 21. Juli 2015 die Regionsverwaltung, die vorbereiteten Kooperations- und Personalverträge mit dem KRH zum GPZ List zu unterschreiben. Außerdem wurde die Verwaltung dazu legitimiert, entsprechende Verträge mit weiteren potenziellen Kooperationspartnern über die Einrichtung von GPZ an anderen Standorten in der Region Hannover abzuschließen.

Genehmigungsinstanzen und Konkurrenzverhalten verhindern bisher die Realisierung

Im Regelfall kann eine PIA nur an Standorten betrieben werden, an denen sich bereits – zumindest in unmittelbarer Nähe – eine (Tages-)Klinik befindet. Daher ist die TK für ein GPZ, in dem SpDi und PIA inhaltlich und räumlich zusammenarbeiten wollen, ein unverzichtbarer Bestandteil. In Ausnahmefällen ist es jedoch (aufgrund Abs. 4 des im Jahr 2015 geänderten § 118 SGB V) möglich, eine PIA auch ohne eine räumlich angebundene TK zu betreiben, wenn und solange hierfür vom KVN-Zulassungsausschuss eine ambulante Versorgungsnotwendigkeit gesehen und eine entsprechende Ermächtigung dafür erteilt wird. Das KRH stellte Anfang 2016 beim KVN-Zulassungsausschuss einen Ermächtigungsantrag, um eine PIA als Teil des GPZ List eröffnen zu können. Der Antrag stieß beim Ausschuss im Sommer 2016 auf Ablehnung.

Parallel dazu hatte das KRH bereits Ende 2014 eine TK mit 16 Plätzen in Hannover-List beim zuständigen Krankenhausplanungsausschuss im Niedersächsischen Sozialministerium, paritätisch besetzt mit Vertretungen der Krankenkassen und der Krankenhausgesellschaft, beantragt. Nachdem die Entscheidung mehrfach verschoben worden war, lehnte der Krankenhausplanungsausschuss den Antrag Ende 2016 ab. Die Ablehnung wurde mit dem gegenwärtig fehlenden Bedarf begründet, weil inzwischen vonseiten der MHH und des Klinikums Wahrendorff in der Nähe schon zwei TK betrieben würden. Einer Verlagerung zehn bereits bestehender TK-Plätze des KRH von Hannover-Mitte in die List hatte der Krankenhausplanungsausschuss zuvor ebenfalls nicht zugestimmt. Ernüchtert mussten schließlich die Antragsteller zur Kenntnis nehmen, dass die geplante Kooperation zwischen Region und KRH am Standort List mangels Zustimmung der dafür zuständigen Gremien nicht umzusetzen war.

Als weiterer Standort für ein GPZ kam die Stadt Ronnenberg im westlichen Umland der Region Hannover in Betracht. Hier bekundeten zwei Kliniken (KRH Wunstorf, Burghof-Klinik Rinteln) ihr Interesse an einer entsprechenden Kooperation mit dem SpDi. Beide Kliniken, denen ein Beschluss des Bundeskartellamtes von 2007 den gleichen klinischen Versorgungssektor für Unterbringungen gemäß NPsychKG zugewiesen hatte, stellten 2015 beim Krankenhausplanungsausschuss einen Antrag auf TK-Plätze in Ronnenberg mit der Erwartung, dass der Ausschuss einem der beiden Bewerber die Genehmigung erteilen würde. Der Ausschuss hat bisher keine Entscheidung getroffen, sondern darauf verwiesen, dass sich die Antragsteller im Vorfeld einigen, wer von beiden die TK betreibt und damit als Kooperationspartner für das dort geplante GPZ infrage kommt.

In den Kooperationsgesprächen der Region mit MHH und Klinikum Wahrendorff zur gemeinsamen Betreibung eines GPZ konnte bisher kein von beiden Seiten als geeignet angesehener Standort gefunden werden. Aktuell sind seit Oktober

2017 Region Hannover, KRH und Burghof-Klinik wieder im Gespräch über die Realisierung eines GPZ in Ronnenberg. Es geht darum, ein passgenaues Kooperationsmodell für den Standort zu erarbeiten, welches sowohl von der Region als auch von den beiden Fachkliniken getragen wird – und schließlich auch die Zustimmung der Genehmigungsinstanzen findet. Ob nach den zeitaufwendigen Bemühungen der letzten fünf Jahre in naher Zukunft ein erstes GPZ in der Region Hannover eingerichtet werden kann, ist weiterhin offen.

Anschrift des Autors
Dr. med. Thorsten Sueße
Region Hannover
Sozialpsychiatrischer Dienst
Peiner Straße 4
30519 Hannover
thorsten.suesse@region-hannover.de

Gemeindepsychiatrische Zentren im Landkreis Harburg – Entwicklung eines Versorgungsmodells im ländlichen Raum

Peter Schlegel

Der Landkreis Harburg, im Nordosten des Landes Niedersachsen und gleichzeitig im Hamburger »Speckgürtel« gelegen, umfasst eine Fläche von 1.245 km² und stellt mit einer Besiedelung von gut 250.000 Einwohnern in zwei Kleinstädten und zehn Gemeinden bzw. Samtgemeinden eine typische Versorgungsregion ländlicher Prägung mit Erforderlichkeit auch dezentraler Strukturen in Aufbau und Weiterentwicklung gemeindepsychiatrischer Versorgungsangebote dar.

Entsprechend der räumlichen Verteilung betreibt der Landkreis zwei Dienststellen des Sozialpsychiatrischen Dienstes (SpDi) mit äquivalenter personeller Ausstattung an den beiden städtischen Standorten in Winsen und Buchholz, die unter gemeinsamer fachpsychiatrischer Leitung zusammengefasst sind. Die für die Gesamtkommune zuständige Versorgungsklinik, die Psychiatrische Klinik Lüneburg, ist zwar außerhalb des Landkreises gelegen, hat jedoch vor dem Hintergrund einer seit Jahrzehnten tradierten sozialpsychiatrischen Ausrichtung Tageskliniken (TK) und Psychiatrische Institutsambulanzen (PIA) an den Standorten Buchholz und Winsen (TK im Bau, PIA bereits am Netz) etabliert. Sie praktiziert seit Sommer 2014 im Rahmen eines Modellprojektes gemäß § 64b SGB V in Kooperation mit der AOK Niedersachsen eine stationsäquivalente Behandlung (StäB) mit aufsuchenden ärztlichen, sozialpädagogischen und pflegerischen Leistungsangeboten, mit einem flexiblen Zugang der im Rahmen des Projekts behandelten Patienten zu Einzel- und Gruppenangeboten der PIA und TK.

In der Umsetzung dieses Modellprojektes konnte u. a. durch gemeinsame Weiterbildungs-Curricula, die von Prof. Aderholt durchgeführt wurden und werden, die ohnedies erfolgreich tradierten Vernetzungen zwischen Versorgungsklinik und SpDi, aber auch allen anderen Akteuren innerhalb des Sozialpsychiatrischen Verbundes (SpV) ausgebaut und intensiviert werden. So gehören beispielsweise auch Netzwerkgespräche mittlerweile zur alltäglichen Praxis. Einschränkungen des stationsersetzenden Behandlungsmodells ergeben sich derzeit allerdings noch durch seine Begrenztheit auf bei der AOK Niedersachsen versicherte Patienten, sodass hier künftig weitere, mittlerweile gesetzlich gebahnte Möglichkeiten stationsersetzender Behandlung ausgelotet und umgesetzt werden müssten.

Darüber hinausgehend besteht seit vielen Jahren eine sehr gute und verlässliche Kooperation im Rahmen des SpV mit den zahlenmäßig begrenzten, jedoch gut aufgestellten Hilfeanbietern sowie auch den Kostenträgern. Sie kommt u. a. in Gestalt eines seit 12 Jahren fest etablierten regelmäßigen Fortbildungstages des SpV einmal im Jahr zum Ausdruck. Auf der Grundlage der engmaschigen Vernetzung gelang letztlich auch die Etablierung eines psychiatrischen Krisendienstes außerhalb der Öffnungszeiten des SpDi.

Nachdem bereits vor mehreren Jahren eine niederschwellige Kontakt- und Beratungsstelle (PSKB) für psychisch erkrankte Menschen in Buchholz in Trägerschaft eines Hilfeanbieters eingerichtet werden konnte, wurde in den letzten Jahren auf der Grundlage eines Kreistagsbeschlusses die Einrichtung einer zweiten PSKB für den Standort Winsen geplant und vorbereitet. Sie wird im Sommer 2018 in einem Neubau an zentraler Lage in der Innenstadt verortet, mit fußläufiger Erreichbarkeit der meisten Dienst- und Geschäftsstellen der Verbundpartner sowie auch der PIA der Klinik. Vorgehalten werden soll hier ein offenes Beratungs- und Begegnungsangebot in Gestalt eines Café/ Bistro mit einer sozialpädagogischen Beratungsmöglichkeit.

Im Sinne des Inklusionsgedankens stehen die Räumlichkeiten prinzipiell aber auch psychiatrieunabhängigen Angeboten zur Verfügung, z. B. für Veranstaltungen der Volkshochschule. Des Weiteren werden in den Räumen der PSKB Gruppenangebote von Angehörigen und Psychiatrie-Erfahrenen durchgeführt, um die seit zwei Jahren im Landkreis fest etablierten trialogischen Veranstaltungen an vier Terminen im Jahr weiter zu festigen und zu vertiefen. Als zusätzliche Nutzung der Gruppenräume ist die Durchführung von Gruppenveranstaltungen des SpDi vorgesehen, z. B. ein »Patientenclub« und eine Motivationsgruppe für suchterkrankte Bürger.

In den 2013 veröffentlichten S3-Leitlinien der DGPPN »Psychosoziale Therapie bei schweren psychischen Erkrankungen« wird die Bildung multiprofessioneller, gemeindepsychiatrischer Teams zur wohnortnahen und ggf. aufsuchenden Beratung und Behandlung auch akuter Krankheitsphasen im gewohnten Lebensumfeld empfohlen.[1] Der 2016 vorgelegte Landespsychiatrieplan Niedersachsen hat die Erprobung Gemeindepsychiatrischer Zentren (GPZ) als vorrangiges Entwicklungsprojekt identifiziert.[2] Diese Empfehlungen hat der SpV im Landkreis

---

1 Deutsche Gesellschaft für Psychiatrie, Psychotherapie und Nervenheilkunde (Hg.) (2013): S3-Leitlinie Psychosoziale Therapien bei schweren psychischen Erkrankungen. Berlin und Heidelberg; Springer-Verlag.
2 Landespsychiatrieplan Niedersachsen (2016). In: ELGETI H, SCHMID R, Niedersächsisches Ministerium für Soziales, Gesundheit und Gleichstellung (Hg.): Psychiatrie in Niedersachsen 2016 (Band 8). Köln; Psychiatrie Verlag, S. 20–63. Auch im Internet zum Download unter: https://www.ms.niedersachsen.de/startseite/themen/gesundheit/psychiatrie_und_psychologische_hilfen/landespsychiatrie/landespsychiatrieplan-niedersachsen-162374.html

Harburg aufgenommen und sich in den letzten beiden Jahren mit Möglichkeiten des Aufbaus eines GPZ an zwei Standorten befasst. Zur Konzeptentwicklung im Verbund wurde ein trialogisch besetzter Arbeitskreis ins Leben gerufen.

Zur Vorbereitung und thematischen Einstimmung wurde der Verbundtag 2017 unter das Thema »Den Menschen entgegenkommen – Psychiatrie in unserer Gemeinde« gestellt. Unter Einbeziehung des von Herrn Prof. Wienberg vorgestellten funktionalen Basismodells gemeindepsychiatrischer Versorgung[3] wurden Möglichkeiten der Realisierung eines GPZ im Landkreis Harburg diskutiert. Darüber hinausgehend wurde das GPZ-Modell in den jeweiligen Städten, Samtgemeinden und Gemeinden den dort möglicherweise involvierten Ansprechpartnern der Gemeindeverwaltungen im Rahmen einer »Rundreise durch die Gemeinden« vorgestellt. Damit sollte auch dort für die Umstellung in der Sichtweise weg von einer institutionsbezogenen hin zu einer am Klienten ausgerichteten Planung und Organisation von Hilfen geworben werden.

Bezüglich der mit dem Aufbau von zwei GPZ im Landkreis Harburg verknüpften Herausforderungen lässt sich zunächst feststellen, dass der Landkreis über ein intaktes und überschaubares Verbundnetzwerk verfügt. Weitere Ressourcen sind:
- das Engagement der Psychiatrischen Klinik in der Fläche des Landkreises durch TK, PIA und StäB,
- die Existenz eines Krisendienstes aus Mitarbeitern unterschiedlicher Dienste und Einrichtungen der Netzwerkpartner,
- der intensive Dialog (bzw. Trialog) der beteiligten Akteure, gefördert durch trialogischen Austausch, Netzwerkgespräche und die Verbundtage.

Nichtsdestotrotz ergeben sich immer wieder Schwierigkeiten für betroffene unterstützungsbedürftige Bürgerinnen und Bürger, bestehende Hilfsangebote passgenau, zeitnah und wohnortbezogen in Anspruch nehmen zu können. Die Erreichbarkeit von Angeboten aus der Fläche des Landkreises ist bei Einschränkungen der diesbezüglichen Infrastruktur oft schwierig, die Zugangswege ins Hilfesystem und zwischen seinen einzelnen Angeboten sind oft zu lang und beschwerlich.

Exemplarisch sei hier auf die Antragsstellungen für das Ambulant betreute Wohnen (ambulante Eingliederungshilfen nach § 53 SGB XII) verwiesen: Dort wird eine hilfsbedürftige Person oft auf persönliche Empfehlung zunächst bei einem Leistungsanbieter vorstellig, der sie nach einer Erstberatung an die wirtschaftliche Eingliederungshilfe zur Antragsstellung verweist. Nach dem Erstkontakt dort muss die betroffene Person Unterlagen zur wirtschaftlichen Situation beibringen, und in einem nächsten Schritt wird der SpDi beauftragt, ihre

---

3 STEINHART I, WIENBERG G (Hg.) (2017): Rundum ambulant – Funktionales Basismodell psychiatrischer Versorgung in der Gemeinde. Köln; Psychiatrie Verlag.

Zugehörigkeit zum anspruchsberechtigten Personenkreis zu prüfen, also das Vorliegen einer wesentlichen seelischen Behinderung gemäß § 53 SGB XII. Bis zu diesem Zeitpunkt sind oft etliche Wochen ins Land gegangen, bevor im Rahmen der Begutachtung evtl. festgestellt wird, dass zwar ein psychotherapeutisch behandlungsbedürftiges Störungsbild vorliegt, das aber nicht mit einer wesentlichen Teilhabebeschränkung einhergeht und somit keine Zugehörigkeit zum Personenkreis des § 53 SGB XII besteht. In diesem Falle werden die betroffenen Klientinnen und Klienten dann wieder an die oft unzureichende Behandlungsangebote im SGB-V-Bereich bei niedergelassenen Psychotherapeutinnen und Psychotherapeuten verwiesen, müssen sich dort wieder ganz hinten anstellen und meist lange Wartezeiten in Kauf nehmen.

Aufgrund der offensichtlichen Überlastung des niedergelassenen SGB-V-Systems gibt es zunehmend Fehlzuweisungen in den Bereich der Eingliederungshilfe, die dann im Rahmen der Steuerung im System wieder korrigiert werden müssen. Außerdem merkt der SpDi bei der Wahrnehmung seiner Kernaufgabe »niederschwellige Beratung« immer wieder, dass es mangels Koordination alternativer Unterstützungsangebote zu einer Psychiatrisierung von eigentlich gar nicht psychisch erkrankten Bürgern des Landkreises kommt, denen mit einem Verweis z. B. auf tagesstrukturierende Freizeitangebote, Schuldnerberatung, Ehe- und Lebensberatung, kirchliche Angebote oder Nachbarschaftshilfe deutlich besser geholfen wäre.

Vor diesem Hintergrund wurde im Rahmen der Konzeptarbeitsgruppe nun ein GPZ-Modell für den Landkreis Harburg entwickelt, das die Behandlungs-, Beratungs- und Steuerungsangebote der Region einschließlich der Koordination aufsuchender multiprofessioneller Hilfen engmaschig miteinander vernetzt. Durch eine intensive zeitliche und örtliche Bündelung von Beratungsangeboten lassen sich systembedingte Wartezeiten und Fehlzuweisungen, die letztlich ja auch oft zu einem Kostenanstieg für die Kommune geführt haben, weitestgehend vermeiden. Eine Verortung im Sozialraum der Kommune soll im Sinne der Inklusion mit einer Vernetzung psychiatrieferner Angebote auch einer Psychiatrisierung vorbeugen.

Ergänzend wurden übrigens auch alle im Landkreis tätigen niedergelassenen Fachärztinnen und Fachärzte bzw. Psychotherapeutinnen und Psychotherapeuten angeschrieben, um die Möglichkeit ihrer Einbindung in das GPZ in Form von Sprechstunden abzufragen. Hierbei war auch an die seit April 2017 bestehende Verpflichtung zur Teilnahme an der Notfallversorgung im Rahmen der Psychotherapierichtlinie gedacht worden. Abgesehen von wenigen Rückmeldungen interessierter und engagierter Kolleginnen und Kollegen blieb diese Anfrage jedoch ohne signifikante Resonanz.

Bei der Einrichtung der beiden GPZ an den Standorten Winsen und Buchholz ist geplant, deren umfassendes Beratungs- und Behandlungsangebot an die dortigen PSKB anzudocken. Damit soll ein niederschwelliger Zugang sichergestellt werden, der nicht automatisch mit einer psychiatrischen Stigmatisierung einhergeht. Die in Winsen zu eröffnende PSKB soll unter dem Namen »Kiek in« als Café und Bistro unter der Leitung eines Sozialpädagogen bzw. einer Sozialpädagogin zwei Außenarbeitsplätze im Servicebereich der im Landkreis verorteten Werkstätten für behinderte Menschen vorhalten. Darüber hinausgehend werden zwei Stellen für Mitarbeiter, die eine Ex-In-Ausbildung durchlaufen haben, ausgeschrieben.

Die Umsetzung, die im ersten Schritt auf den Standort Winsen fokussiert ist, zeichnet sich in der dortigen räumlichen Ausgestaltung dadurch aus, dass in behindertengerechter Erreichbarkeit in der ersten Etage der PSKB zwei Büros zur Verfügung stehen, die multiprofessionell und systemübergreifend von sämtlichen Kooperationspartnern des SpV einschließlich niedergelassener Fachärzte und Therapeuten genutzt werden können und auch für Beratungsangebote der Kostenträger offen stehen.

Einer der beiden Büroräume wird während der Öffnungszeiten der PSKB (zunächst sechs Stunden werktags) von einer Mitarbeiterin bzw. einem Mitarbeiter des SpDi besetzt, um im Fall eines Unterstützungsbedarfes hier im Erstkontakt eine Steuerung- und Lotsenfunktion zur Vermittlung passgenauer Hilfen, aber auch einer Vermeidung von Psychiatrisierung, anbieten zu können. So kann unmittelbar an inklusive Angebote der Gemeinde verwiesen werden, aber auch an psychiatrieunabhängige Beratungsangebote, wie z. B. Schuldnerberatung, Lebensberatung und Beratungsangebote des Jobcenters. Sie sollen in noch auszugestaltender Kooperation ebenfalls in größeren Abständen (z. B. einmal monatlich) ein Beratungsangebot in den Räumlichkeiten des GPZ vorhalten.

Sobald sich eine Indikation für die Bahnung weiterführender psychiatrischer Hilfen im engeren Sinne ergibt, kann die Fachkraft des SpDi auf den elektronischen Kalender der anderen beteiligten Verbundpartner zurückgreifen und beispielsweise am Folgetag einen Termin im Kalender des Arztes der PIA im Nachbarbüro im selben Gebäude verbindlich einplanen und direkt danach einen Termin bei einem Anbieter ambulanter Hilfen sowie ggf. einen Tag später ein Beratungsangebot der wirtschaftlichen Eingliederungshilfe, die denselben Raum nutzt wie die PIA und der Anbieter ambulanter Hilfen. Hierdurch lassen sich innerhalb eines umschriebenen Zeitfensters von ein bis zwei Wochen niederschwellig immer am selben Ort ein individuell gestaltetes Angebot zusammenstellen, ohne die sonst zu erwartenden systembedingten Wartezeiten. Fehlzuweisungen im System lassen sich rechtzeitig erkennen und beseitigen. Damit kann eine deutlich höhere Passgenauigkeit von Hilfen erreicht werden, als dies in der Vergangenheit der Fall gewesen ist.

Im Fall der Erforderlichkeit aufsuchender Hilfen können diese ebenfalls über den Erstkontakt zum SpDi eingeleitet und vermittelt werden. Prinzipiell können aufsuchende Hilfsangebote durch den SpDi, den Krisendienst, die ambulante psychiatrische Hilfe, das ambulant betreute Wohnen, die PIA oder im Rahmen stationsersetzender Behandlungsangebote gemacht werden, ggf. auch kooperativ und vernetzt im Sinne systemübergreifender gemeinsamer Hausbesuche. Die Vermittlung erstreckt sich selbstverständlich auch auf nicht-psychiatrische Hilfen und im Sinne des trialogischen Ansatzes ebenso auf Angebote von und für Angehörige und Psychiatrie-Erfahrene.

Das zweite Büro des GPZ wird in umlaufender Besetzung, geregelt durch einen »Stundenplan«, von Angeboten zur psychiatrischen und psychotherapeutischen Behandlung genutzt. Dazu gehören z. B. die PIA der Klinik, niedergelassene Nervenärzte und Psychotherapeuten, Anbieter von ambulanter psychiatrischer Pflege, Ergo- und Soziotherapie. Weitere mögliche Nutzer dieses Büros sind Betreiber teilstationärer (Tagesstätten, tagesstrukturierende Maßnahmen, Werkstätten für behinderte Menschen) und ambulanter Hilfen (ambulant betreutes Wohnen, Suchtfachstellen, berufliche Rehabilitation, wirtschaftliche Eingliederungshilfe, Wohnungslosenhilfe, Schuldnerberatung) sowie Anbieter aus dem jeweiligen Sozialraum.

Die Nutzung der Räumlichkeiten durch die Anbieter von Hilfen in Beratung, Behandlung usw. beschränkt sich jeweils auf einen Erstkontakt mit der Klientin bzw. dem Klienten. Weitere Beratungs- und Behandlungskontakte werden dann in den jeweiligen Institutionen unter »Mitnahme der Ratsuchenden« fortgeführt. Hierdurch sollen eine voreilige Einschleusung in das komplementäre System und ein Terminstau vermieden werden. Bezüglich der Organisationsstruktur des GPZ wurde vereinbart, dass die Angebote in der PSKB in Trägerschaft der jeweiligen Hilfeanbieter bleiben, die organisatorische Verantwortung für das GPZ im Sinne der Steuerungsfunktion jedoch beim SpV liegt und vom SpDi wahrgenommen wird.

Der erforderliche Finanzierungsplan, der u. a. eine 30-Wochenstunden-Stelle für eine sozialpädagogische Fachkraft ausweist, die für die Organisation des GPZ und der PSKB verantwortlich ist, wurde im November 2017 vom zuständigen Ausschuss des Landkreises genehmigt. Neben Zuschüssen des Landkreises wird die Finanzierung durch den jeweiligen Träger der PSKB sichergestellt. Zusätzlich wurden für den Standort Winsen externe Spenden eingeworben. Die entsprechende Finanzierung für den Aufbau des zweiten GPZ am Standort Buchholz ist vom Sozialausschuss unter Verweis auf eine Probephase am Standort Winsen bislang nicht bewilligt worden. Hier soll versucht werden, ggf. auch Fördermittel des Landes im Rahmen der Landespsychiatrieplanung einzuwerben. Den beteiligten Institutionen entstehen durch die Inanspruchnahme der vorgehaltenen Räumlichkeiten keine zusätzlichen Kosten.

Alle beteiligten Mitarbeiter verbleiben in der Personalfinanzierung, aber auch in organisatorischen und haftungsrechtlichen Belangen in den Beschäftigungsverhältnissen ihrer jeweiligen Arbeitgeber, lediglich der Arbeitsort wird stundenweise gewechselt. Vertragliche Vereinbarungen müssen für die Nutzung der Räumlichkeiten, für den erforderlichen Datenschutz, für die gemeinsame Nutzung von elektronischer Vernetzung, für das Führen auch von außen einsehbarer Kalender, hinsichtlich der Verbindlichkeit eines Engagements im GPZ sowie der Einhaltung von Qualitätsstandards getroffen werden. Angesichts der langjährig belastungsfähig erprobten Zusammenarbeit mit einem überschaubaren Kreis verlässlicher Kooperationspartner und mit einem pragmatischen Blick auf die Umsetzbarkeit wurde auf ein darüber hinaus gehendes komplexes Regelwerk verzichtet. Das betrifft auch umfängliche Vertragsgestaltungen sowie Mischfinanzierungsmodelle, z. B. unter Einschluss der Rechtskreise SGB V und SGB XII).

Perspektivisch angedacht sind Im Rahmen einer späteren Weiterentwicklung kommen auch die Einbeziehung spezialisierter Angebote für die Bereiche Gerontopsychiatrie, Kinder- und Jugendpsychiatrie in Betracht. Zunächst bleibt zu hoffen, dass der in greifbare Nähe gerückte Aufbau zweier GPZ im Landkreis Harburg einen nachhaltigen Beitrag zur Verbesserung der Versorgung psychisch erkrankter Bürgerinnen und Bürger leisten kann, trialogisch ausgerichtet und klient- statt institutionszentriert.

Kontaktadresse des Autors
Dr. Peter Schlegel
Sozialpsychiatrischer Dienst und Suchtberatung
Landkreis Harburg
Schloßplatz 6
21423 Winsen (Luhe)
p.schlegel@lkharburg.de

Bedürfnisangepasste Behandlung und Offene Dialoge

Volkmar Aderhold

Das finnische Modell der Bedürfnisangepassten Behandlung (*need-adapted treatment*) entstand insbesondere für die Behandlung psychotischer Ersterkrankungen im Rahmen eines längeren Entwicklungsprozesses und wird derzeit in etwa einem Viertel der Regionen Finnlands und in anderen skandinavischen Ländern als Routineversorgung bei Psychosen umgesetzt. Kennzeichnend sind die sofortige und flexible Hilfe, die Einbeziehung der Familien und weiterer Bezugspersonen in der Form sogenannter Therapieversammlungen von Beginn an und möglichst zuhause beim Patienten, eine dezidiert psychotherapeutische Ausrichtung der Behandlung, die personale Kontinuität durch ein multiprofessionelles therapeutisches Team und eine möglichst niedrig dosierte selektive Psychopharmakotherapie. Ungefähr die Hälfte der Patienten nimmt zusätzlich längerfristige Einzeltherapie in Anspruch.

Innerhalb dieses Behandlungsmodells wurde in der Versorgungsregion West-Lappland unter der Leitung von J. Seikkula und inspiriert durch T. Andersen aus Tromsö (Norwegen) die systemische Methodik des Offenen Dialogs entwickelt. Sie ist ausgerichtet auf die sozialen Netzwerke der Patienten, fördert durchaus vielstimmige Dialoge und schafft einen möglichst sicheren Rahmen für einen gemeinsamen offenen Prozess. Darin sind größtmögliche Gleichwertigkeit, gemeinsame Verantwortung und das Aushalten von Unsicherheit unter Vermeidung vorzeitiger Schlussfolgerungen und Entscheidungen leitende Prinzipien. Die flexible Anwendung der Methode des Reflektierenden Teams erwies sich als ausgesprochen hilfreich.

Evaluation durch vergleichende Kohortenstudien zeigte signifikant bessere symptomatische und funktionelle Ergebnisse im Vergleich zur Standardbehandlung, insbesondere eine geringe Hospitalisierungsrate und hohe Integration in bezahlte Arbeit oder Ausbildung.

Die Therapieversammlung als zentrale therapeutische Arbeitsform

Die Therapieversammlung als Begegnung aller wichtigen persönlichen und – wenn vorhanden – professionellen Bezugspersonen des Patienten bzw. Klienten stellt die zentrale therapeutische Arbeitsform dar. Sie sollte möglichst die erste professionelle Reaktion auf eine Krise darstellen und im Behandlungsverlauf immer dann stattfinden, wenn ein Teil der Beteiligten dies für sinnvoll erachtet. In psychotischen Krisen von Ersterkrankten ist dies in den ersten 7–10 Tagen oft täglich, später sehr viel weniger, ca. 5–7 mal im Jahr der Fall.

Zunächst kommt jeder Anwesende zu Wort. Gelingt es den Professionellen, respektvoll zu sein und ausreichende emotionale Sicherheit zu gewährleisten, entsteht dann – am leichtesten durch die Praxis des reflektierenden Teams – ein gemeinsamer dialogischer Prozess. Bisher Ungesagtes kommt jetzt oft zur Sprache, z. B. durch den psychotischen Patienten. Die Krise erscheint bald in einem neuen Licht, ein vertieftes Verständnis wird möglich, und konfliktreiche Beziehungen beginnen sich oft konstruktiv zu verändern. Auch das individuelle Behandlungssetting wird gemeinsam überlegt und möglichst konsensuell entschieden. Am Ende werden die erörterten Themen und eventuell getroffenen Entscheidungen zusammengefasst. Die Therapieversammlung hat damit gleichzeitig eine informative, diagnostische und therapeutische Funktion.

Der Fokus dieser Netzwerkgespräche liegt primär auf der Förderung von Dialogen, in denen jeder gehört werden kann, damit neue psychologische Bedeutungen von Symptomen und eine gemeinsame Erfahrung dieses Prozesses entstehen. Mitglieder des therapeutischen Teams reagieren dazu aus ihrem gesamten körperlichen Sein heraus und sind aufrichtig daran interessiert, was jede einzelne Person im Raum zu sagen hat. Sie vermeiden dabei jede Anmutung, dass jemand etwas Falsches gesagt haben könnte. Meistens sind ihre Antworten weitere Fragen, die auf dem aufbauen, was der Patient und seine Familienmitglieder bereits gesagt haben. Indem das Team die Alltagssprache der Klienten verwendet und aufgreift, erleichtern die Fragen der Teammitglieder das Erzählen der Erfahrungen auf eine Art, in der die alltäglichen Details und die von den Ereignissen hervorgerufenen problematischen Emotionen enthalten sind. Indem sie dann die übrigen Netzwerkmitglieder um Kommentare zu dem Gesagten bitten, helfen die Teammitglieder, ein vielstimmiges Bild des Ereignisses entstehen zu lassen. Wenn dieser Prozess den Netzwerkteilnehmern ermöglicht, ihre jeweilige eigene Stimme zu finden, können sie sich selbst gegenseitig Antworten geben. Alle Anwesenden erzeugen dadurch einen gemeinsamen Sprachraum zur Annäherung des Verständnisses der benutzten Worte. Im Gesprächsverlauf sollte das Team die Dialoge und Sichtweisen im Sinne des Reflektierenden Teams kommentieren.

Durch diese Dialoge über Schwierigkeiten und Probleme entsteht die Erfahrung von Handlungsfähigkeit im eigenen Leben. Vorschnelle Schlussfolgerungen und Entscheidungen über die Behandlung werden so vermieden. Die Professionellen werden mit ihren Fähigkeiten vor allem zu Helfern, Dialoge zu fördern.

Wirklichkeit, Wahrheit und Selbst werden als Ergebnis sozialer und kultureller Prozesse aufgefasst. Sprache bildet dabei nicht Wirklichkeit ab, sondern bringt diese hervor. Verschiedene Wahrheiten sind damit unausweichlich. Es kann demnach immer nur eine vorübergehende subjektive oder situativ gemeinsam empfundene Wahrheit entstehen. Sie entsteht durch Bezogenheit, Engagement und Hingabe in einem dafür geeigneten Kontext. Diese polyphone Wahrheit braucht viele gleichzeitige Stimmen. Menschliche Begegnungen werden als grundsätzlich einzigartig und einmalig aufgefasst, so dass sich in jedem wahrhaft dialogischen Gespräch immer wieder neue Begegnungen (sog. Begegnungsmomente) und Wege des Miteinanders eröffnen können.

Therapieversammlungen werden üblicherweise auch in späteren Phasen der Therapie aufrechterhalten. Sie dauern meist 1,5 Stunden, bei Bedarf auch länger, im Verlauf eher kürzer. Sie finden auf Wunsch der Beteiligten statt und möglichst immer zu Zeitpunkten wesentlicher Veränderungen und Entscheidungen. Sie sind besonders wichtig für die Integration und die Kontinuität des Behandlungsprozesses, wenn es zu Veränderungen im Leben des Patienten oder der Familie kommt, zu personellen Änderungen im therapeutischen Team oder zu Veränderungen der therapeutischen Methode oder der Einrichtung. Bei komplizierten Problemlagen werden – möglicherweise auch nur vorübergehend – auch weitere Teammitglieder hinzugezogen. In den unterschiedlichen Regionen wird entweder mit fallspezifisch zusammengestellten oder relativ festen Teams und darin jeweils zwei kooperierenden Mitarbeitern gearbeitet. In jedem Fall kommt der bestmöglichen Passung zwischen den Professionellen, dem Patienten und möglichst allen Familienmitgliedern eine hohe Bedeutung zu.

Therapeutische Prinzipien

Aus der projektbegleitenden Handlungsforschung zur Effektivitäts- und Prozess-Evaluation wurden in Westlappland die im Folgenden beschriebenen sieben therapeutischen Prinzipien abgeleitet (SEIKKULA u. ALAKARE, 2007).
1. *Sofortige Hilfe:* Ein Anruf – von wem auch immer – genügt, und eine Therapieversammlung kann innerhalb von 24 Stunden, bei Einverständnis in der Wohnung des Klienten bzw. der Familie stattfinden. Niedrigschwelligkeit und Frühintervention unter Nutzung aller verfügbaren Ressourcen sind so essentiell für das therapeutische Gelingen, dass das System ganz auf die Sicherstellung dieses Prinzips ausgerichtet ist. Die Wirksamkeit eines psychotherapeutischen Zugangs erhöht sich dadurch deutlich, und die Notwendigkeiten von Medikation und Hospitalisierung sinken. Ein Krisendienst im Hintergrund erleichtert die Arbeit und senkt die Hospitalisierungsrate weiter. Auch im späteren Verlauf bleibt diese Reaktionsflexibilität und Frühintervention bei Krisen essentiell.
2. *Einbeziehen des sozialen Netzwerkes:* Von Beginn an, auch wenn der Patient akut psychotisch ist, werden die Familie und wichtige verfügbare Bezugsper-

sonen einbezogen. Grundsätzlich wird das persönliche Netzwerk des Patienten als eine potentielle Ressource bewertet und so weit wie möglich nutzbar gemacht. Auch ehemalige professionelle Helfer sollten – wenn möglich – schnell eingeladen werden. Will der Patient nicht an der Sitzung teilnehmen, wird entschieden, ob das Treffen trotzdem durchgeführt bzw. fortgesetzt wird. In diesem Falle wird der Patient davon informiert, möglicherweise wird ihm die Sitzung durch eine geöffnete Tür hörbar gemacht. Er kann jedoch jederzeit direkt teilnehmen, wenn er dies möchte. Während dieser Sitzung ohne den Patienten fallen möglichst keine Entscheidungen, die den Patienten betreffen. Falls Gefahrenmomente deutlich werden, so dass die Professionellen sich doch zum Handeln gezwungen sehen, wird der Patient zuvor davon informiert. Im Laufe des Behandlungsprozesses können weitere Personen wichtig werden. Dann werden beispielsweise auch Lehrer, Arbeitgeber, Vertreter von Arbeitsämtern usw. zeitweise in die Therapieversammlungen eingeladen. Dabei kann der Ort der Versammlungen so wechseln, wie es günstig erscheint.

3. *Flexible Einstellung auf die Bedürfnisse:* Jeder Fall wird als einmalig angesehen, deshalb gibt es keine standardisierte Behandlung oder festgelegten Behandlungsprogramme. Alle Therapiemethoden müssen an die Sprache und Lebensweise, die individuellen Möglichkeiten und Interessen des Patienten sowie seiner Familie angepasst werden. Insbesondere sollten innere oder äußere Sitzungsroutinen vermieden werden. Die Flexibilität von Ort und Frequenz der Sitzungen gehört ebenfalls dazu. Es wird daher immer nur die nächste Sitzung vereinbart.

4. *Gemeinsame Verantwortung:* Das psychiatrische System übernimmt die Verantwortung für die Organisation einer ersten Therapieversammlung nach einem Hilferuf. In diesem Treffen wird festgelegt, wer zu dem längerfristig verantwortlichen Team gehört. Bei komplexen Problemlagen sind es Mitarbeiter aus unterschiedlichen Einheiten des Systems, z. B. zusätzlich der Suchtabteilung oder des Sozialamtes. Alle Teammitglieder kümmern sich um das Einholen der erforderlichen Informationen, damit die bestmöglichen Entscheidungen getroffen werden können. Bereits mit der ersten Therapieversammlung wird das Behandlungsteam Teil des Problemsystems, auch im eigenen Selbstverständnis, und bleibt für die gesamte Dauer der Behandlung verantwortlich (SEIKKULA, 2002). Themen der Behandlungstreffen werden nicht vorab geplant, sondern in der Sitzung gemeinsam entschieden. Auch das gesamte Behandlungssetting wird von allen Beteiligten gemeinsam entwickelt. Der langfristige Prozess soll optimalerweise eine Ko-Evolution von Professionellen und privatem Netzwerk darstellen. So entsteht ein Denken in Prozessen und nicht in Maßnahmen.

5. *Psychologische Kontinuität:* Therapieabbrüche oder Therapeutenwechsel sollen so weit wie möglich vermieden werden. Unterschiedliche angewandte

Therapiemethoden werden über die Therapieversammlungen in den Gesamtprozess integriert; z. B. nehmen Einzelpsychotherapeuten möglichst zu Beginn der Therapie und wiederholt im Verlauf an diesen Sitzungen teil. In dieser Situation bleiben sie die Vertrauten des Patienten. Der potentielle Zeitrahmen bei psychotischen Krisen umfasst fünf Jahre, eventuell auch länger; 60 % der Behandlungen sind jedoch bereits nach zwei Jahren abgeschlossen.

6. *Aushalten von Unsicherheit:* Diagnosen und Krankheitskonstrukte sind Prozeduren, die vermeintliche Sicherheiten schaffen. Um ein vertieftes Verstehen und einen ko-evolutiven Prozess zu ermöglichen, sollten die Professionellen auf vorschnelle Festlegungen (Diagnosen) und damit auf gewohnte Sicherheit so weit wie möglich verzichten. Verfrühte Entscheidungen und Schlussfolgerungen können vermieden werden, wenn die Beteiligten Vertrauen in einen gemeinsamen, noch unbekannten Prozess gewinnen. Jede behutsame Schlussfolgerung und gemeinsame Entscheidung, die als sinnvoll und hilfreich erlebt wird, stärkt dieses Vertrauen. Das Ertragen von Unsicherheit und von unterschiedlichen Sichtweisen auf beiden Seiten wird durch eine als sicher erlebte Situation erleichtert. In Krisen ist dies oft durch tägliche Behandlungstreffen zu gewährleisten. Mehr Sicherheit entsteht auch, wenn jeder gehört wird und seinerseits alle übrigen Beteiligten mit ihren Ideen hört. Die Transparenz unterschiedlicher Einschätzungen bei den Professionellen durch das »Reflektierende Team« (ANDERSEN, 1990) und die Erfahrung einer Klärung im Prozess können das Vertrauen der zuhörenden Klienten in den Prozess erhöhen und als Modell wirken. Bei größeren Differenzen innerhalb der Familie können einzelne Mitglieder des therapeutischen Teams beispielsweise auf individuelle Familienmitglieder mit besonderer Empathie fokussieren und deren Position in der Reflexion repräsentieren.

7. *Förderung des Dialogs (Dialogik):* Der Schwerpunkt therapeutischer Konversation liegt auf der Förderung von offenen Dialogen in und mit der Familie sowie dem sozialen Netzwerk. Offene Dialoge entstehen eher durch eine Veränderung des eigenen Handelns im Team als durch Versuche, die Klienten zu verändern. Die Art des Denkens, die Einstellung und die Begegnung sind wichtiger als die Methoden. Dialoge werden als gemeinsames Nachdenken aufgefasst. In ihnen werden unterschiedliche Erfahrungen und Wirklichkeitskonstruktionen in einen Bezug zueinander gebracht, um Differenzen und Annäherungen, Missverständnisse und möglicherweise Klärungen zu erzeugen. Möglicherweise kommen die Dialogpartner zu einem neuen gegenseitigen Verständnis. Dadurch kann eine größere Kompetenz für die eigene Lebensgestaltung entstehen, nicht jedoch durch Instruktionen zu gezielten Veränderungen. Der Raum für neue Bedeutungen entsteht dabei nicht in jedem Einzelnen, sondern im interaktionellen Raum zwischen den Gesprächsteilnehmern während der dialogischen Praxis. Jede neue Antwort

kann die vorhandenen Bedeutungen verändern, insofern ist der Dialog offen und niemals abgeschlossen. Nicht endgültige Beschreibungen oder Erklärungen sind das Ziel, sondern der Dialog selbst ist ein gegenseitiges Handeln, das Subjekt-Subjekt-Beziehungen erzeugt, die auch die Therapeuten einbeziehen. Für Seikkula ist das »wechselseitige Erstaunen«, die Bereitschaft, sich immer wieder »erstaunen« zu lassen, von zentraler Bedeutung. Das gesprochene Wort informiert nicht nur den anderen, sondern formt auch die Bewusstwerdung der eigenen Erfahrung. Oft befinden sich die Menschen in anfänglichen Therapieversammlungen in extremen Lebenssituationen mit tiefen emotionalen Erfahrungen. Am Beginn steht oft ein Gefühl der Ohnmacht und Hoffnungslosigkeit, das jedoch zugelassen werden darf und eine Chance sein kann, um dann ein Gemeinschaftsgefühl zu entwickeln. Auch Therapeuten können mit intensiven Gefühlen reagieren und bewegen sich in einem Feld jenseits therapeutischer Technik.

Eine anschauliche Darstellung des therapeutisch-technischen Vorgehens findet sich in SEIKKULA u. ARNKIL, 2007, S. 80 ff.

Einsatz von Psychopharmaka und Integration verschiedener Therapieformen

Antipsychotische Medikamente werden nur selektiv und dann in möglichst geringer Dosierung eingesetzt. Eine neuroleptische Medikation soll bei Ersterkrankten in den ersten drei bis vier Wochen ganz vermieden werden. Im Fall von Ängsten und bei Schlafstörungen sind Benzodiazepine die Mittel der ersten Wahl. Neuroleptika werden, wenn dann noch erforderlich, erst später und in geringer Initialdosierung gegeben, die nötigenfalls allmählich erhöht wird. Bei Nebenwirkungen wird üblicherweise die Dosierung gesenkt. Die Einnahme von Neuroleptika ist in der Regel mit Ambivalenz und Unsicherheit verbunden und soll daher zunächst in mehreren Therapieversammlungen besprochen werden, bevor eine Entscheidung getroffen wird. Patienten, die in der ersten psychotischen Krise keine Neuroleptika benötigen, können in der Regel auch in weiteren Krisen auf sie verzichten. Im Rahmen des finnischen API-Projekts in fünf Modellregionen konnten 42 % der ersterkrankten psychotischen Patienten in den ersten zwei Jahren und 51 % in den dann folgenden drei Jahren ohne Neuroleptika behandelt werden. Die neuroleptikafrei behandelbaren Patienten zeigten dabei besonders gute Behandlungsergebnisse (LEHTINEN et al., 2000; ALANEN, 2001; ADERHOLD et al., 2003).

Die zusätzlichen therapeutischen Zugänge sollen sich gegenseitig ergänzen anstelle eines »Entweder-oder«-Vorgehens. Die Hälfte der psychotischen Klienten nehmen im Verlauf zusätzlich eine Einzeltherapie in Anspruch, die je nach den regionalen Gegebenheiten eine unterschiedliche methodische Orientierung haben kann (z. B. psychodynamisch oder kognitiv-behavioral). Hinzu kommen sollten möglichst Kunsttherapie und arbeitstherapeutische Begleitung als *training on the job*. Gruppentherapien werden derzeit selten praktiziert. Die Fokussierung der personellen Ressourcen liegt eindeutig auf den psychotherapeutisch bedeutsamen Kerninterventionen, ein versorgungspolitisch wesentlicher Grundsatz. Das schwedische multizentrische *Parachute*-Projekts unter der Leitung von Johan Cullberg nutzte zusätzlich – als Alternative zur Krankenhaus-Akutstation – erfolgreich kleine Krisenwohnungen (CULLBERG et al., 2006; CULLBERG, 2008).

Evaluation des bedürfnisangepassten Behandlungsansatzes und des Offenen Dialogs

In finnischen und schwedischen Projekten sind Studien zur Evaluation der Behandlung durchgeführt worden. Bei meist geringer Studiengröße (N=30 bis 106, alle Ersterkrankten mit Schizophrenie-Diagnose[1] bzw. erster psychotischer Episode im Untersuchungszeitraum in einer oder mehreren Versorgungsregionen) und einigen anderen methodischen Problemen (keine Fremdratings, keine randomisierte Kontrollgruppe) geben die Ergebnisse doch starke Hinweise auf eine deutliche Überlegenheit des Ansatzes gegenüber traditionellen Behandlungsmethoden. So fanden sich in Zwei- und Fünf-Jahres-Katamnesen bei den so behandelten Personen unter anderem:
- insgesamt geringere psychotische Symptome,
- seltener psychotische Restsymptomatik, d. h. mehr vollständige Remissionen
- Symptomfreiheit beim überwiegenden Teil der Patienten (bis mehr als 80 %) fünf Jahre nach Behandlungsbeginn,
- deutlich kürzere stationäre Behandlungen,
- bessere psychosoziale Funktionsfähigkeit,
- ein höherer Anteil mit voller Erwerbsfähigkeit,
- seltenere Therapieabbrüche (Absenkung auf bis zu 5 % über fünf Jahre),
- Neuroleptikafreiheit bei 40 bis 70 Prozent der Patienten während der gesamten Behandlungsdauer mit dann besserer Symptomatik und Verlauf,
- in den übrigen Fällen erheblich geringere Dosierungen.

---

[1] Wir benutzen den Terminus »Schizophrenie« aus Konvention und um wissenschaftliche Studien zitieren zu können. Schizophrenie ist jedoch ein Konstrukt unbekannter Gültigkeit (Validität) und seine Diagnostik von nur moderater Zuverlässigkeit (Reliabilität). Auch ist der stigmatisierende Effekt dieser Diagnose groß.

Die Methodik des Offenen Dialogs scheint anderen systemischen Methoden geringgradig überlegen zu sein. Dieses Ergebnis wird jedoch auch durch die längere Erfahrung der Teams überlagert. Eine ausführliche Darstellung der Forschungsergebnisse geben LEHTINEN (1993, 1994), ADERHOLD et al. (2003), CULLBERG (2008), CULLBERG et al. (2006) sowie SEIKKULA et al. (2003, 2006).

Auch für depressive Störungen wird der Ansatz derzeit in einer Langzeitstudie evaluiert und scheint hier genauso erfolgreich zu sein. Von einer Übertragbarkeit der Grundsätze auf andere Störungsbilder ist auszugehen, evtl. unter Ergänzung störungsspezifischer Therapieelemente.

Der Fokus auf Familien und soziale Netzwerke von Anfang an und auf das gemeinsame Verstehen und Bewältigen der ersten Krise erleichtern offensichtlich deutlich mehr Familien den Zugang zum therapeutischen System. Gemeinsam mit Glaubwürdigkeit und kooperativer Grundhaltung erhöhen sie die Akzeptanz des Modells und der darin arbeitenden Menschen durch die Klienten und ihre Familien, ablesbar an einer Verringerung der Abbruchraten auf 18 % bzw. 5 % über fünf Jahre und einer hohen Wirksamkeit (s. o.).

Statt lediglich mit Familien wird – wenn möglich – mit sozialen Netzwerken gearbeitet, um die Ressourcenorientierung zu verstärken und bei sehr aufgeladener Familiendynamik die Beteiligten zu entlasten. Daraus resultiert eine deutliche Erleichterung der Arbeit.

Die Bedürfnisangepasste Behandlung ist ein Modell der psychiatrischen Primär- und Basisversorgung und umfasst (potentiell) die gesamte Versorgung einer gemeindepsychiatrischen Region. Eine unnötige Ghettoisierung wird vermieden. Flexible Akutteams ermöglichen maximale Lebensfeldorientierung und die Arbeit innerhalb des natürlichen Sozialraums. Soziale Inklusion und natürliche Beziehungen zu *Peers* werden so weit wie möglich aufrechterhalten. Das Ausmaß an Stigmatisierung durch die Psychiatrie bleibt gering. Die Hinzuziehung psychiatrischer Krisenteams wird im Laufe der Jahre zur Normalität: Ca. 30 % der Bevölkerung in West-Lappland haben in den zurückliegenden zwanzig Jahren schon an Therapieversammlungen teilgenommen.

Auf diesem Hintergrund erstaunt es nicht, dass das bedürfnisangepasste Behandlungsmodell durch die kumulative Wirkung der genannten Einzelfaktoren und verstärkt durch langjährige therapeutische Kompetenz und Sicherheit der Behandlungsteam deutlich bessere Ergebnisse als die üblichen Behandlungsformen erzielt. Das Vorgehen besitzt aus der Perspektive von Betroffenen, Angehörigen und Professionellen ein hohes Maß an erfahrungsgeleiteter Plausibilität, so dass neben der wissenschaftlichen Evidenz (der lediglich die – gemeindepsychiatrisch über viele Jahre kaum umsetzbare – Randomisierung fehlt) und der hohen persönlichen und strukturellen Ethik des Ansatzes die entscheidende Trias von Evidenz, Erfahrung und Ethik (THORNICROFT et al., 2009) erfüllt ist.

Literatur

ADERHOLD, V., ALANEN, Y., HESS, G., HOHN, P. (Hrsg.) (2003). Psychotherapie der Psychosen. Integrative Behandlungsansätze aus Skandinavien. Gießen: Psychosozial Verlag.

ALANEN, Y. O. (2001). Schizophrenie – Entstehung, Erscheinungsformen und bedürfnisangepaßte Behandlung. Stuttgart: Klett-Cotta.

ANDERSEN, T (1990). Das reflektierende Team. Dialoge und Dialoge über Dialoge. Dortmund: Verlag Modernes Lernen.

CULLBERG, J. (2008). Therapie der Psychosen. Ein interdisziplinärer Ansatz. Bonn: Psychiatrie-Verlag.

CULLBERG, J., MATTSSON, M., LEVANDER, S. et al (2006). Treatment costs and clinical outcome for first episode schizophrenia patients: a 3-year follow-up of the Swedish »Parachute Project« and Two Comparison Groups. Acta Psychiatrica Scandinavica, 108 (10), 274–281.

LEHTINEN, K. (1993). Need-adapted treatment of schizophrenia – a 5-year follow-up study from the Turku Project. Acta Psychiatrica Scandinavica, 87, 96–101.

LEHTINEN, K. (1994). Need-adapted treatment of schizophrenia: family interventions. British Journal of Psychiatry, 164 (suppl. 23), 89–96.

LEHTINEN, V., AALTONEN, J., KOFFERT, T. et al. (2000). Two-year outcome in first episode psychosis treated according to an integrated model. Is immediate neuroleptisation always needed? European Psychiatry, 15, 312–320.

SEIKKULA, J. (2002). Die Kopplung von Familien und Krankenhaus. In N. GREVE, T. KELLER (Hrsg.), Systemische Praxis in der Psychiatrie (S. 303–321). Heidelberg: Carl-Auer-Systeme.

SEIKKULA, J., AALTONEN, J., ALAKARE, B., HAARAKANGAS, K. (2006). Five-years experiences of first-episode nonaffective psychosis in open-dialogue approach: Treatment principles, follow up outcomes, and two case studies. Psychotherapy and Research, 16, 214–228.

SEIKKULA, J., ALAKARE, B., AALTONEN, J., HOLMA, J., RASINKANGAS, A., LEHTINEN, V. (2003). Open Dialogue approach: Treatment principles and preliminary results of a two-year follow-up on first episode schizophrenia. Ethical Human Sciences and Services, 5 (3), 163–182.

SEIKKULA, J., ALAKARE, B. (2007). Offene Dialoge. In P. LEHMANN, P. STASTNY (Hrsg.), Statt Psychiatrie 2 (S. 234–249). Berlin : Antipsychiatrie Verlag.

SEIKKULA, J., ARNKIL, T. E. (2007). Dialoge im Netzwerk. Neue Beratungskonzepte für die psychosoziale Praxis. Neumünster: Paranus Verlag.

THORNICROFT G, TANSELLA M. Better mental health care. Cambridge: Cambridge University Press, 2009

Kontaktadresse des Autors
Dr. Volkmar Aderhold
volkmar.aderhold@uni-greifswald.de

4
Aktuelle Berichte und Stellungnahmen

Auszüge aus der SPD-CDU-Koalitionsvereinbarung für die 18. Wahlperiode des Niedersächsischen Landtags 2017 bis 2022[1]

Auszug aus dem Abschnitt Soziales (S. 59-62)

3. Gesundheit

(...)
Die Aufklärung und Beratung über die Gefahren und den Missbrauch von Drogen soll unvermindert fortgesetzt werden. Wir wollen dabei auch die Prävention und Aufklärungsarbeit über die Gefahren und Entwicklungen im Bereich der nicht stoffgebundenen Süchte einbeziehen. Wir lehnen die Freigabe von sogenannten »weichen Drogen« ab.

a) Krankenhäuser

(...)
Die Herausforderungen des Pflegepersonals bei der Betreuung und Versorgung von Demenzkranken, die mit einer Akuterkrankung im Krankenhaus sind, sollen bei der Personalbemessung berücksichtigt werden. Dafür werden wir mit den Kostenträgern Modellprojekte entwickeln, um die Betreuung von Demenzkranken im Krankenhaus zu verbessern.
(...)

b) Psychiatrie

Psychosoziale Probleme stellen ein wachsendes Risiko für die körperliche und seelische Gesundheit der Menschen dar.
Wir werden für kranke Menschen im Alltag Selbsthilfe und bürgerschaftliches Engagement stärken und dabei die präventive Arbeit gemeinwohlorientierter

---

[1] https://www.ndr.de/nachrichten/niedersachsen/landtagswahl_2017/Der-Koalitionsvertrag-zum-Download,groko232.html (letzter Zugriff: 22.03.2018)

Träger und Vereine stärker einbeziehen. Psychiatrische und psychotherapeutische Fachdienste sollen zu festen Bestandteilen der sozialen und gesundheitlichen Infrastruktur einer Region werden. Ziel ist ein flächendeckendes, wohnortnahes und bedarfsgerecht ausgestaltetes, flexibles Netz von leicht zugänglichen Angeboten, die von akuter Krisenintervention über langfristige Betreuung bis zu komplexen Hilfen reichen.

Wir werden die Umsetzung des 2016 veröffentlichten, auf zehn Jahre angelegten Landespsychiatrieplans Niedersachsen unter besonderer Berücksichtigung der Bildung von Versorgungsregionen zielorientiert vorantreiben. Der Kern einer wohnortnahen Versorgung sollen Gemeindepsychiatrische Zentren werden. Zu ihren Aufgaben gehört ein mobiler interdisziplinärer Krisen- und Notfalldienst, der gemeinsam mit der zuständigen Klinik auf Regionsebene täglich rund um die Uhr zur Verfügung steht.

Eine Landesstelle Psychiatriekoordination soll die Kooperation und Vernetzung, Planung und Steuerung der psychiatrischen Versorgung in den Kommunen und auf Landesebene unterstützen. Sie wird die Geschäfte des Landesfachbeirates Psychiatrie führen und eine Berichterstattung nach einheitlichem Verfahren für den Einsatz in den Kommunen und auf Landesebene gewährleisten.

Die Förderung von Partizipation und Selbsthilfe dient vorrangig zur Umsetzung des Landespsychiatrieplans. Wir werden die Interessenvertretung der Selbsthilfe Psychiatrie-Erfahrener und ihrer Angehörigen in kommunalen Verbünden und landesweiten Koordinationsgremien stärken.

Mobile multiprofessionelle Teams zur Krisenintervention und Notfallhilfe können Klinikeinweisungen und Zwangsunterbringungen in vielen Fällen vermeiden. Zu diesem Zweck unterstützen wir den Aufbau Gemeindepsychiatrischer Zentren, in denen Sozialpsychiatrische Dienste mit psychiatrischen Versorgungskliniken und weiteren Leistungserbringern in der Akut- und Regelversorgung kooperieren.

Zur Stärkung der landesweiten und kommunalen Koordination und Steuerung soll die Psychiatrieberichterstattung intensiviert werden.

Das Niedersächsische Gesetz über Hilfen und Schutzmaßnahmen für psychisch Kranke (NPsychKG) soll novelliert werden.

Wir wollen die Stärkung der Selbsthilfe für kranke Menschen im Alltag sowie die präventive Arbeit gemeinwohlorientierter Träger und Vereine stärker einbeziehen.

Wir streben eine Novellierung des Gesetzes zur Behandlung und Unterbringung psychisch gestörter Gewalttäter (Therapieunterbringungsgesetz – ThUG) an.

Auszug aus dem Abschnitt Justiz (S. 45 – 47)

7. Justizvollzug

SPD und CDU bekennen sich zu einem personell und sächlich gut ausgestatteten Justizvollzug. Hierzu gehört u. a. eine ausreichende Anzahl an Haftplätzen, an Ausbildungs- und Arbeitsmöglichkeiten für Gefangene sowie motiviertes und qualifiziertes Personal. Für die Bediensteten im Justizvollzug wollen wir die Zulage erhöhen.

Mit mehr Präventionsarbeit, wirksamen Sanktionen und eigenem Personal wollen wir der politischen oder religiösen Radikalisierung in den Justizvollzugsanstalten entgegenwirken. Wir wollen das Justizvollzugsgesetz mit dem Ziel der Bündelung aller Aspekte der Resozialisierung weiterentwickeln. Die Haftzeit soll für Schul- und Berufsabschlüsse genutzt werden können. Wir streben eine bessere Eingliederung von Strafgefangenen in die Systeme der Sozialversicherung an.

Unser Ziel ist es, das Leben im Vollzug weitestgehend an allgemeine Lebensverhältnisse anzupassen. Der offene Vollzug sowie vollzugslockernde Maßnahmen sollen vor der Entlassung weiterhin angewendet werden, soweit dem keine negative Prognose im Einzelfall entgegensteht.

Die Bedeutung der Anlaufstellen der freiwilligen Straffälligenhilfe erkennen wir an und wollen deren Förderung sowie das Projekt »Geldverwaltung statt Ersatzfreiheitsstrafe« ausbauen.

Wir wollen ein integriertes Konzept für eine umfassende Betreuung der Verurteilten im Sinne eines Fallmanagements, welches insbesondere die medizinische, psychiatrische und psychosoziale Versorgung sicherstellt. Wir wollen auch die Vernetzung der Sozialarbeit und des Ambulanten Justizsozialdienstes (AJSD) verbessern.

Entlassene rückfallgefährdete Sexualstraftäter werden wir zum Schutz der Öffentlichkeit eng begleiten. Dazu wollen wir psychotherapeutische Fachambulanzen erproben und das Projekt der Medizinischen Hochschule Hannover »Ich will kein Täter werden« ausbauen. Wir werden im Niedersächsischen Justizvollzugsgesetz den Einsatz der elektronischen Fußfessel für die Fälle des geplanten Verlassens der Anstalt ermöglichen.

Wir prüfen, ob ein Bedarf für den Ausbau der Videoüberwachung in allgemeinen Haftträumen bei Suizidgefahr und zum Schutz der Bediensteten besteht, der über die bestehenden Regelungen hinausgeht. Den Handel mit und den Konsum von Drogen in den Justizvollzugsanstalten wollen wir konsequent bekämpfen. Wir setzen uns für eine angemessene Sanktionierung ein.

8. Maßregelvollzug und Therapieunterbringungsgesetz

Wir werden prüfen, in welchem Bereich die Zuständigkeit für den Maßregelvollzug sowie für das Therapieunterbringungsgesetz dauerhaft liegen soll. Dabei werden wir die Regelungen und Erfahrungen in anderen Bundesländern auswerten und berücksichtigen.

Der Ausschuss für Angelegenheiten der psychiatrischen Krankenversorgung des Landes Niedersachsen – Bericht über die Arbeit des Psychiatrieausschusses im Jahre 2017

Norbert Mayer-Amberg

Psychiatrisch-psychotherapeutisches Handeln hat sich ständig einer Fülle von Herausforderungen zu stellen, wofür eine Orientierung an ethischen Grundsätzen, an den Bedürfnissen der Betroffenen und ihren Angehörigen, aber auch an gesellschaftlichen Normen gegeben sein muss. Zu den zentralen Aufgaben von Politik gehört dabei die Gestaltung eines Rahmens, in dem sich eine Versorgungslandschaft entfalten kann, die sich an den Bedürfnissen der Betroffenen ausrichtet. Die Arbeit des Niedersächsischen Psychiatrieausschusses und seiner Besuchskommissionen steht dabei für gesellschaftliche Verantwortungsübernahme, offenen Austausch, Transparenz, Öffentlichkeit, Kontrolle und kritische Begleitung – ein Stück gelebte Demokratie. Sie ist damit ein wichtiges Instrument zur Weiterentwicklung der Psychiatrie und Psychotherapie und ihrer Verankerung in der Gesellschaft. Sie dient den Mitmenschen, die aufgrund einer psychischen Erkrankung oder Behinderung zu den schwächsten und schutzbedürftigsten Mitgliedern unserer Gesellschaft zählen.

Die erfolgreiche Arbeit des Psychiatrieausschusses und der Besuchskommissionen wird erst möglich durch die hohe Bereitschaft der Mitglieder zu ehrenamtlichem Einsatz, sowie der Heterogenität und damit verbundener »Multidisziplinarität« ihrer Mitglieder, die verschiedene Kenntnisse, Erfahrungen und Blickwinkel vereint. Erfolgreiche Einflussnahme mit der Folge nachhaltiger Verbesserungen ist häufig nur durch beharrlichen Druck auf die zuständigen Behörden und auf die Einrichtungen selbst zu erreichen. Eine weitere wichtige Funktion des Psychiatrieausschusses ist die Beratung der Politik, damit die gewonnenen Erkenntnisse zur Versorgungsqualität und zu Patientenrechten auch in die Gesetzgebung eingehen können.

Die Tätigkeit der Besuchskommissionen umfasst Gespräche mit Betroffenen, Beratung der Mitarbeiter*innen der aufgesuchten Einrichtungen sowie kritische Rückmeldungen an die Verantwortlichen. Problembereiche werden erörtert und Veränderungsmöglichkeiten aufgezeigt, aber auch positive Ansätze in der Betreuung der Betroffenen gewürdigt und bestärkt. Grundlagen für die ehrenamtliche Arbeit des Psychiatrieausschusses (PA) und der Besuchskommissionen (BK) sind vor allem der § 30 NPsychKG und die Gremienverordnung. Zur Erfüllung seiner Aufgaben standen dem PA bisher sechs Besuchskommissionen zur Seite, fünf regionale und eine besondere, landesweite BK für den Maßregelvollzug. Sie werden künftig ergänzt um eine weitere BK für Dienste und Einrichtungen der Betreuung von Kindern und Jugendlichen.

Einmal jährlich sollten Krankenhäuser und Einrichtungen, wie z. B. Wohn- und Altenheime sowie Sozialpsychiatrische Dienste, aber auch Einrichtungen der Kinder- und Jugendhilfe, soweit sie den von § 1 Nr. 1 NPsychKG erfassten Personenkreis betreuen, von den Besuchskommissionen besucht werden. Im Falle eines festgestellten Mangels bei einem Einrichtungsbesuch hat die Besuchskommission darauf hinzuwirken, dass dieser unverzüglich abgestellt wird. Hierzu kann sie das Fachministerium und die Behörde, deren Aufsicht die besuchte Einrichtung untersteht, unterrichten und um Mitwirkung ersuchen. Der Psychiatrieausschuss wird in einem Bericht über festgestellte Mängel sowie über Möglichkeiten, die Behandlung und Betreuung des betroffenen Personenkreises zu verbessern, informiert und zur Mitwirkung aufgefordert. Aufgabe des PA ist es dann, die zuständigen Behörden über festgestellte Mängel in Kenntnis zu setzen und darauf hinzuwirken, dass diese beseitigt werden (§ 6 Abs. 1 Ziff. 3 GremienVO).

Die Besuchskommissionen sahen sich 2017 erneut mit einigen wenigen recht kritischen Fällen konfrontiert, bei denen die Einschaltung der Behörden und eine direkte Mängelrüge gegenüber den Trägern notwendig erschienen. Ein häufig auftretendes Problem in den Kliniken ist der Personalmangel. Die Kombination aus Personalmangel und Überbelegung, verbunden mit einem unzureichenden therapeutischen Angebot, mangelnder Verfügbarkeit von Sozialarbeit und Ergotherapie sowie fehlenden Konzepten zu einer Überleitung bzw. Entlassung ins häusliche Umfeld und in eine geeignete ambulante Behandlung, stehen einem gelingenden Heilungs- und Reintegrationsprozess entgegen.

Die Versorgungssituation in etwa einem Viertel der besuchten Heimeinrichtungen war 2017 kritisch zu bewerten. Neben baulichen Mängeln waren auch hier vor allem eine unzureichende Personalausstattung und ein inadäquater Umgang bei der Durchführung von Fixierungsmaßnahmen zu beanstanden. Kritisch zu sehen ist aus der Sicht des PA der seit Jahren in Niedersachsen weiter fortschreitende ungesteuerte Ausbau von Heimeinrichtungen für psychisch erkrankte Menschen, der dazu führt, dass hierzulande zunehmend Betroffene auch aus anderen Bundesländern untergebracht werden. Das Ziel einer gemeindenahen bzw. wohnortzentrierten Versorgung wird hier konterkariert. Der weitere ungeregelte Aufbau von Heimkapazitäten für Menschen mit psychischen Erkrankungen sollte daher begrenzt werden; dies gilt insbesondere für eine Erweiterung der Kapazitäten geschlossener Unterbringung. Dringend notwendig ist hier eine »Heimenquete«, die bereits seit mehreren Legislaturperioden ohne Resultat eingefordert wird.

Zu den anderen Themen, die 2017 im Ausschuss diskutiert wurden, gehörten die ersten Schritte zur Umsetzung des 2016 vorgestellten Landespsychiatrieplan Niedersachsen, einer Art Leitfaden, der sowohl eine Bestandsaufnahme der bestehenden Versorgungssituation darstellt als auch Entwicklungslinien für die nächsten zehn bis 15 Jahre skizziert. Zur Umsetzung der Vorgaben dieses Planes bedarf es ausreichender finanzieller Mittel sowie der Steuerung und Planung durch ein personell gut ausgestattetes Psychiatriereferat im Ministerium. In den Sitzungen des PA im Jahre 2017 wurde, wie auch schon in den Vorjahren, regelmäßig die dringende Notwendigkeit angemahnt, das Niedersächsische Gesetz über Hilfen und Schutzmaßnahmen (NPsychKG) zu novellieren. Bedauerlicherweise kam es zum Ende der letzten Legislaturperiode des Landtags nur zu einer Teilnovellierung des Gesetzes, wobei die Passagen, die die Arbeit der Besuchskommissionen und des Ausschusses betreffen, außen vor blieben. Der PA befasste sich auch mit psychiatrischen Behandlungsleitlinien und diskutierte die Probleme mit dem neu eingerichteten Kompetenzzentrum im Maßregelvollzug, welches die Arbeit in den Einrichtungen eher erschwert hat.

Für die Aufrechterhaltung der Qualität in der psychiatrischen Versorgung wie auch für die Garantie der rechtlichen Sicherheit der Betroffenen ist die Arbeit der Besuchskommissionen und des Psychiatrieausschusses ein unverzichtbares Element, welches sich nicht durch die Tätigkeit anderer Aufsichtsgremien oder Behörden ersetzen ließe.

Kontaktadresse des Autors
Dr. med. Norbert Mayer-Amberg
Bödekerstr. 73
30161 Hannover
mamberg@htp-tel.de

Schnittstellenarbeit in der Psychiatrie: Modelle und Konzepte für eine lösungsorientierte Kooperation

Uwe Blanke

Schnittstelle – Definition

Auf den ersten Blick erscheint psychiatrisch Tätigen der Begriff der Schnittstellenarbeit sehr vertraut zu sein. Wundern Sie sich also bitte nicht über den jetzt folgenden Ausflug in die Elektrotechnik, denn hier hat der Begriff seinen Ursprung.[1]

- »Eine Schnittstelle verbindet Systeme, die unterschiedliche physikalische, elektrische und mechanische Eigenschaften besitzen.
- Die Definition oder Spezifikation einer Schnittstelle enthält gemeinsame Eigenschaften.
- Dazu gehört auch ein Protokoll für die Kommunikation und den Datenaustausch.
- Schnittstellen befinden sich überall dort, wo unterschiedliche Systeme miteinander verbunden werden müssen.
- Die Schnittstellen bilden den Übergang von einem System in ein anderes System. Dieser Übergang kann zur Kommunikation oder zum Datenaustausch verwendet werden.
- Die Standardisierung von Schnittstellen ermöglicht die Verbreitung kooperierender Systeme und die Automatisierung elektronischer und digitaler Systeme.
- Besonders in der Computertechnik sind Schnittstellen weit verbreitet. Auch in der Kommunikations- und Netzwerktechnik kommen standardisierte Schnittstellen häufig vor.
- Während die Computerindustrie in ihrer Anfangszeit für jede Anwendung eine eigene Schnittstelle entwickelt und standardisiert hat, geht der Trend in Richtung Universal-Schnittstellen.«

Im folgenden Abschnitt sind die ursprünglichen technischen Begriffe der Definition durch Begriffe des sozialen, gemeindepsychiatrischen Kontextes (*kursiv gedruckt*) ersetzt worden. Damit bildet sich eine mögliche erste Leitlinie für eine gelingende Schnittstellenarbeit heraus.

---

1 Quelle: http://www.elektronik-kompendium.de/sites/com/0310281.htm

- Eine Schnittstelle verbindet *soziale* Systeme, die *unterschiedliche Aufträge, unterschiedliche gesetzliche Grundlagen und Personal von unterschiedlicher Qualifikation* besitzen.
- Die Definition oder Spezifikation einer Schnittstelle enthält gemeinsame Eigenschaften, d. h. *die gemeinsame Bearbeitung eines Themas im Interesse der Bürger/-innen.*
- Dazu gehört auch ein Protokoll für die Kommunikation und den Datenaustausch.
- Schnittstellen befinden sich überall dort, wo unterschiedliche Systeme miteinander verbunden werden müssen, *um die Themen erfolgreich im Sinne der Betroffenen bearbeiten zu können.*
- Die Schnittstellen bilden den Übergang von einem System in ein anderes System. Dieser Übergang *muss* zur Kommunikation oder dem Datenaustausch verwendet werden.
- Die Standardisierung von Schnittstellen ermöglicht die Verbreitung kooperierender Systeme.
- Besonders in der *Sozialpsychiatrie* sind Schnittstellen weit verbreitet. Auch in der Kommunikations- und Netzwerk*arbeit* sollten standardisierte Schnittstellen *häufiger zu Einsatz kommen.*
- Während die *Sozialpsychiatrie* in ihrer Anfangszeit für jede Anwendung eine eigene Schnittstelle entwickelt und standardisiert hat, geht der Trend in Richtung Universal-Schnittstellen.

Schnittstellenarbeit – ein wichtiges Thema

In der Region Hannover bestimmt die Vollversammlung des Sozialpsychiatrischen Verbundes (SpV) einmal jährlich ein Schwerpunktthema für den Sozialpsychiatrischen Plan (SpP) gemäß § 9 NPsychKG. Im Jahr 2015 wurde das Schwerpunktthema »Management und Überbrückung von Schnittstellen im Versorgungssystem« mit großer Mehrheit ausgewählt.

In der Fachgruppe Dokumentation/ Sozialpsychiatrischer Plan wurde anschließend besprochen, von welchen Autor*innen oder Einrichtungen entsprechende Fachartikel zum Schwerpunktthema angefordert werden könnten. Das Ergebnis schlägt sich in neun Beiträgen des SpP 2016 nieder, in denen sich die Autor*innen – jeweils in Kooperation mit konkreten Schnittstellenpartnern – mit dem Thema auseinandersetzen. Alle erhielten die Vorgabe, neben der Situationsbeschreibung und -analyse, auch Lösungsmodelle zu beschreiben bzw. zu entwickeln.

Dies hatte zur Konsequenz, dass diese Fachkräfte eingeladen waren, sich gemeinsam mit Themen auseinanderzusetzten, bei denen nicht selten die jeweilig

Anderen bisher eher als Teil des Problems und nicht als möglicher Teil der Lösung gesehen wurden. Die Autor*innen mussten sich zudem in ihren jeweiligen Organisationen abstimmen. Das war nicht einfach und förderte gleichzeitig die Kommunikation über die üblichen Grenzen hinaus.

Die gesamte Veröffentlichung steht als Download auf der Internetseite des Sozialpsychiatrischen Verbundes der Region Hannover unter www.hannover.de/spv zur Verfügung.

Lösungswege

Der ursprünglich technische Begriff der Schnittstelle beschreibt den Übergang von einem System in ein anderes und die dabei zu bewältigenden Anforderungen. Die neun Beiträge im SpP 2016 widmeten sich folgenden, für die Arbeit im SpV relevanten Schnittstellen-Problemlagen und skizzierten dazu Lösungswege:

1. Übergang von der Eingliederungshilfe in die Hilfe zur Pflege am Beispiel der Schnittstelle zwischen ambulant betreutem Wohnen und ambulanter psychiatrischer Pflege: Verbesserte Information zur Indikationsstellung;
2. Kooperationsanforderung zwischen Gerontopsychiatrie und somatischer Medizin bei älteren Patient*innen mit Multimorbidität am Beispiel der Krankenhausbehandlung: Verbesserung der Ausbildung und Bildung interdisziplinärer Teams im Krankenhaus als Vision;
3. Übergang von der Kinder- und jugendpsychiatrischen Behandlung in die Erwachsenenpsychiatrie: Verbesserung der Vernetzung und gegenseitigen Information;
4. Hilfe zur Pflege und/ oder psychiatrische Behandlung: Verbesserung der Vernetzung und gegenseitigen Information;
5. Mehrfachdiagnosen in der Suchthilfe und Psychiatrie: Verbesserung der Vernetzung und gegenseitigen Information;
6. Zusammenarbeit unterschiedlicher Fachdienste bei Menschen mit Mehrfachbehinderung: Verbesserung der Vernetzung und gegenseitigen Information;
7. Übergang von psychisch kranken Strafgefangenen in Maßnahmen der Eingliederungshilfe: Klare Ablauf- und Verfahrensanweisungen sind zu entwickeln;
8. Zusammenwirken unterschiedlicher Angebots- und Therapiestrukturen (ambulant, teil- und vollstationär) in der Arbeit mit Suchtkranken: Verbesserung der Vernetzung und gegenseitigen Information.
9. Zusammenarbeit zwischen dem Sozialpsychiatrischen Dienst und dem Jugendamt bei Kindeswohlgefährdung und gleichzeitig bestehender psychischer Erkrankung bei Eltern: Leitlinien der Zusammenarbeit sind schriftlich fixiert.

In diesen neun Artikeln zum Schwerpunktthema bilden sich insgesamt vier Modelle für eine gute Praxis in der Kooperation von Schnittstellenpartnern ab. Diese Modelle finden Sie in der folgenden Tabelle nach Gruppen geordnet. Dabei reicht das Spektrum von einfach zu treffenden Absprachen bis hin zu hochstrukturierten schriftlichen Vereinbarungen:
- Verbesserte fachliche Information aller Beteiligten durch entsprechende Medien und Gremien (Information)
- Verbesserung von Ausbildungsgängen für interdisziplinär arbeitende Teams (Ausbildung)
- Verbesserung von Vernetzung und Kooperation durch die Einführung von regelhaften und verbindlichen Besprechungen der Schnittstellenpartner (Kooperation)
- Schriftliche Vereinbarungen zur eindeutigen Regelung der Zuständigkeiten, der Arbeitsabläufe und der Verantwortlichkeiten bei allen an einem Prozess beteiligten Schnittstellenpartnern (Regelung)

Tab. 1: Fragestellungen und Lösungsmodelle in der Schnittstellenarbeit

Fragestellung / Schnittstellen	Seite SpP 2016	Lösungsmodelle / Modelle guter Praxis			
		Information	Ausbildung	Kooperation	Regelung
Ambulant betreutes Wohnen und Ambulante psychiatrische Pflege	23 ff	x			
Multimorbidität und psychische Erkrankungen im Alter	39 ff		x		
Psych. Kranke – Übergang vom Jugend- ins Erwachsenenalter	30 ff			x	
Hilfe zur Pflege und/oder Psychiatrische Behandlung	43 ff			x	
Mehrfachdiagnosen: Suchthilfe und Psychiatrie	47 ff			x	
Mehrfachbehinderung – geistige und psychische Behinderung	34 ff			x	
Überleitungsmanagement: Strafvollzug - Eingliederungshilfe	56 ff				x
Ambulante, teil- und vollstationäre Therapie Suchtkranker	51 ff				x
Kindeswohlgefährdung und psychisch kranke Eltern	26 ff				x

So werden Schnittstellen zu Nahtstellen – eine kleine Gebrauchsanweisung und ein *Best-Practice*-Beispiel

Zusammenfassend lassen sich folgende Merkmale für das Gelingen von Schnittstellenarbeit ableiten: Mindestens ein Schnittstellenpartner muss die Initiative ergreifen und das direkte Gespräch mit allen Prozessbeteiligten suchen und anbieten. Dafür sind Strukturen zur Verfügung zu stellen (Räume, Technik, Protokoll etc.). Das Gespräch ist lösungsorientiert zu eröffnen. Nicht anderen ist die Schuld zuweisen – es geht um eine konstruktive Lösungssuche. Die Aufgaben sind von den Schnittstellenpartnern gemeinsam zu definieren. Alle Beteiligten müssen sich selbst fragen: Was kann bzw. muss ich dazu beitragen, damit es letztlich zu einer guten Lösung im Interesse der Betroffenen kommt? Verbindliche und überprüfbare Vereinbarungen sind treffen, zu protokollieren und bei komplexen Abläufen ggfs. vertraglich zu vereinbaren.

Diese Auswertung wurde im November 2016 im Arbeitskreis Gemeindepsychiatrie vorgestellt und diskutiert. Als konkretes Beispiel für eine vorbildliche und lösungsorientierte Schnittstellenarbeit wurde in diesem Rahmen die »Vereinbarung zur Zusammenarbeit – Betreuung und Integration von Substitutionspatienten nach Haftentlassung« vorgestellt, die in der Region Hannover seit August 2016 wirksam ist:

Strafgefangene sind im Vollzug nicht Mitglieder einer gesetzlichen Krankenversicherung. Sind in dieser Zeit ärztliche Behandlungen zu leisten, übernimmt die Justiz die Kosten. Es besteht die Möglichkeit, dass drogenabhängige Strafgefangene während des Vollzuges substituiert werden, und in der Regel erhalten sie am Tag der Haftentlassung zum letzten Mal in der Justizvollzugsanstalt (JVA) das Substitut.

Um am Folgetag in einer regulären Praxis die Substitutionsbehandlung fortsetzen zu können, müssten sie es schaffen, sich beim zuständigen Jobcenter als arbeitssuchend zu melden und Leistungen nach dem SGB II zu beantragen. Das bedeutet: Die Betroffenen müssten alle notwendigen Unterlagen lückenlos vorlegen können, und das Jobcenter müsste am gleichen Tag einen entsprechenden Bescheid aushändigen. Dabei ist zu berücksichtigen, dass die Haftentlassenen in der Regel über ein Entlassungsgeld verfügen, das nach dem sogenannten Zuflussprinzip als Einkommen gewertet wird. Mit diesem Bescheid könnte der Substituierte zu seiner ehemaligen gesetzlichen Krankenkasse gehen und die Wiederaufnahme beantragen. Die Krankenkasse müsste in der Lage sein, dem Betroffenen noch am selben Tag eine Bescheinigung – besser noch: eine Krankenversicherungskarte – auszuhändigen. Mit dem Nachweis der Krankenversicherung könnte der Patient dann am Tag nach der Haftentlassung in einer entsprechenden Praxis die Substitutionsbehandlung nahtlos fortsetzen.

Tatsächlich aber war diese Aufgabe für die Betroffenen und die zuständigen Jobcenter in der Vergangenheit nicht zu bewältigen. Die Substitutionsbehandlungen wurden – mit allen vorstellbaren Nebenwirkungen und negativen Folgen – unterbrochen, und die Vermittlung in Maßnahmen oder in den Arbeitsmarkt wurde mit zusätzlichen Hemmnissen belegt.

In dem genannten Projekt hat das Jobcenter der Region Hannover die Initiative übernommen, alle Beteiligten zu einem Runden Tisch eingeladen. Teilgenommen haben Vertretungen der JVA Hannover und JVA Sehnde, der Krankenkassen und des Jobcenters sowie in beratender Funktion Vertretungen des Sozialleistungsträgers und eines Suchthilfeträgers, die Drogenbeauftragten der Region Hannover und der Landeshauptstadt Hannover. Als Ergebnis entstand, auf einem hoch strukturierten Niveau, eine schriftliche Vereinbarung, in der transparent alle Arbeitsschritte für alle Schnittstellenpartner definiert sind: Entlassungsmanagement der JVA, Aktivitäten des Jobcenters und der Krankenversicherung. Kurz gefasst lässt sich der Prozess wie folgt beschreiben:

1. Das Entlassungsmanagement der JVA beginnt sechs Wochen vor der geplanten Entlassung mit der Antragsaufnahme und stellt die Unterlagen dem Jobcenter zur Verfügung.
2. Das Jobcenter bereitet den Leistungsbescheid umfassend vor, einschließlich der rechnerischen Verteilung des Entlassungsgeldes auf mehrere Monate.
3. Die Krankenkasse stellt dem Jobcenter bereits vorab eine Bescheinigung über das Versicherungsverhältnis aus, die dem Betroffenen bei seinem Besuch im Jobcenter zusammen mit dem Leistungsbescheid ausgehändigt wird.
4. Der Betroffene kann der Substitutionspraxis neben dem Arztbrief aus der JVA die Bescheinigung über die bestehende Krankenversicherung vorlegen. Die Praxis kann die Substitutionsbehandlung nahtlos fortsetzen.

Da es sich hier nicht um routinegestützte Arbeitsprozesse handelt, haben die beteiligten Organisationen verbindlich die zuständigen Mitarbeiter*innen und Abteilungen benannt, die diese Aufgaben zentral für die gesamte Organisation bearbeiten. Nach mehr als einem Jahr Erfahrung mit diesem Modell bestätigen alle Prozessbeteiligten die positiven Erfahrungen. Wir hoffen, dass die vorgestellten Anregungen für Ihre künftigen Vorhaben hilfreich sind.

Anschrift des Autors:
Uwe Blanke
Region Hannover – Psychiatriekoordinator und Drogenbeauftragter
Peiner Str. 4
30519 Hannover
Uwe.Blanke@region-hannover.de
www.hannover.de/spv

Empfehlungen zur Stärkung der Prävention in den Sozialpsychiatrischen Verbünden Niedersachsens[1]

Iphigenie Brandenbusch, Hermann Elgeti, Sandra Exner, Peter Orzessek, Anke Scholz und Folke Sumfleth

Zusammenfassung

Die Landkreise und kreisfreien Städte Niedersachsens sollen nach dem 2017 novellierten NPsychKG nun auch darauf hinwirken, dass Angebote der Prävention in Anspruch genommen werden können. Den Sozialpsychiatrischen Diensten (SpDi) und Sozialpsychiatrischen Verbünden (SpV) kommt bei der Erfüllung dieser neuen Aufgabe eine besondere Bedeutung zu, und in diesem Beitrag erhalten sie dazu einige Empfehlungen. Sie basieren auf entsprechenden Diskussionen in der Arbeitsgruppe »regionale Vernetzung« des Landesfachbeirates Psychiatrie Niedersachsen (LFBPN), die Ausarbeitung übernahm eine Autorengruppe aus diesem Kreis in eigener Verantwortung. Zunächst wird das zeitgemäße Verständnis von Prävention aus der Sicht der psychiatrischen Wissenschaft erläutert, das auch dem 2015 vom Bundestag verabschiedeten Präventionsgesetz (PrävG) zugrunde liegt. Das Gesetz ermöglicht es der Gesetzlichen Krankenversicherung (GKV), den Aufbau und die Stärkung gesundheitsförderlicher Strukturen für vulnerable Bevölkerungsgruppen zu fördern. Dazu zählen zweifellos chronisch und schwer psychisch beeinträchtigte Menschen mit Teilhabe-Einschränkungen. Um diese Gruppe kümmern sich in den Kommunen Niedersachsens insbesondere auch die SpDi und SpV. Der LFBPN empfiehlt den SpDi und SpV, nicht vorrangig eigene Präventionsprojekte zu konzipieren, sondern sich an geeigneten interdisziplinär angelegten Maßnahmen zur Prävention und Gesundheitsförderung vulnerabler Gruppen auf kommunaler Ebene zu beteiligen. Beispielhaft werden Initiativen zur Entstigmatisierung psychischer Erkrankungen (universelle Prävention), für Kinder psychisch kranker Eltern (selektive Prävention) und zur Alterssuizidalität (indizierte Prävention) näher erläutert.

---

[1] Diese Empfehlungen basieren auf Diskussionen zum Thema in der Arbeitsgruppe 5 »regionale Vernetzung« des Landesfachbeirates Psychiatrie Niedersachsen, zu deren Mitgliedern die Autorengruppe gehört.

Herausforderungen und allgemeine Empfehlungen

Prävention als neue Aufgabe im novellierten NPsychKG

Schon seit vielen Jahren wird von verschiedenen Seiten gefordert, der gestiegenen Bedeutung präventiver Ansätze auf dem Gebiet psychischer Erkrankungen auch im NPsychKG Rechnung zu tragen. In der zum 01.10.2017 in Kraft getretenen Novellierung des NPsychKG haben Landkreise und kreisfreien Städte nach § 6 (Art und Ziele der Hilfen) nun u. a. auch darauf hinzuwirken, dass Angebote der Prävention in Anspruch genommen werden können. Der LFBPN empfiehlt den SpDi und SpV, diese Aufgabe in den Verbundgremien zu diskutieren und nach Möglichkeiten zu suchen, ihr gerecht zu werden.

Zeitgemäßes Verständnis der Prävention aus der Sicht der Psychiatrie

Die früher als sekundäre und tertiäre Prävention bezeichneten Aktivitäten werden inzwischen nicht mehr zu den präventiven Maßnahmen gezählt, sondern zur Akut-Behandlung bzw. Stabilisierung bei behandelten Erkrankungen.[2] Man unterscheidet nun zwischen universeller, selektiver und indizierter (Primär-) Prävention, wobei sich letztere auf Personen mit ersten Krankheitszeichen unterhalb der Diagnoseschwelle bezieht. Hier gibt es eine enge Nachbarschaft zur Früherkennung und Frühintervention psychischer Störungen, die früher als Sekundärprävention bezeichnet wurden und inzwischen der Akutbehandlung zugerechnet werden (Abbildung 1). Der LFBPN empfiehlt den SpDi und SpV der Kommunen, sich dieses zeitgemäße Verständnis von Prävention zu eigen zu machen. Unabhängig davon sollten selbstverständlich auch den Themen Früherkennung und Frühintervention – wie im Landespsychiatrieplan Niedersachsen gefordert – ein verstärktes Gewicht zugemessen werden.

Übergänge zwischen Prävention und Gesundheitsförderung

Maßnahmen zur Prävention von psychischen Störungen, die diagnosespezifisch ausgerichtet sind, werden abgegrenzt von solchen zur Förderung der seelischen Gesundheit. Diese sollen die Gesundheitskompetenz in der Bevölkerung verbes-

---

2 KLOSTERKÖTTER J (2017): Psychische Krankheiten verhindern (mit einem Hotspot zur Suizidprävention von Wolfersdorf M, Schneider, B, Hegerl U, Schmidtke A). In: HAUTH I, FALKAI P, DEISTER A (Hg.): Psyche Mensch Gesellschaft – Psychiatrie und Psychotherapie in Deutschland: Forschung, Versorgung, Teilhabe. Berlin: Medizinisch Wissenschaftliche Verlagsgesellschaft; 87–109

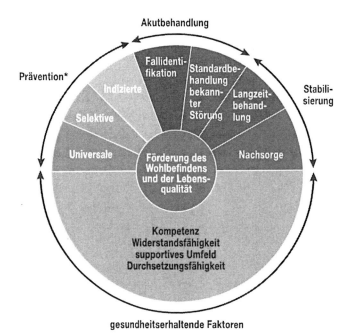

Abb. 1: Förderung der psychischen Gesundheit (nach Mrazek, Haggerty 1994)[3]

sern und ihre Widerstandskraft (*Resilienz*) gegenüber gesundheitsschädlichen Außeneinflüssen stärken, ohne Beschränkung auf Zielgruppen mit einem erhöhten Erkrankungsrisiko. Dabei stehen allgemeine Wirkfaktoren im Fokus, ebenso beim einzelnen Menschen (z. B. Selbstbewusstsein, Durchsetzungskraft, Substanzkonsum) wie bei den sozialen Rahmenbedingungen (z. B. Lebenswelten in der Familie und Wohnumwelt, in Schule, Ausbildung und Beruf). Hier gibt es Übergänge zu individuellen und umweltbedingten Risiko- und Schutzfaktoren, die sich auf die Entwicklung bestimmter psychischer Störungen beziehen. Der LFBPN empfiehlt den SpDi und SpV, bei ihren Initiativen vor Ort zu klären, wie sie zu charakterisieren sind, welche Zielsetzung sie verfolgen und welchen Personenkreis sie erreichen wollen.

Einbettung der Aktivitäten in bestehende kommunale Strukturen

Beim Auf- und Ausbau von Angeboten zur Prävention psychischer Erkrankungen sollten die Sozialpsychiatrischen Verbünde an schon bestehende kommunale Aktivitäten zur Prävention und Gesundheitsförderung anknüpfen.

---

3 Aus: KLOSTERKÖTTER J (2008): Indizierte Prävention schizophrener Erkrankungen. Deutsches Ärzteblatt PP (Heft 8); 363–370

Hierzu sollte man den Austausch mit der örtlichen Kontakt-, Informations- und Beratungsstelle im Selbsthilfebereich (KIBIS)[4] suchen und sich erkundigen, welche weiteren Initiativen es gibt, z. B. im Rahmen der Gesundheitsregion oder der Präventionsketten[5].

Das Gesetz zur Stärkung der Gesundheitsförderung und Prävention

Im Juli 2015 hat der Bundestag das sogenannte Präventionsgesetz (PrävG) verabschiedet, das sich das oben erläuterte zeitgemäße Verständnis der Prävention zu Eigen macht. Nach der Neufassung des § 20 SGB V erbringt die Krankenkasse auch Leistungen zur Verhinderung und Verminderung von Krankheitsrisiken (primäre Prävention) sowie zur Förderung des selbstbestimmten gesundheitsorientierten Handelns der Versicherten (Gesundheitsförderung). Sie sollen zur Verminderung sozial bedingter Risiken sowie geschlechtsbezogener Ungleichheit von Gesundheitschancen beitragen. Neben Leistungen zur verhaltensbezogenen Prävention werden *Setting*-Ansätze verfolgt; darunter versteht man einerseits die Gesundheitsförderung in Betrieben, andererseits die Gesundheitsförderung und Prävention in Lebenswelten. Lebenswelten werden definiert als für die Gesundheit bedeutsame, abgrenzbare soziale Systeme u. a. des Wohnens, des Lernens und des Studierens sowie der Freizeitgestaltung einschließlich des Sports (SGB V § 20a Abs. 1, Satz 2). In diesem Zusammenhang fördern Krankenkassen in kassenübergreifender Zusammenarbeit insbesondere auch den Aufbau und die Stärkung gesundheitsförderlicher Strukturen. Der LFBPN empfiehlt den SpDi und SpV, sich bei geplanten Maßnahmen zur Prävention und Gesundheitsförderung auf lebensweltbezogene *Setting*-Ansätze zu konzentrieren und dazu Förderungsmöglichkeiten des PrävG zu erwägen.

Die Umsetzung des Präventionsgesetzes in Niedersachsen

Eine nationale Präventionsstrategie und Rahmenvereinbarungen auf Landesebene sollen das zielorientierte Zusammenwirken aller Beteiligten gewährleisten. Dazu gehören neben den Krankenkassen und den übrigen Sozialleistungsträgern die in den Ländern zuständigen Stellen wie der öffentliche Gesundheitsdienst sowie weitere relevante Einrichtungen und Organisationen. Im Rahmen der Umsetzung

---

4 Informationen gibt auch das Selbsthilfe-Büro Niedersachsen unter http://www.selbsthilfe-buero.de/

5 Informationen gibt auch die Landesvereinigung für Gesundheit und Akademie für Sozialmedizin Niedersachsen e. V. unter www.gesundheit-nds.de

des PrävG hat der GKV-Spitzenverband die Bundeszentrale für gesundheitliche Aufklärung (BZgA) damit beauftragt, die Arbeit der Koordinierungsstellen Gesundheitliche Chancengleichheit qualitativ und quantitativ weiterzuentwickeln und personell aufzustocken. Somit zählt zu den Aufgaben der Koordinierungsstelle Gesundheitliche Chancengleichheit Niedersachsen die Erstberatung von Lebenswelten-Verantwortlichen, die Unterstützung beim Aufbau kommunaler Strukturen, die Koordination von Netzwerken bzw. die Kooperation mit ihnen sowie die Qualifikation von Multiplikator*innen im Rahmen von Fachtagungen sowie Fort- und Weiterbildungen.

Darüber hinaus konzipiert die KGC derzeit Projektwerkstätten zur Umsetzung des Präventionsgesetzes für kommunale Akteur*innen/Träger*innen von Lebenswelten. Folgende Inhalte sollen im Rahmen der Projektwerkstätten vermittelt werden:

- Wissensvermittlung zu gesetzlichen Neuregelungen,
- Prinzipien der Gesundheitsförderung und Prävention in nicht-betrieblichen Lebenswelten (auf Grundlage des Leitfadens Prävention in der aktualisierten Fassung),
- Planung gesundheitsförderlicher Maßnahmen und Projekte insbesondere mit Blick auf sozial benachteiligte Gruppen in nicht-betrieblichen Lebenswelten,
- Antragstellung im Rahmen des Präventionsgesetzes und des Leitfaden Prävention über die Gemeinsame Stelle der GKV Niedersachsen; Kriterien, Rahmenbedingungen usw.,
- Unterstützung des Auf- und Ausbaus kommunaler integrierter Strategien (ausgehend von der Kommune als Antragstellerin und Setting),
- Qualitätsentwicklung von Gesundheitsförderung in nicht-betrieblichen Lebenswelten: Qualität von Anträgen und Projekten unterstützen.

Mitarbeiter*innen der SpDi und SpV sind ausdrücklich eingeladen, an den Fachtagungen, Fort- und Weiterbildungen sowie Projektwerkstätten teilzunehmen. Der LFBPN empfiehlt den SpDi und SpV zudem, sich bei der Planung präventiver Maßnahmen von der KGC als Ansprechpartnerin der Kommunen beraten zu lassen.

Herausforderungen bei der Konzeption präventiver Maßnahmen

Wer Maßnahmen zur Prävention und Gesundheitsförderung plant und durchführt, darf sich nicht auf eine individualmedizinische Sichtweise beschränken. Vielmehr müssen die allgemeinen Lebensbedingungen und eine bevölkerungsbezogene Perspektive berücksichtigt werden – nicht nur, aber insbesondere auch im Hinblick auf psychische Erkrankungen. Dies bezieht Armut, Arbeitslosigkeit und andere Ausgrenzungserfahrungen ein.[6] Die Forschungen zu Vorstellungen und Einstellungen der Bevölkerung aus den letzten 20 Jahren erbrachten insgesamt ernüchternde Ergebnisse:[7] Die Akzeptanz psychiatrischer Behandlungsmethoden hat zwar zugenommen, die Einstellungen in der Bevölkerung haben sich jedoch trotz aller Antistigma-Kampagnen zu depressiv Erkrankten und Alkoholkranken nicht verbessert, zu schizophren Erkrankten sogar verschlechtert. Dazu haben offenbar auch das bisher vorherrschend vertretene biologische Krankheitsmodell und eine einseitig individualpsychologische Sichtweise beigetragen, die unbedingt um psychosoziale bzw. gesellschaftliche Perspektiven zu ergänzen wären. Breit angelegte Bevölkerungskampagnen scheinen nur einen bescheidenen Effekt zu haben. Die am besten belegte Strategie zur Entstigmatisierung ist persönlicher Kontakt mit Betroffenen.[8] Schließlich muss man darauf achten, dass der mögliche Nutzen präventiver Maßnahmen in einem marktgesteuerten Gesundheitssystem mit seiner Ausrichtung auf Umsatzsteigerung und Gewinn nicht in sein Gegenteil umschlägt.[9] Der LFBPN empfiehlt den SpDi und SpV, diese Erkenntnisse bei der Planung präventiver Aktivitäten zu berücksichtigen.

Empfehlungen zur universellen Prävention: Prävention durch Entstigmatisierung

Die Entstigmatisierung seelischer Erkrankungen schafft verbesserte Teilhabe-Möglichkeiten der betroffenen Menschen durch Stärkung ihrer Selbstwirksamkeit und verminderte Belastungen ihres Selbstwertgefühls. Jeder Mensch kann seelisch erkranken, und jeder, der hiervon betroffen ist, läuft Gefahr, zum Opfer seiner eigenen Vorurteile zu werden. Je mehr Vorurteile ich hege, desto schwerer fällt es mir im Falle einer seelischen Krise oder Erkrankung, rechtzeitig Hilfsangebote zu nutzen, darunter vor allem auch Möglichkeiten aus dem Bereich der Selbsthilfe. Auch das in den Medien vermittelte Bild von der Psychiatrie und von seelisch erkrankten Menschen behindert oft die Bemühungen um Entstigmatisierung. Es bleibt eine kontinuierliche Aufgabe, dem entgegenzuwirken, z. B. durch eine per-

---

6 Bundesverband der Ärztinnen und Ärzte des Öffentlichen Gesundheitsdienstes e. V. (2016): »Psychiatrische Versorgung: Länder wollen Prävention ausbauen. Stellungnahme des Fachausschuss Psychiatrie«

7 Angermeyer MC, Matschinger H, Schomerus g (2017): 50 Jahre psychiatrische Einstellungsforschung in Deutschland. Psychiatrische Praxis 44 (im Druck)

8 Schomerus G, Angermeyer MC (2011): Stigmatisierung psychisch Kranker. Psychiatrie und Psychotherapie up2date 5 DOI http://dx.doi.org/10.1055/s-0031-1276917

9 Dörner K (2004): Prävention ohne Zwang zur Gesundheit. In: Aktion Psychisch Kranke, Schmidt-Zadel R, Kunze H, Peukert R (Hg.): Prävention bei psychischen Erkrankungen – Neue Wege in Praxis und Gesetzgebung. Bonn: Psychiatrie-Verlag; 140–147

sönliche Stellungnahme in Diskussionsrunden, einen Leserbrief oder Positionierung in sozialen Medien. Im Folgenden werden Anregungen gegeben zur Ausgestaltung der Antistigma-Arbeit in den Sozialpsychiatrischen Verbünden:
- Durchführung von öffentlichen Veranstaltungen zur Information und Diskussion psychiatrisch relevanter Themen, z. B. in Form von Lesungen, Aufführungen eines Theaterstücks oder eines Kinofilms;
- Förderung der Ausbildung von betroffenen Menschen mit Psychiatrie-Erfahrung zur Genesungsbegleitung (z. B. nach dem Ex-In-Modell) und Schaffung von Arbeitsmöglichkeiten für Absolventen dieser Ausbildung;
- Entwicklung inklusiver Arbeits- bzw. Beschäftigungsprojekte mit öffentlicher Wirksamkeit und Verbesserung der Öffentlichkeitsarbeit der Werkstätten für Menschen mit Behinderung (WfbM);
- Etablierung einer trialogischen Grundhaltung im Sozialpsychiatrischen Verbund und allen psychiatrischen Versorgungsbereichen mit einer im Alltag gelebten Gleichberechtigung der Perspektiven und Partnerschaft zwischen der betroffenen Menschen, ihren Angehörigen und den Professionellen;
- regelmäßige Durchführung öffentlicher Trialog-Veranstaltungen, Beteiligung an öffentlichkeitswirksamen Veranstaltungen oder Aktionen, z. B. örtliche Gesundheitstage, Gesundheitsmärkte, Aktionstag der seelischen Gesundheit;
- Stärkung der Selbsthilfefreundlichkeit aller Versorgungsangebote;
- Öffnung der psychiatrischen Kliniken, auch mittels Durchführung öffentlicher kultureller Veranstaltungen in ihren Räumlichkeiten,
- regelmäßige Teilnahme des Sozialpsychiatrischen Dienstes und/ oder einer Vertretung des Sozialpsychiatrischen Verbundes an den Sitzungen des Sozial- und Gesundheitsausschusses der Kommune, dabei auch Einbringen psychiatrisch relevanter Themen;
- Nutzung der speziellen Tage der WHO, z. B. Tag der seelischen Gesundheit.

Mit Engagement und Kreativität lassen sich weitere und oft noch ungeahnte Möglichkeiten erschließen – nur Mut!

Empfehlungen zur selektiven Prävention: Ein Beispiel zur Unterstützung von Kindern psychisch kranker Eltern

Fachliche Begründung und historische Entwicklung des Projekts

Das vom Sozialpsychiatrischen Dienst (SpDi) der Stadt Delmenhorst koordinierte Unterstützungsangebot DelKip hat sich mit Hilfe der engagierten Beteiligung vieler Mitglieder des Sozialpsychiatrischen Verbunds (SpV) als gesundheitsförderliche kommunale Präventionsmaßnahme entwickelt und bewährt. Es betrifft

Personen bzw. Gruppen mit einem erhöhten Erkrankungsrisiko und kann anderen Regionen als Beispiel selektiver Prävention dienen.

Kinder psychisch kranker Eltern werden trotz ihrer äußerst schwierigen Lebenssituation von der Fachwelt als Angehörige auch heutzutage noch häufig vergessen. Sie haben selbst ein massiv erhöhtes Risiko für Beeinträchtigungen ihrer seelischen Gesundheit, aber das Gefährdungspotential lässt sich durch eine effektive Unterstützung der betroffenen Kinder wesentlich reduzieren. Gleichzeitig lassen sich auf diese Weise kostenintensive Jugendhilfemaßnahmen abkürzen oder einsparen.

Bereits 1932 stellte ein Kongress in Amerika eine empirische Studie an Kindern psychotischer Patienten vor. 1966 kam die Dissertation des Psychiaters Sir Michael Rutter über seine Untersuchung an 461 Kindern (*Children of sick Parents*) heraus. Anfang der 1970er Jahre erschienen in Deutschland und in der Schweiz Dissertationen zu dem Thema. In den 1980er Jahren wurden in den Niederlanden praktische Hilfsangebote und Informationshefte entwickelt, die später für den deutschen Sprachraum angepasst und übersetzt wurden. Die wissenschaftlichen Veröffentlichungen zu diesem Thema nahmen sprunghaft zu, 13 waren es Anfang der 1960er Jahre, 325 im ersten Jahrzehnt dieses Jahrtausends. In Deutschland entstanden in den 1990er Jahren erste konkrete Hilfeangebote, so KIPKEL in Hilden und Auryn in Freiburg. Bis heute sind es rund 100 Initiativen, wovon einige allerdings nach Ablauf der Projektzeit wegen fehlender Anschlussfinanzierung eingestellt wurden. Inzwischen sind mehrere Fachbücher und vor allem auch Kinderbücher zum Thema veröffentlicht worden.[10]

In Delmenhorst widmete sich die Fachgruppe Kinder/ Jugend/ Familie des SpV schon früh der Situation von Kindern mit psychisch kranken Eltern. Sie warb und informierte kontinuierlich durch Vorträge und Tagungen.[11] 2007 hatte die Fachgruppe eine Studie durchgeführt, in der 202 Delmenhorster Familien mit einem psychisch kranken Elternteil erfasst wurden. 2008 entstanden erste Patenschaften und eine Spiel- und Gesprächsgruppe für betroffene Kinder. 2011 ergab eine Untersuchung im Rahmen einer *Bachelor*-Arbeit, dass sich psychisch kranke Eltern in Delmenhorst vor allem eine wahrheitsgemäße und altersadäquate Aufklärung für ihre Kinder wünschten. Da eine solche angstreduzierende Aufklärung als wesentlicher Schutzfaktor gilt, haben wir 2011 ohne zusätzliche Ressourcen das zunächst auf ein Jahr angelegte Projekt DelKip gestartet. Es entwickelte sich so erfolgreich, dass wir es nie beendet, sondern weiter ausgebaut und um die DelKip-Fachberatung ergänzt haben.

---

10 Informationen im Netz finden sich z. B. auf den Seiten www.bag-kipe.de, www.kipsy.net und www.netz-und-boden.de

11 zuletzt 2017 mit einem Vortrag »Von 3 bis 30 – werden Kinder nie erwachsen? Bindung, Lebensphasen, Übergänge« beim 20-jährigen Jubiläum des SpV und einem Vortrag »VERrücktes Familienleben – Kinder psychisch kranker Eltern« im September 2017

Beschreibung der DelKip-Bausteine des Projekts

Im Rahmen des Bausteins DelKip bietet der Fachdienst Gesundheit der Stadt Delmenhorst Kindern, Jugendlichen und Erwachsenen Gespräche und Hilfen an, wenn ein Elternteil psychisch erkrankt ist. Dabei geht es um eine angstreduzierende Information über die psychische Erkrankung der Eltern. Fragen werden beantwortet, und bei Bedarf geht es auf die Suche nach Hilfen zur Erleichterung des Alltags. Die betroffenen Eltern und weitere Bezugspersonen erhalten Unterstützung, um über ihre Erkrankung mit den Kindern zu sprechen. Die Ansprechpartner beraten, wo die Betroffenen für sich selbst Hilfe finden können, und überlegen gemeinsam mit ihnen, wie sie wieder mehr für ihre Kinder da sein können. Die Zusammenarbeit erstreckt sich auf alle Personen und Einrichtungen, die sich für die Belange von Kindern psychisch kranker Angehöriger engagieren.

Der Projektbaustein Fachberatung wendet sich an Fachpersonal im Jugend- und Gesundheitsbereich, das oft in Interessenskonflikte zwischen Kindern und ihren psychisch kranken Eltern gerät. Dabei geht es auch um die Frage, welche Interventionen hilfreich wären, und manchmal gibt es Zweifel, ob die Eltern das Kindeswohl noch sicherstellen können. Es ist eine gemeinsame Aufgabe des mit solchen Problemstellungen befassten Personals im Gesundheitswesen und in der Jugendhilfe, der besonderen Situation dieser Kinder und ihrer psychisch kranken Eltern mit der gebotenen Aufmerksamkeit und Sorgfalt zu begegnen. Im Herbst 2016 wurde zu diesem Zweck das DelKip-Beratungsforum ins Leben gerufen, das interdisziplinär und institutionsübergreifend arbeitet. Fachkräfte aus dem Gesundheitswesen, der Jugendhilfe, den Kindertagesstätten und Schulen haben dabei regelmäßig die Möglichkeit, in anonymisierter Form einen Fall ausführlich vorzustellen. Im Beratungsforum werden dann gemeinsam Lösungsansätze und neue Handlungsperspektiven entwickelt, dabei auch der Blick auf die bereits vorhandenen Ressourcen geschult.

Kooperationspartner für das DelKip-Beratungsforum sind der SpDi, der Kinder- und Jugendärztliche Dienst, der Allgemeine soziale Dienst des Jugendamtes, die Psychologische Beratungsstelle, die psychiatrische Tagesklinik Delmenhorst der Karl-Jaspers-Klinik, die Klinik für Kinder- und Jugendpsychiatrie Wichernstift und die Klinik für Kinder- und Jugendmedizin des Josef-Hospitals Delmenhorst. Die 2016 geschlossene Kooperationsvereinbarung regelt u. a., dass die beteiligten Einrichtungen zeitliche Ressourcen für das Beratungsforum zur Verfügung stellen, für personelle Kontinuität sorgen und Vertretungssituationen regeln. Das Beratungsforum findet vierteljährlich beim Fachdienst Gesundheit der Stadt Delmenhorst statt. Die Fälle werden dort angemeldet und anonym dokumentiert. Die Ergebnisse werden intern protokolliert; ein Rückmeldebogen dient der Qualitätssicherung.

Mit der Auftaktveranstaltung am 18. Juni 2014 begann die Verknüpfung der Präventionsbausteine zu einer Präventionskette. Ausgangspunkt waren folgende, in Delmenhorst seit 1994 aufgebauten Präventions-Bausteine: Kommunaler Präventionsrat (ehemals: Kriminalpräventiver Rat) der Stadt Delmenhorst, Nachbarschaftsbüros Wollepark und Düsternort des Diakonischen Werks, *Streetwork*, Sozialarbeit an Schulen der Delmenhorster-Jugendhilfe-Stiftung, Familienstützender Dienst der Arbeiterwohlfahrt und der Lebenshilfe e. V., Familienhebammendienst der Caritas, Neugeborenen-Besuchsdienst der Stadt Delmenhorst, Runder Tisch Unfallprävention (der zur Zertifizierung von Delmenhorst als erste deutsche »Safe Community« führte), Mobiler Dienst Grundschule, Mobiler Dienst Kindergarten für Kinder mit sozial-emotionalem Förderbedarf und die drei Familienzentren, die seit 2011 eingerichtet wurden.

Empfehlungen zur indizierten Prävention am Beispiel der Suizidalität im Alter

Relevanz des Themas und Risikofaktoren

Laut der Bundeszentrale für gesundheitliche Aufklärung (BZgA) zielt die indizierte Prävention auf Personen und Gruppen mit gesicherten Risikofaktoren bzw. manifesten Störungen oder Devianzen. In diesem Beitrag wird zunächst das Thema der Suizidalität im Alter skizziert, um die Notwendigkeit entsprechender präventiver Programme zu begründen und dazu mögliche Ansatzpunkte zu beschreiben.

Der vollzogene Suizid ist ein Thema des Alters; denn die Gefährdung steigt mit zunehmendem Alter an: Die Suizidziffer pro 100 000 Einwohner beträgt bei den über 60-Jährigen für Männer 35, für Frauen 10, sie ist im Vergleich zum Durchschnitt aller Altersgruppen damit fast doppelt so hoch (Männer: 20; Frauen: 6). Zu den allgemeinen Risikofaktoren zählen z. B. eine psychische Erkrankung (insbesondere Depressionen und Abhängigkeitserkrankungen) und Suizidversuche in der Vorgeschichte.

Daneben gibt es auch spezielle Risikofaktoren für Suizidalität im höheren Lebensalter. Zunächst ist hier der mögliche Verlust bzw. das mögliche Nachlassen von körperlicher, seelischer und sozialer Gesundheit zu nennen. Das Älterwerden konfrontiert Menschen mit einem Nachlassen der Leistungsfähigkeit. Körperliche Erkrankungen treten mit einer größeren Wahrscheinlichkeit auf, schränken oftmals auch die Mobilität ein oder sind mit Schmerzen verbunden; Multimorbidität ist keine Seltenheit. Ein weiterer Risikofaktor ist nachlassende geistige Leistungsfähigkeit, auch wenn sie möglicherweise zunächst durch die größere Erfahrung der alten Menschen kompensiert werden kann. Psychische

Erkrankungen können im Alter neu auftreten, z. B. depressive oder demenzielle Entwicklungen. Zusätzlich leidet oft auch die soziale Gesundheit. Freunde oder sogar der Lebenspartner versterben, werden krank oder sind in der Mobilität eingeschränkt. Eigene Kinder sind längst erwachsen geworden und führen ihr eigenes Leben.

Diese Einschränkungen der Gesundheit verändern auch die Möglichkeiten, das eigene Leben selbständig zu gestalten. Möglicherweise muss Hilfe angenommen werden, um Angelegenheiten im eigenen Leben zu bewältigen, die zuvor noch Bestandteil des eigenen Selbstbildes waren. Die Frage nach dem Sinn der eigenen Existenz kann auftauchen; insbesondere wenn ihr im bisherigen Lebenslauf nicht genügend Beachtung geschenkt wurde. Das kann dann bis zu einem gefühlten Verlust der Sinnhaftigkeit des eigenen Lebens führen: »Ich bin zu nichts mehr nutze und nur noch eine Last für andere.«

Diese Veränderungen können, auch in Verbindung mit dem Verhalten des sozialen Umfeldes, Kränkungen mit sich bringen, die sich eventuell auch krisenhaft zuspitzen. Dabei sind neben den individuellen auch die gesellschaftlichen Einstellungen zum Alter zu beachten. Wenn nur aktuelle Leistung, hohes Tempo und diejenigen Dinge zählen, die sich vermeintlich »lohnen«, wirken das Alter und die älteren Menschen im allgemeinen Bewusstsein leicht als überflüssig und lästig. Gleichgültigkeit gegenüber Suiziden im Alter drückt sich möglicherweise aus in dem Gedanken »Der hat ja sein Leben gelebt«. Die Auseinandersetzung mit solchen Einstellungen muss nicht nur individuell, sondern auch gesamtgesellschaftlich geführt werden.

Suizidalität erkennen und dem Suizid vorbeugen

Wenn die Risikofaktoren und präventiven Ansätze zur Suizidalität im Alter bekannt sind, kann das Problem im Einzelfall auch besser wahrgenommen werden. Bedeutsam ist auch die Kenntnis des Präsuizidalen Syndroms (Ringel 1953) und der Stadien der Suizidalen Entwicklung (Pöldinger 1968). Praktisch relevant sind darüber hinaus neuere Entwicklungen wie die Interpersonale Theorie suizidalen Verhaltens (Joiner 2005) und das 6-Phasen-Modell suizidaler Krisen (Reisch 2012). Wichtig ist, dass die Bezugspersonen des betroffenen Menschen auch seine indirekten Suizidäußerungen (z. B.: »Ich hätte gerne endlich Ruhe.«) erkennen, um diese dann offen, empathisch und angstfrei anzusprechen. Der Ablauf der Krisenintervention bei Suizidalität im Alter sollte sich an einem fachlich etablierten Schema orientieren, z. B. an den fünf Phasen von Rupp (2012): Verbinden, Vorbereiten, Verstehen, Verändern, Verabschieden. Orientierung für die therapeutische Arbeit gibt auch das Prozessmodell von Teismann & Dormann (2014).

Wo kann eine wirksame Suizidprävention überhaupt ansetzen? Zunächst geht es um eine individuelle Vorbereitung auf das Alter, im Hinblick sowohl auf die körperliche als auch auf die seelische und die soziale Gesundheit. Dazu gehören u.a. eine ausreichende Bewegung, eine ausgewogene Ernährung und die Inanspruchnahme von Vorsorgeuntersuchungen. Freundschaften und Beziehungen müssen gepflegt werden, möglichst auch zu jüngeren Menschen. Mit einer Patientenverfügung und einer Vorsorgevollmacht kann rechtzeitig der eigene Willen dokumentiert werden. Schon in jüngeren Jahren sollte man sich damit auseinandersetzen, später möglicherweise einmal auf die Annahme von Hilfen angewiesen zu sein. Das Gleiche gilt für die Sinngebung des eigenen Lebens, um sich die Sinnfrage nicht erst im Alter stellen zu müssen. Hierbei ist wiederum zu betonen, dass es dabei sowohl um individuelle als auch um gesellschaftliche Einstellungen zum Alter geht.

Wer präventiv tätig werden will, muss zunächst überhaupt einmal das Gespräch mit suizidalen alten Menschen suchen. Menschen, die Kontakt zu Älteren haben, sollten um diese Problematik wissen, versteckte Suizidäußerungen erkennen und ernst nehmen. Dann bedarf es aber natürlich auch einer im Ernstfall verfügbaren Krisenhilfe. Wenn altersgebrechliche und sterbenskranke Menschen Bescheid wissen über die Hilfsmöglichkeiten am Lebensende, zu denen Palliativmedizin, Hospizdienste und Schmerztherapie gehören, verändert das unter Umständen ihre Perspektive auf das eigene Ende. Nicht vergessen dürfen wir auch den Bedarf an geeigneter Unterstützung für die (pflegenden) Angehörigen.

Indizierte Präventionsprogramme umfassen nach der Definition der BZgA allgemein solche Interventionen, die auf spezifische Hochrisikopersonen vorsorgend, frühbehandelnd, schadensminimierend oder rückfallpräventiv einzuwirken versuchen. Das kann über Mentoren-Programme geschehen, die das *Screening* und die Früherfassung von sogenannten Risikoträgern schulen, in Verbindung mit der Fähigkeit zur Vermittlung geeigneter Angebote zur Beratung, Betreuung und Pflege, Behandlung und Rehabilitation. Ein Projekt zur indizierten Prävention bei Suizidalität im Alter wäre also z.B. die Schulung von Hausärzten und Pflegekräften, Personal im Rettungsdienst, ehrenamtlich in der Altenhilfe tätigen Laienhelfern und anderen Schlüsselpersonen (*Gatekeeper*).

Es ist bekannt, dass ältere Menschen seltener von sich aus psychosoziale Hilfen in Anspruch nehmen. Also ist es sinnvoll, dass die Personen, die ohnehin viel Kontakt zu älteren Menschen haben, für dieses existenzielle Thema sensibilisiert werden und Handwerkzeug vermittelt bekommen. Wenn das Ausmaß von Suizidalität im Alter, häufige Suizidmethoden, Risikofaktoren und Vorurteile bekannt und Gesprächsinterventionen gelernt und geübt sind, dann kann »das Unerhörte« gegenüber dem älteren Menschen angesprochen werden. Entlastung wäre so unmittelbar möglich, in weiterführende Hilfen könnte vermittelt werden. Von der Arbeitsgruppe Alte Menschen im Nationalen Suizidpräventionsprogramm für Deutschland liegen bereits geeignete Materialien und Erläuterungen zu Aus-, Fort- und Weiterbildungszwecken vor.

Literatur

Arbeitsgruppe Alte Menschen im Nationalen Suizidpräventionsprogramm für Deutschland (2013): Wenn das Altwerden zur Last wird. Suizidprävention im Alter. https://www.bmfsfj.de/blob/95512/984d4e818ac61c2c610e610d7e872211/wenn-das-altwerden-zur-last-wird-data.pdf (letzter Zugriff: 12.12.2017)

Bundeszentrale für gesunheitliche Aufklärung (2015): Leitbegriffe der Gesundheitsförderung: Prävention und Krankheitsprävention. www.leitbegriffe.bzga.de/pdfseite.php?id=angebote&idx=130 (letzter Zugriff: 12.12.2017)

Eink M, Haltenhof H (2017): Basiswissen: Umgang mit suizidgefährdeten Menschen. Köln: Psychiatrie Verlag.

Joiner TE (2005): Why people die by suicide. Cambridge, Mass: Harvard University Press.

Lindner R, Hery D, Schaller S, Schneider B, Sperling U (2014): Suizidgefährdung und Suizidprävention bei älteren Menschen. Berlin: Springer.

Pöldinger W (1968): Zur Abschätzung der Suizidalität. Bern: Huber.

Reisch T (2012): Wo kann Suizidprävention ansetzen? Vorschlag eines 6-Phasen-Modells suizidaler Krisen. Psychiatrische Praxis (39); 257–258.

Ringel E (1953): Der Selbstmord – Abschluss einer krankhaften Entwicklung. Wien: Maudrich.

Rupp M (2012): Basiswissen: Psychiatrische Krisenintervention. Köln: Psychiatrie Verlag.

Schneider B, Sperling U, Wedler H (2011): Suizidprävention im Alter. Frankfurt/Main: Mabuse.

Teismann T, Dorrmann W (2014): Suizidalität. Göttingen: Hogrefe.

Kontaktadresse für die Autorengruppe
Dr. Hermann Elgeti
Geschäftsstelle des Landesfachbeirates Psychiatrie Niedersachsen
Region Hannover – Dezernat für soziale Infrastruktur
Stabsstelle Sozialplanung
Hildesheimer Str. 20
30169 Hannover
hermann.elgeti@region-hannover.de

Anlage: Erläuterungen zum Begriff der Prävention

Die beiden Tabellen wurden erstellt in Anlehnung an den Artikel von KLOSTERKÖTTER J (2017): Psychische Krankheiten verhindern (mit einem Hotspot zur Suizidprävention von Wolfersdorf M, Schneider, B, Hegerl U, Schmidtke A). In: HAUTH I, FALKAI P, DEISTER A (Hg.): Psyche Mensch Gesellschaft – Psychiatrie und Psychotherapie in Deutschland: Forschung, Versorgung, Teilhabe. Berlin: Medizinisch Wissenschaftliche Verlagsgesellschaft; 87–109

Tabelle 1: Gebräuchliche Einteilungen der Prävention

nach dem Zeitpunkt	Primär-, Sekundär- und Tertiärprävention
nach den Zielgruppen	universelle, selektive und indizierte Prävention
nach den Ansatzpunkten	medizinische, Verhaltens- und Verhältnisprävention

Tabelle 2: Erläuterungen und ausgewählte Beispiele zur Primärprävention

Bezeichnung	Beschreibung	ausgewählte Beispiele aus der Stadt Wolfsburg
universell	Angebote für die Bevölkerung oder Bevölkerungsgruppen ohne vorherige Risikoidentifikation	• Öffentlichkeitsarbeit: Tag der seelischen Gesundheit, Suchtpräventionsprogramme/ Fachstelle für Suchtprävention • Schulprojekt »Verrückt na und?« • Projekt HaLT (Hart am LimiT) • Schulungen von Ärzten und Pflegekräften zu Themen wie Demenz, Suizidalität • Frühe Hilfen • Verhältnisprävention – Quartiersentwicklung • Bildungsoffensive – Präventionsketten • Gesundheitsregion
selektiv	Angebote an Individuen oder Bevölkerungs-gruppen mit überdurchschnittlichem Erkrankungsrisiko	• Patenprojekt »Kleine Angehörige« • Elternsprechstunde • Schulsprechstunde • Krisendienst • Akutsprechstunde Psychotherapeuten
indiziert	Angebote für Personen, die ein hohes Erkrankungsrisiko besitzen, aber bislang keine Diagnosekriterien erfüllen	• Aufmerksamkeit aller Beratungsangebote innerhalb und außerhalb des Sozialpsychiatrischen Verbundes für psychosoziale Notlagen, einschließlich Verfügbarkeit eines Krisenwegweisers • Niederschwelliger Zugang zu frühzeitiger (Notfall-) Behandlung • offene Sprechstunde im Sozialpsychiatrischen Dienst einschließlich Angehörigenberatung

Weiterhin erhebliche Ungleichheiten zwischen den Versorgungsregionen – Auswertungsbericht zur Landespsychiatrieberichterstattung für die Berichtsjahre 2015 und 2016

Hermann Elgeti

Zur Erhebung und Auswertung der Daten

Die Landespsychiatrieberichterstattung Niedersachsen (N-PBE) wurde seit 2007 von der Geschäftsstelle des Landesfachbeirats Psychiatrie (LFBPN) schrittweise aufgebaut.[1] Sie umfasst neben Daten zur Arbeit der Sozialpsychiatrischen Dienste (SpDi) auch solche zu einigen weiteren Hilfen für psychisch erkrankte Menschen. Dabei handelt es sich um psychiatrisch-psychotherapeutische Behandlungsangebote nach dem Krankenversicherungsrecht (SGB V) und um Eingliederungshilfen für seelisch behinderte und suchtkranke Menschen (SGB XII).

Die Daten werden grundsätzlich auf der Ebene der Landkreise bzw. kreisfreien Städte ausgewertet, im Hinblick auf die Kliniken bilden deren Einzugsgebiete den räumlichen Bezug. Eine zusammenfassende Gruppierung der Ergebnisse ist nicht nur auf der Ebene der ehemaligen Regierungsbezirke möglich. Durch Einbezug von demografischen Daten können die Platzkapazitäten der verschiedenen Angebotsformen auch nach sozialstrukturellen Merkmalen der Kommunen ausgewertet werden.

Der Landesbetrieb für Statistik und Kommunikationstechnologie Niedersachsen (LSKN) liefert die Gebietsfläche sowie die Einwohnerzahl der Kommunen nach Altersgruppen (Stichtag: 31.12. des Berichtsjahres). Die Bundesagentur für Arbeit (BA) stellt die Arbeitslosenzahlen zur Verfügung, ebenfalls aufgeschlüsselt nach Kommunen; hier finden die Daten für den Monat Dezember des Berichtsjahres Verwendung.

Die Auswertungsergebnisse werden den Leitungen der SpDi auf der jährlichen Dienstbesprechung des Sozialministeriums (MS) als deren Aufsichtsbehörde vorgestellt. Die Ergebnisse für das Berichtsjahr 2016 werden in Ergänzung des Auswertungsberichts im Anhang dieses Bandes in Tabellenform veröffentlicht. Im Auftrag des MS hat die Geschäftsstelle des LFBPN außerdem ein EDV-Pro-

---

1 ELGETI H (2011): Auf dem Weg zu einem sozialpsychiatrischen Qualitätsmanagement. In: ELGETI H (Hg.): Psychiatrie in Niedersachsen – Jahrbuch 2011. Bonn: Psychiatrie-Verlag; 153–164

gramm zur N-PBE entwickelt.[2] Damit soll den SpDi die Eingabe der von ihnen zu liefernden Daten erleichtert werden. Die teilnehmenden Dienste können inzwischen auch direkt im EDV-Programm nach ihren Bedürfnissen Auswertungen vornehmen und diese für die Fortschreibung des Sozialpsychiatrischen Plans ihrer Kommune nutzen.

Die SpDi sind nicht nur aufgefordert, das im Anhang dieses Bandes abgedruckte Formular der Dokumentationsempfehlungen des LFBPN auszufüllen. Gebeten wird weiterhin um die Überlassung der ausgefüllten Datenblätter 28 bis 30 des Niedersächsischen Landesgesundheitsamtes (NLGA) zur Jahresberichterstattung der unteren Gesundheitsbehörden. Die Mitwirkung der SpDi ist mangels einer zentralen Erfassung auch bei der Ermittlung der Anzahl der belegten Plätze im ambulant betreuten Wohnen der Eingliederungshilfe für seelisch behinderte und suchtkranke Menschen erforderlich. Für das Berichtsjahr 2016 konnten von 43 der insgesamt 45 SpDi Daten ausgewertet werden, allerdings nicht immer vollständig. Das Formular des LFBPN wurde von 43 SpDi ausgefüllt ebenso wie die Blätter 28–30 des NLGA, die Zahl der belegten Plätze im ambulant betreuten Wohnen wurde in 37 Fällen gemeldet.

Bei einigen Zahlen zur fachspezifischen Behandlung psychisch erkrankter Menschen im Leistungsbereich des SGB V kann die NI-PBE auf eine zentrale Datensammlung zurückgreifen: Die Kassenärztliche Vereinigung Niedersachsen (KVN) liefert Daten zu den in ihrem System tätigen psychiatrischen Fachärzten und Psychotherapeuten, allerdings bisher nicht zur Anzahl der von ihnen behandelten Patienten. Außerdem stellt die KVN in einigen Fällen für jeweils zwei benachbarte Kommunen nur kumulierte Daten zur Verfügung: Diepholz und Delmenhorst, Emden und Aurich, Wilhelmshaven und Friesland. Der jährlich erscheinende Niedersächsische Krankenhausplan (Stichtag 01.01. des Berichtsjahres) informiert über die Anzahl der Betten und Tagesklinikplätze der Kliniken, gesondert für die Psychosomatik (PSM), Erwachsenenpsychiatrie (PSY) sowie Kinder- und Jugendpsychiatrie (KJP). Fünf PSY-Kliniken sind nicht an Unterbringungen nach § 15 NPsychKG beteiligt: Nils-Stensen-Klinik in Bramsche, Ameos Klinikum in Hameln, Krankenhaus Ginsterhof in Rosengarten / Landkreis Harburg, Clemens-August-Klinik in Neuenkirchen / Landkreis Vechta und Asklepios Fachklinikum Tiefenbrunn in Rosdorf / Landkreis Göttingen. Die PSM-Kliniken waren bisher nicht Gegenstand der N-PBE.

Die Platzkapazitäten der teil- und vollstationären Angebote der Eingliederungshilfe für seelisch behinderte und suchtkranke Menschen werden vom Niedersächsischen Landesamt für Soziales, Jugend und Familie (NLS) über-

---

2 Bott OJ, Elgeti H, Schmidt S (2015): Entwicklung eines Sozialpsychiatrischen Informationsmanagements für Niedersachsen 2010 bis 2015. In: Elgeti H, Ziegenbein M (Hg.): Psychiatrie in Niedersachsen – Band 7. Köln: Psychiatrie Verlag; S. 202–215

mittelt. So können zusätzlich zur Inanspruchnahme im ambulant betreuten Wohnen gemäß § 53 ff. SGB XII, die von den SpDi gemeldet wird, auch die in den in Wohn-, Werk- und Tagesstätten vorgehaltenen Plätze in die Auswertung mit einbezogen werden. Bei den Platzzahlen in Werkstätten für behinderte Menschen (WfbM) ist allerdings zu berücksichtigen, dass die Daten des NLS nicht den Berufsbildungsbereich der WfbM einschließen. Zumindest in einigen Fällen fehlen auch Werkstätten für Menschen mit geistig und / oder körperlichen Behinderungen, die bei sich auch Personen mit seelischen Behinderungen beschäftigen.

Leider konnte eine ganze Reihe von weiteren wichtigen Hilfsangeboten für psychisch erkrankte Menschen bisher noch nicht in die N-PBE einbezogen werden. So fehlen z. B. Angaben zur Anzahl der betreuten Personen und zum Umfang des eingesetzten Fachpersonals in ambulanten psychiatrischen Pflegediensten, in den Institutsambulanzen der psychiatrischen Kliniken und in den Suchtfachstellen. Auch die Einrichtungen zur medizinisch-beruflichen Rehabilitation psychisch Kranker (RPK) beteiligen sich bisher nicht an der Datenerhebung. Darüber hinaus ist zu bedenken, dass weiterhin eine unbekannte Anzahl chronisch und schwer psychisch erkrankter Menschen im Alter unter 65 Jahren in allgemeinen Alten- und Pflegeheimen betreut werden.

Zur Arbeit der Sozialpsychiatrischen Dienste

Die Aufgaben der SpDi werden im Niedersächsischen Gesetz über Hilfen und Schutzmaßnahmen für psychisch Kranke (NPsychKG) beschrieben. Vier Kommunen in Niedersachsen haben von der im NPsychKG eröffneten Möglichkeit Gebrauch gemacht, die Aufgaben des SpDi in vollem Umfang vertraglich einer externen Einrichtung zu übertragen: Das sind die Landkreise Celle und Heidekreis, Uelzen und Lüchow-Dannenberg, alle im (ehemaligen Regierungs-) Bezirk Lüneburg gelegen. Viele andere Kommunen haben diese Aufgaben teilweise übertragen, meist begrenzt auf die Hilfen für suchtkranke Menschen.

Das Leistungsspektrum der SpDi macht deutlich, dass neben den im NPsychKG vorgegebenen Aufgaben häufig auch eine Reihe weiterer Funktionen erfüllt werden sollen, vor allem von den SpDi in Trägerschaft der Kommune (Tabelle 1, S. 170). Vielfach werden die dafür dann zusätzlich erforderlichen Ressourcen nicht oder nicht in dem erforderlichen Umfang zur Verfügung gestellt. In jedem Fall erschweren die erheblichen Unterschiede zwischen den SpDi beim Umfang ihres offiziellen Auftrags und bei der Art und Intensität der Aufgabenwahrnehmung einen Ressourcenvergleich.

Länderübergreifende Vergleiche sind inzwischen durch die Vorarbeiten des 2010 gegründeten bundesweiten Netzwerks Sozialpsychiatrischer Dienste mög-

Tab. 1: Leistungsspektrum der Sozialpsychiatrischen Dienste

		Berichtsjahr	2009	2011	2013	2014	2015	2016
		Anzahl der Fragebögen mit Angaben	36	36	36	40	41	43
Aufgaben des SpDi nach NPsychKG	1	Sprechstunden im Dienst (Mindest-Öffnungszeit: 5 WT je 4 Std.)	95 %	100 %	97 %	100 %	100 %	100 %
	2	sofortige Notfall-Hausbesuche (Mindest-Bereitschaft: 5 WT je 4 Std.)	90 %	97 %	91 %	92 %	90 %	93 %
	3	Geschäftsführung Sozialpsychiatr. Verbund gem. § 8 NPsychKG	92 %	100 %	97 %	98 %	95 %	98 %
	4	Erstellung des Sozialpsychiatrischen Plans gemäß § 9 NPsychKG	85 %	86 %	83 %	85 %	78 %	74 %
	5	Durchführung von Begutachtungen gemäß § 12 NPsychKG	97 %	100 %	100 %	95 %	90 %	95 %
	6	med. Behandlung (Behandlungsermächtigung gemäß § 11 NPsychKG)	15 %	11 %	6 %	8 %	12 %	9 %
weitere dem SpDi zuggewiesene Aufgaben	7	Erstellung Gutachten im Rahmen des SGB XII, SGB VIII, BtG o. ä.	85 %	92 %	89 %	78 %	80 %	86 %
	8	Organisation Konferenzen zur Planung Einglied.-Hilfen § 53 SGB XII	79 %	86 %	82 %	78 %	71 %	60 %
	9	Teilnahme an sonst. aufwändigen Dienst-übergreifenden Fallbespr.	79 %	81 %	83 %	90 %	95 %	93 %
	10	Teilnahme an der allgemeinen amtsärztlichen Begutachtung	64 %	64 %	71 %	57 %	49 %	60 %
	11	Funktion Ordnungsbehörde bei Einweisungen gemäß § 18 NPsychKG	23 %	28 %	26 %	20 %	22 %	14 %

lich, das Ende 2012 fünf Kernaufgaben für SpDi beschrieben hat.[3] Auf dieser Grundlage veröffentlichte das Netzwerk jüngst fachliche Empfehlungen zu Qualitätsstandards und Personalbedarf, differenziert nach Größe und Sozialstruktur der Kommune sowie Breite und Tiefe der Aufgabenbearbeitung.[4] Parallel führte das Netzwerk 2017 eine bundesweite Umfrage zur Arbeit der SpDi im Jahr 2016 durch, an der sich Niedersachsen fast vollständig beteiligte, auch dank entsprechender Empfehlungen des Sozialministerium und des Landkreistages.[5]

---

3 Sozialpsychiatrische Dienste erfüllen Kernaufgaben auf dem Weg zu einer inklusiven und sozialraumbezogenen Psychiatrie! Thesen des Netzwerks Sozialpsychiatrischer Dienste. In: ELGETI H, ZIEGENBEIN M (Hg.): Psychiatrie in Niedersachsen – Jahrbuch 2013. Köln: Psychiatrie Verlag; S. 195–198
4 ALBERS M, ELGETI H, Netzwerk Sozialpsychiatrischer Dienste (Hg.) (2018): Fachliche Empfehlungen zu Leistungsstandards und Personalbedarf Sozialpsychiatrischer Dienste. Sozialpsychiatrische Informationen 48 (1): 51–57
5 ELGETI H, ERVEN S, Netzwerk Sozialpsychiatrischer Dienste in Deutschland (2018): Lässt sich die Arbeit der Sozialpsychiatrischen Dienste in Deutschland vergleichen? Ergebnisse der bundesweiten Umfrage zum Leistungsspektrum und Personaleinsatz Sozialpsychiatrischer Dienste. Sozialpsychiatrische Informationen 48 (2) (im Druck)

Ein Ergebnistelegramm für Niedersachsen findet sich in diesem Band direkt im Anschluss an diesen Bericht.

Die Zahl der dokumentierten Patienten lag 2016 im landesweiten Durchschnitt mit 7,0 pro 1.000 Einw. etwa auf dem Stand der Vorjahre (2014: 7,0; 2015: 6,8). Die Anzahl des im SpDi eingesetzten Fachpersonals pro 100.000 Einw. war im Vergleich zu den beiden Vorjahren mit 4,0 etwas höher (2014 und 2015 jeweils 3,7). Die Fallzahlbelastung (*Caseload*), gemessen als Anzahl der im Jahr mindestens ein Mal persönlich kontaktierten Patientinnen und Patienten pro Vollzeitstelle Fachpersonal, lag 2016 bei 176 und nahm damit gegenüber den Vorjahren etwas ab (2014: 193; 2015: 183). Dabei gibt es bisher keine exakte Differenzierungsmöglichkeit, ob es sich um kurzfristige Beratungen bzw. Kriseninterventionen oder um kontinuierliche Betreuungen handelt, ob das Fachpersonal immer einen persönlichen Kontakt mit der Indexperson hatte oder gelegentlich auch in Form ausschließlicher Telefon- und Angehörigen-Beratung tätig wurde bzw. Stellungnahmen nach Aktenlage anfertigte.

Unter der Personalnot beim SpDi leidet auch die Arbeit im Sozialpsychiatrischen Verbund. Inzwischen sind die Sozialpsychiatrischen Pläne in 49 % der Kommunen mindestens fünf Jahre alt (2012–2015: 33–39 %). In 23 % der Kommunen fand 2016 keine Vollversammlung des Verbunds statt (2015: 32 %); die durchschnittliche Anzahl der regelmäßig tagenden Fachgruppen bzw. Arbeitskreise lag wie in den Vorjahren bei 5,0. Im landesweiten Durchschnitt sind für die Geschäftsführung des Verbunds weniger als 0,2 Vollkräfte pro 100.000 Einwohner der Kommune eingesetzt. An der Gremienarbeit der Verbünde beteiligten sich 2016 in 63 % der Kommunen auch Selbsthilfeinitiativen der psychisch Kranken und in 56 % solche der Angehörigen, deutlich seltener Mitglieder des Kommunalparlaments (33 %).

Zur fachspezifischen ambulanten Behandlung und Betreuung

Im KVN-System sind Fachärzte für Psychiatrie (und Psychotherapie) gegenüber Kinder- und Jugendpsychiatern in der Minderheit, vor allem aber gegenüber Nervenärzten, die ja auch oder überwiegend neurologisch erkrankte Patienten behandeln. Gemessen an Vollzeitäquivalenten (VZÄ) lag ihre Verfügbarkeit 2016 landesweit bei 110,4 VZÄ, bei den Nervenärzten waren es 172,6 VZÄ. Das Angebot kassenärztlich tätiger Kinder- und Jugendpsychiater stieg in den letzten Jahren deutlich an, 2016 wurden in Niedersachsen 149,8 VZÄ gezählt. Die Zahl der im Rahmen der KVN tätigen Psychotherapeuten (PT) ist gegenüber dem Vorjahr erneut gestiegen und übertraf 2016 diejenige der psychiatrischen Fachärzte (FA; Nervenärzte, Psychiater sowie Kinder- und Jugendpsychiater zusammengenommen) um fast das Fünffache (26,0 gegenüber 5,4 VZÄ pro

100.000 Einw.). Der Anteil psychologischer PT lag 2014 mit 61 % deutlich über demjenigen der ärztlichen PT (19 %) und der Kinder- und Jugendlichen-PT (20 %).

Die FA und PT konzentrieren sich in kreisfreien Städten (mindestens 3,0 Einw./ha) und dort besonders in den drei urban hochverdichteten Städten Braunschweig, Oldenburg und Osnabrück (mindestens 10 Einw./ha). Daneben weist auch der Landkreis Göttingen eine hohe Konzentration von FA- und PT-Ressourcen auf. Die anderen ländlichen (1,0 bis unter 3,0 Einw./ha) und besonders die gering besiedelten (unter 1,0 E./ha) Landkreise haben demgegenüber das Nachsehen (Abbildung 1). Die ermittelten Werte beziehen sich auf die Anzahl der Vollzeitkraft-Anteile der in Praxis oder Medizinischem Versorgungszentrum zugelassenen bzw. angestellten FA und PT. Die Stadt Delmenhorst und der Landkreis Diepholz, die Stadt Emden und der Landkreis Aurich sowie die Stadt Wilhelmshaven und der Landkreis Friesland konnten bei dieser Auswertung nicht berücksichtigt werden, da die KVN für diese Kommunen nur zusammengefasste Angaben lieferte.

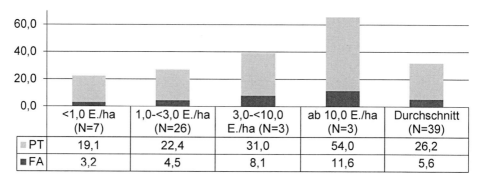

Abb. 1: Verfügbarkeit fachspezifischer Behandlung nach Siedlungsdichte 2016*; *) N=Anzahl der Landkreise bzw. kreisfreien Städte einschließlich Region Hannover (4,9 E./ha); ohne die Städte Emden, Delmenhorst und Wilhelmshaven sowie die Landkreise Aurich, Friesland und Diepholz, da diese von der KVN nicht getrennt ausgewiesen werden

Das ambulant betreute Wohnen (abW) als Leistung der Eingliederungshilfe für seelisch behinderte und suchtkranke Menschen hat sich seit den 1990er-Jahren vielerorts in Deutschland stark entwickelt. Es soll dazu dienen, einen schwer und chronisch psychisch erkrankten Menschen in seinem gewohnten Lebensumfeld zu unterstützen und seine Teilhabechancen zu verbessern, eine stationäre Eingliederungshilfe zu vermeiden oder zu verkürzen. Mitverantwortlich für den Anstieg der Fallzahlen im abW sind wohl auch Leistungskürzungen im allgemeinen Sozialdienst der Kommunen und die Personalnot in Sozialpsychiatrischen Diensten. Auch sind die Psychiatrischen Institutsambulanzen (PIA) zu selten dezentralisiert und führen mangels auskömmlicher Finanzierung seitens der Krankenkassen – entgegen ihrem gesetzlichen Auftrag! – kaum aufsuchende Behandlungen durch.

Die Anzahl der belegten Plätze für seelisch behinderte und suchtkranke Menschen wird von den Kommunen bzw. ihren SpDi erfragt. Nicht alle Kommunen – und nicht immer dieselben – liefern Daten, so schwanken die Ergebnisse etwas zwischen den Berichtsjahren. Das abW-Angebot wurde in den letzten Jahren auch in Niedersachsen deutlich ausgeweitet und ist insbesondere im (ehemaligen Regierungs-) Bezirk Braunschweig sehr verbreitet; der Landesdurchschnitt lag 2016 bei 179 belegten Plätzen pro 100.000 Einw. (Abbildung 2). Acht Landkreise hatten 2016 weniger als 100 belegte Plätze pro 100.000 Einw.: Oldenburg (49 Plätze), Vechta (60), Cloppenburg (69), Osterholz (71), Grafschaft Bentheim (78), Wesermarsch (94), Stade (96) und Rotenburg/ Wümme (97). Die höchste Inanspruchnahme mit über 250 Plätzen pro 100.000 Einw. wiesen die beiden Städte Emden (368) und Braunschweig (314) sowie die vier Landkreise Göttingen (543), Northeim (303), Aurich (300) und Goslar (279) auf.

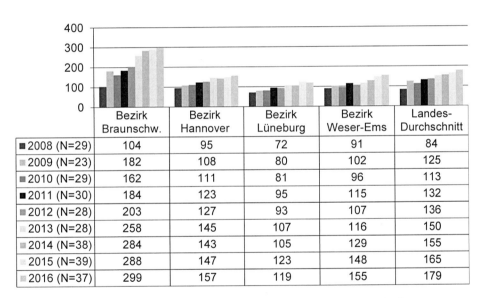

Abb. 2: belegte Plätze im ambulant betreuten Wohnen nach Bezirk*; *) Inanspruchnahme pro 100.000 Einw. nach Angaben der SpDi für ihre jeweilige Kommune

Zur psychiatrischen Klinikbehandlung

Seit 1993 ist in Niedersachsen eine große Anzahl von Betten in der Psychosomatik (PSM) aufgebaut worden; stark ausgeweitet wurden die Platzkapazitäten in der Kinder- und Jugendpsychiatrie (KJP). Trotz Reduktion der Bettenzahl in der

Erwachsenenpsychiatrie (PSY) kam es auch ohne Einrechnung der massiv angestiegenen Kapazitäten im Maßregelvollzug (FOR) in der Summe zu einem leichten Anstieg der Bettenmessziffer. Außerdem wurden in diesem Zeitraum in allen drei Bereichen viele teilstationäre Behandlungskapazitäten aufgebaut.

Die Behandlungsplätze der Kliniken mit Versorgungspflicht für Unterbringungen nach NPsychKG sind zwischen den vier Bezirken ungleich verteilt. Für die PSY-Kliniken zeigt sich eine deutliche Abhängigkeit zwischen der Höhe der Klinikmessziffer einerseits und dem Ausmaß der Dezentralisierung klinischer Behandlungsplätze sowie dem Ausbau tagesklinischer Kapazitäten andererseits. Im Bezirk Lüneburg, wo die Reformen seit den 1990er-Jahren in Richtung einer wohnortnahen Versorgung konsequent vorangetrieben wurden, ist die Klinikmessziffer am niedrigsten (Abbildung 3).

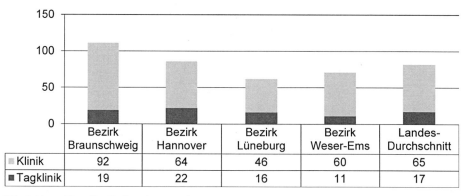

Abb. 3: Messziffern für Kliniken der Erwachsenenpsychiatrie (PSY) 2016*; *) Quelle: Niedersächsischer Krankenhausplan (1. Januar 2017). Der Landkreis Celle wurde hier dem Bezirk Lüneburg abgezogen und dem Bezirk Hannover zugeschlagen, da er zum Einzugsgebiet des Klinikum Wahrendorff in der Region Hannover gehört.

In den KJP-Kliniken sind die Unterschiede bei den Messziffern zwischen den vier Bezirken in den letzten beiden Jahren geringer geworden und haben andere Ursachen (die 38 Betten der KJP im Asklepios Fachklinikum Tiefenbrunn wurden hier mitgezählt). Der Bezirk Weser-Ems, der im KJP-Versorgungsbereich vergleichsweise die meisten klinischen und tagesklinischen Kapazitäten hat, ist mit sieben Klinik-Standorten am stärksten dezentralisiert. Dagegen musste der Bezirk Lüneburg, der flächenmäßig noch etwas größer ist als der Bezirk Weser-Ems, 2016 noch mit zwei Standorten auskommen. Hier und im Bezirk Braunschweig zeigt die niedrige Klinikmessziffer eher eine Unterversorgung an (Abbildung 4).

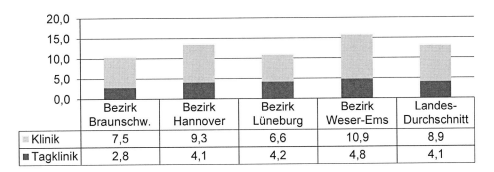

Abb. 4: Messziffern für Kliniken der Kinder- u. Jugendpsychiatrie (KJP) 2016*; *) Quelle: Niedersächsischer Krankenhausplan (1. Januar 2017)

Zur Betreuung in Wohnheimen, Werk- und Tagesstätten

Die Platzkapazität ist in Wohnheimen für seelisch behinderte und suchtkranke Menschen seit 2010 merkbar angestiegen und lag 2016 im Landesdurchschnitt bei 93 Plätzen pro 100.000 Einw. (Abbildung 5). Im Bezirk Hannover werden besonders viele Heimplätze angeboten, darunter sind mit der landesweit höchsten Platzdichte die Landkreise Holzminden (317) und Nienburg (291). Dagegen gibt es in der Stadt Wolfsburg sowie in den Landkreisen Osterholz, Oldenburg und Wittmund überhaupt keine stationäre Wohneinrichtung für seelisch behinderte oder suchtkranke Menschen.

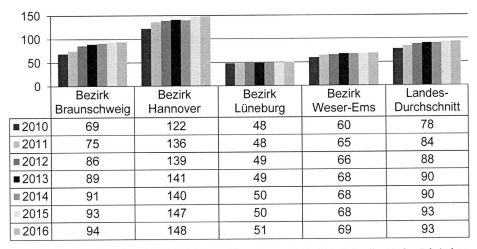

Abb. 5: Wohnheimplätze für seelisch behinderte Menschen nach Bezirk*; *) Quelle: Niedersächsisches Landesamt für Soziales; Platzkapazität pro 100.000 Einw.; einschl. Wohnheime für chronisch mehrfach Abhängige (CMA)

Die Platzkapazität der Werkstätten (WfbM) für seelisch behinderte Menschen wird in der N-PBE auf die gesamte Einwohnerzahl bezogen und nicht nur auf die Altersgruppe der 18- bis unter 65-jährigen Menschen. Außerdem erfassen die vom Niedersächsischen Landesamt für Soziales (NLS) übermittelten Daten offensichtlich nicht alle WfbM, in denen seelisch behinderte Menschen beschäftigt werden. So meldete das NLS für das Berichtsjahr 2016 in der Region Hannover nur eine WfbM und eine Platzziffer von 13 pro 100.000 Einwohner, während in der dortigen regionalen Psychiatrieberichterstattung sechs WfbM registriert sind und 2012 eine Platzziffer von 48 gemessen wurde. Nach den Daten des NLS gibt es ein starkes Ungleichgewicht zwischen den einzelnen Bezirken: In den Bezirken Braunschweig und vor allem Weser-Ems werden wesentlich höhere Platzkapazitäten ausgewiesen als in den Bezirken Hannover und Lüneburg (Abbildung 6).

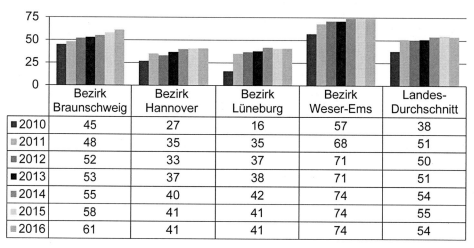

	Bezirk Braunschweig	Bezirk Hannover	Bezirk Lüneburg	Bezirk Weser-Ems	Landes-Durchschnitt
2010	45	27	16	57	38
2011	48	35	35	68	51
2012	52	33	37	71	50
2013	53	37	38	71	51
2014	55	40	42	74	54
2015	58	41	41	74	55
2016	61	41	41	74	54

Abb. 6: Werkstattplätze für seelisch behinderte Menschen nach Bezirk*; *) Quelle: Niedersächsisches Landesamt für Soziales; Platzkapazität pro 100.000 Einw.

Auch das Angebot der Tagesstätten für seelisch behinderte Menschen wurde in den letzten Jahren ausgeweitet, zeigt dabei aber nicht so große Unterschiede zwischen den Bezirken wie das beim ambulant betreuten Wohnen sowie bei den Wohn- und Werkstätten der Fall ist (Abbildung 7). Ohne Tagesstättenplätze war 2016 nur noch der Landkreis Oldenburg.

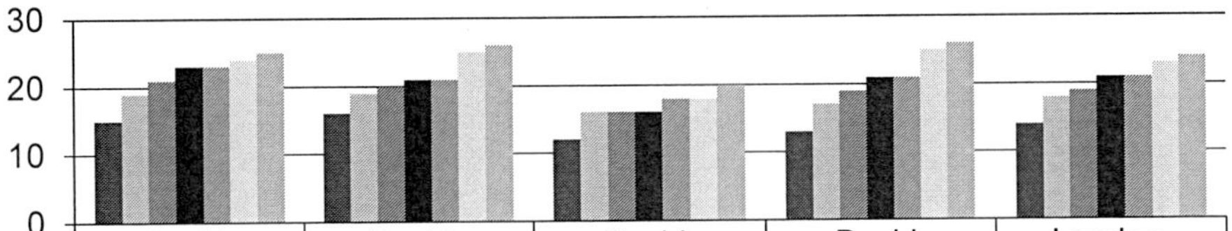

	Bezirk Braunschweig	Bezirk Hannover	Bezirk Lüneburg	Bezirk Weser-Ems	Landes-Durchschnitt
2010	15	16	12	13	14
2011	19	19	16	17	18
2012	21	20	16	19	19
2013	23	21	16	21	21
2014	23	21	18	21	21
2015	24	25	18	25	23
2016	25	26	20	26	24

Abb. 7: Plätze in Tagesstätten für seelisch behinderte Menschen nach Bezirk*

Auswertung der Daten nach Versorgungsregion

Die Darstellung der Ergebnisse zur Landespsychiatrieberichterstattung auf der Ebene der ehemaligen Regierungsbezirke hat vielfach erhebliche regionale Unterschiede bei der Verfügbarkeit psychiatrischer Versorgungsangebote aufgezeigt. Eine Betrachtung auf der Ebene der Landkreise und kreisfreien Städte, wie sie in den Tabellen im Anhang dieses Bandes ermöglicht wird, fördert noch viel stärkere Diskrepanzen zutage. Art und Ausmaß regionaler Ungleichheit beim Versorgungsangebot lässt sich nicht allein auf Unterschiede in der urbanen Verdichtung der Kommunen und sozialen Lage ihrer Bevölkerung zurückführen, auch wenn diese Faktoren den Versorgungsbedarf beeinflussen.

Kommunen haben eine Verantwortungsträgerschaft für die Daseinsvorsorge ihrer Bürgerinnen und Bürger, auch für diejenigen, die psychisch erkrankt sind. Gerade kleine und ländliche Kommunen aber werden auf ihrem eigenen Gebiet nie über alle Dienste zur fachgerechten Hilfe aller Betroffenen mit ihren jeweils besonderen Bedürfnissen verfügen. In § 8 NPsychKG werden die Kommunen deshalb aufgefordert, zur Sicherung einer gemeindenahen Versorgung mit den Sozialpsychiatrischen Verbünden benachbarter Kommunen zusammenzuarbeiten. Auch die Einzugsgebiete der psychiatrischen Kliniken mit Versorgungspflicht für Unterbringungen nach NPsychKG umfassen meist mehrere Kommunen.

Andererseits kommen die ehemaligen Regierungsbezirke schon von ihrer Größe und Bevölkerungszahl als Planungseinheit für die Verwirklichung einer wohnortnahen Vollversorgung in der Psychiatrie nicht infrage. Anknüpfend an einen andernorts skizzierten Vorschlag für ein Regionalmodell sozialer Infrastruktur zur Förderung der Inklusion[6] wurden deshalb im Vorfeld der Erstellung des Landespsychiatrieplans 12 Versorgungsregionen zur Koordination der kommunalen sozialpsychiatrischen Planungen definiert und zur Diskussion gestellt (Grafik 1). Wichtige Kriterien bei der Definition waren: Beachtung der Grenzen der Kommunen und Regierungsbezirke, Respektierung gewachsener landsmannschaftlicher Verbindungen, Berücksichtigung der Einzugsgebiete der Kliniken. 500.000 Einwohner dienten als Anhaltspunkt für die Bevölkerungszahl einer Versorgungsregion.

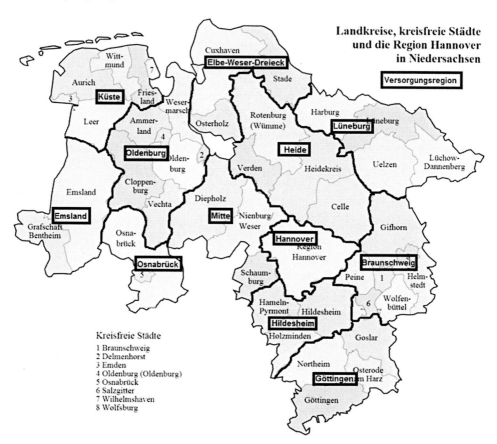

Grafik 1: Definition von 12 Versorgungsregionen in Niedersachsen

Auf Grundlage dieser räumlichen Definition werden nun die Auswertungsergebnisse für das Berichtsjahr 2016 nach Versorgungsregionen dargestellt (Tabellen 3–5). Die Behandlungskapazitäten der psychiatrischen Kliniken

---

6 ELGETI H (2015): Was bedeuten Inklusion und Sozialraumorientierung für die Sozialpsychiatrie? Sozialpsychiatrische Informationen 45 (2): 19–23

werden ausgewiesen als Bettenmessziffer (einschließlich Vergleichswerte des Vorjahrs), die zusätzlichen Tagesklinikplätze als Prozentsatz der aufgestellten Betten. Die Angabe der Werte für ganz Niedersachsen ermöglicht die Positionsbestimmung des regionalen Versorgungsangebots im Vergleich zum landesweiten Durchschnitt. Die Sozialstruktur der Bevölkerung wird mit zwei bewährten Indikatoren erfasst: Die Anzahl der Einwohnerinnen und Einwohner pro Hektar zeigt die urbane Verdichtung an, der Anteil der Arbeitslosen an der Altersgruppe zwischen 18 und unter 65 Jahren gibt einen Hinweis auf die soziale Lage der Bevölkerung.

Tab. 3: Sozialstruktur und klinisches Behandlungsangebot 2016 nach Region; nur Kliniken, die gemäß § 15 NPsychKG an Unterbringungen beteiligt sind

Bezirk	Versorgungs-region	Einw.-Zahl Tsd.	Siedl.-Dichte E./ha	Arbeits-lose %	Sektor-Größe Tsd.	Klinikplätze pro 100.000 E.		
						Betten		TK-Plätze
						2015	2016	
Weser-Ems	Küste	640	1,7	6,4 %	213	49	49	+26 %
	Oldenburg	890	1,8	5,0 %	890	49	48	+20 %
	Emsland	457	1,2	3,1 %	229	36	36	+30 %
	Osnabrück	519	2,3	4,2 %	260	85	85	+11 %
Hannover	Hannover	1.149	5,0	6,0 %	287	64	65	+36 %
	Hildesheim	497	1,8	5,7 %	249	59	61	+26 %
	Mitte	494	1,2	4,5 %	247	54	64	+26 %
Lüneburg	Elbe-Weser-Dreieck	513	1,3	4,5 %	257	38	36	+24 %
	Heide	617	1,0	4,9 %	206	32	33	+48 %
	Lüneburg	574	1,1	4,4 %	287	54	54	+33 %
Braunschweig	Braunschweig	997	2,4	5,2	499	63	63	+25 %
	Göttingen	599	1,5	5,1	200	108	109	+26 %
Niedersachsen		7.946	1,7	5,0 %	284	57	59	+27 %

Tab. 4: ambulantes Behandlungsangebot 2016 nach Region

Region	NA	PSY	KJP	PTÄ	PTP	PT-KJP	FA	PT
	Vollzeitkräfte Fachärzte			Vollzeitkräfte Psychotherapie			Ziffer pro 100.000 E.	
Küste	8,8	3,1	11,8	23,3	91,8	28,1	3,7	22,4
Oldenburg	22,3	8,4	22,5	45,5	139,0	51,8	6,0	26,5
Emsland	9,0	3,0	3,0	9,5	58,5	21,0	3,3	19,5
Osnabrück	19,3	5,8	7,0	27,6	156,0	23,0	6,2	39,8
Hannover	35,8	25,1	32,0	85,3	182,3	82,5	8,1	30,5
Hildesheim	10,8	9,5	7,0	19,0	52,5	21,0	5,5	18,6
Mitte	6,8	4,3	2,5	16,9	67,5	26,2	2,7	22,4
Elbe-Weser-Dr.	4,3	7,4	7,0	21,2	57,8	24,0	3,7	20,1
Heide	5,1	6,8	9,0	22,9	61,5	23,5	3,4	17,5
Lüneburg	13,3	7,7	11,0	37,7	82,5	22,0	5,6	24,8
Braunschweig	23,5	18,5	20,0	40,9	182,0	49,5	6,2	27,1
Göttingen	13,8	10,9	17,0	47,6	121,0	43,5	6,9	35,4
Niedersachsen	172,6	110,4	149,8	397,2	1252,3	416,1	5,4	26,0

Tab. 5: Angebot an Eingliederungshilfen 2016 nach Region

Bezirk	Region	Wohnheime	Werkstätten	Tagesstätten	abW
		Plätze pro 100.000 Einw.			
Weser-Ems	Küste	53	59	44	251
	Oldenburg	57	70	22	108
	Emsland	49	72	8	169
	Osnabrück	125	99	24	150
Hannover	Hannover	143	13	30	146
	Hildesheim	115	71	26	217
	Mitte	182	85	22	150
Lüneburg	Elbe-Weser-Dreieck	43	24	14	102
	Heide	80	41	17	137
	Lüneburg	67	49	26	145
Braunschweig	Braunschweig	58	68	24	202
	Göttingen	153	50	25	429
Niedersachsen		93	55	24	179

Die einzelnen Versorgungsregionen variieren beim fachspezifischen stationären Behandlungsangebot zwischen 33 und 109 Klinikbetten pro 100.000 Einw. (Faktor 3,3). Ebenso groß sind die Unterschiede bei den ambulant tätigen Fachärzten (zwischen 2,7 und 8,1 Vollzeitkräfte pro 100.000 Einw. – Faktor 3,0), etwas geringer bei den Psychotherapeuten (zwischen 17,5 und 39,8 pro 100.000 Einw. – Faktor 2,3). Deutlich ungleichmäßiger ist die Lage bei den Eingliederungshilfen für seelisch behinderte und suchtkranke Menschen: Im teilstationären Bereich variieren die Werte pro 100.000 Einw. bei den Tagesstätten um den Faktor 5,5 (zwischen 8 und 44 Plätze), bei den Werkstätten – ohne Berücksichtigung des eindeutig falsch niedrigen Wertes für die Region Hannover – um den Faktor 4,1 (zwischen 24 und 99 Plätze). Die Platzkapazität der Wohnheime liegt zwischen 43 und 182 Plätzen pro 100.000 Einw. (Faktor 4,2), die Anzahl belegter Plätze im ambulant betreuten Wohnen zwischen 102 und 429 pro 100.000 Einw. (Faktor 4,2). Die besondere Sozialstruktur der Regionen liefert hier und da plausible Erklärungsansätze für einige Unterschiede, kann den Eindruck erheblicher Ungleichheiten im Land aber nicht verwischen.

Die Region Elbe-Weser-Dreieck weist fast überall stark unterdurchschnittliche Werte auf. Hier sollte bei künftigen Analysen und Konzepten zur Versorgungsplanung auch die benachbarte Stadt Bremerhaven im Bundesland Bremen als Standort wichtiger Hilfsangebote mitgedacht werden. Dagegen verfügt die Region Göttingen über weit überdurchschnittliche Versorgungskapazitäten. Das betrifft sowohl fachärztliche und psychotherapeutische Praxen sowie stationär-klinische Behandlungskapazitäten als auch die ambulante und stationäre Wohnbetreuung über Eingliederungshilfen. Lediglich die teilstationären Angebote in Tageskliniken, Werk- und Tagesstätten liegen in der Region Göttingen nah am landesweiten Durchschnitt. Diese Region bildet den Südzipfel Niedersachsens, und es wäre zu prüfen, wie viele Personen aus den angrenzenden Bundesländern hier psychiatrische Ressourcen nutzen.

In der Region Oldenburg mit ihren rund 890 Tsd. Einwohnern gibt es nur eine Klinik mit Versorgungspflicht für Unterbringungen nach NPsychKG. Dagegen steht landesweit ein Klinikstandort durchschnittlich für 284 Tsd. Einwohner zur Verfügung (Kennzahl Sektorgröße). Beim Tagesklinikangebot und bei der Platzkapazität in Wohnheimen liegt die Region Oldenburg deutlich unter, bei den Werkstätten für seelisch behinderte Menschen über dem Durchschnitt. Die Region Hildesheim schließlich verfügt über vergleichsweise geringe ambulante Psychotherapie-Kapazitäten, während es bei den ambulanten, teil- und vollstationären Eingliederungshilfen (ambulant betreutes Wohnen, Tagesstätten, Werkstätten, Wohnheime) ein überdurchschnittlich großes Angebot gibt.

Eine bedarfsgerechte und wohnortnahe gemeindepsychiatrische Versorgung lässt sich nur im Rahmen eines sinnvoll abgestuften Hilfesystems innerhalb einer Vollversorgungsregion konzipieren. Auf Grundlage eines solchen Konzepts lassen sich die hier erläuterten Ergebnisse zur Landespsychiatrieberichterstattung für eine verstärkte interkommunale Zusammenarbeit nutzen, auch im Hinblick auf die Identifizierung prioritärer Handlungsfelder. Dieser Prozess sollte durch eine entsprechende sozialpolitische Rahmenplanung in den Kommunen und auf Landesebene gefördert werden. Schließlich müssten die Sozialversicherungsträger dafür gewonnen werden, ihre jeweilige Versorgungsplanung in den verschiedenen Rechtskreisen des Sozialgesetzbuches stärker als bisher aufeinander abzustimmen.

Anschrift des Autors
Dr. Hermann Elgeti
Geschäftsstelle Landesfachbeirat Psychiatrie Niedersachsen
Region Hannover – Stabsstelle für Sozialplanung (II.3)
Hildesheimer Straße 20
30169 Hannover
hermann.elgeti@region-hannover.de

Bundesweite Umfrage zur Arbeit der Sozialpsychiatrischen Dienste – Ergebnistelegramm für Niedersachsen

Hermann Elgeti

Vorbemerkungen

Dieses Ergebnistelegramm lehnt sich an den ausführlichen Auswertungsbericht zur bundesweiten Umfrage an und bezieht sich auf die fachlichen Empfehlungen des Netzwerks zu Leistungsstandards und Personalbedarf Sozialpsychiatrischer Dienste (SpDi) zu vier definierten Kernaufgaben (KA) mit jeweils zwei Teilaufgaben.[1] Die Breite und Tiefe des Leistungsspektrums sowie der Umfang der Einzelfallarbeit in den SpDi unterscheiden sich je nach den kommunalen Gegebenheiten und landesweiten Regelungen mehr oder weniger stark. Bei der Bewertung der Ergebnisse sind Einwohnerzahl, Siedlungsdichte und Sozialstruktur der Gebietskörperschaften zu berücksichtigen, weil sie einen starken Einfluss auf die Anforderungen eines SpDi insbesondere in der Fallarbeit haben.

Beteiligung an der Umfrage

An der Umfrage beteiligten sich in Niedersachsen (NI) 37 SpDi mit Zuständigkeit für 38 von insgesamt 45 Gebietskörperschaften (GK), das sind 84 % aller Landkreise (LK) bzw. kreisfreien Städte (Formularbogen mit der Verteilung der Antworten: siehe Anlage). Hierbei werden die Stadt und der LK Osnabrück gemeinsam von einem SpDi versorgt, während Osterode noch als eigenständig gezählt wurde, inzwischen aber zum LK Göttingen gehört. Die teilnehmenden GK umfassen 89 % der Bevölkerung (7,0 von 7,9 Mio.). Damit ist NI das Bundesland mit der höchsten Beteiligung.

---

1 https://www.sozialpsychiatrische-dienste.de/aktuelles/

Betreuter Personenkreis

Alle SpDi in NI fühlen sich entsprechend ihres gesetzlichen Auftrags für psychisch beeinträchtigte Erwachsene und deren Angehörige zuständig, in aller Regel auch für alte (95 % der SpDi), an Demenz erkrankte (84 %) und suchtkranke (92 %) Menschen. Dagegen gilt das nur in relativ wenigen Fällen für Menschen mit einer geistigen Behinderung (35 %) und für psychisch beeinträchtigte Kinder und Jugendliche unter 18 Jahren (19 %). Im Jahre 2016 hatten pro 100.000 Einw. des Einzugsgebietes zwischen 204 und 1440 Personen (Bandbreite) mindestens einen persönlichen Kontakt zum SpDi, die diesbezügliche Patientenkennziffer (PKZ) betrug durchschnittlich 665 (Mittelwert; MW) bzw. 600 (Median; MD) pro 100.000 Einwohner.

Hausbesuche und aufsuchende Krisenintervention

Der Anteil von Hausbesuchen in der Fallarbeit variiert bei den SpDi in NI zwischen 4 % und 80 %, im Durchschnitt beträgt er 38 % (MW) bzw. 30 % (MD). Von den teilnehmenden SpDi bietet nur ein Dienst eine sofortige aufsuchende Krisenintervention als Regelleistung nicht an; alle anderen tun dies, meistens an fünf Tagen pro Woche (34/36 = 94 %), je einer an sieben bzw. drei Tagen. Die Anzahl der Stunden pro Tag liegt bei durchschnittlich 7,6 (MW) bzw. 8,0 (MD).

Nebenstellen und Außensprechstunden

Definitionsgemäß sind Nebenstellen (NS) an jedem Wochentag geöffnet, Außenstellen (AS) haben eine mindestens monatliche Präsenz. Ohne Berücksichtigung der Region Hannover, die für eine Bevölkerung von 1,2 Mio. Einw. 12 NS unterhält, beträgt die durchschnittliche Einwohnerzahl pro Einzugsgebiet eines SpDi 184.000 Einwohner. Bei den 16 SpDi, die weder NS noch AS unterhalten, sind das nur 125.000, bei den 6 SpDi mit ausschließlich AS 172.000 und bei den 14 SpDi mit 1-4 NS (mit oder ohne weitere AS) 205.000.

Personalausstattung

Alle SpDi in NI verfügten Ende 2016 über Personal aus der Berufsgruppe der Sozialpädagogik bzw. Sozialarbeit, pro 100.000 Einw. waren das durchschnittlich 3,1 Vollzeitäquivalente (VZÄ). Fast alle (36/37) haben auch ärztliche Personalressourcen (MW: 0,7 VZÄ pro 100.000 Einw.) im Team, selten (19 %) sind dagegen psychologisch ausgebildete (MW 0,3 VZÄ) oder weitere Fachkräfte z. B. aus der Krankenpflege und Ergotherapie (MW: 0,4 VZÄ). Häufig gehören zum Team der SpDi auch Verwaltungskräfte (30/37 = 81 %), im Mittel dann 0,8 VZÄ pro 100.000 Einwohner. Eine Delegation von SpDi-Aufgaben an externes Personal jeglicher Grundqualifikation wurde von sechs SpDi (16 %) angegeben, der diesbezügliche Durchschnittswert von 3,6 VZÄ pro 100.000 Einw. ist allerdings nicht aussagekräftig: Die Werte zwischen 0,1 und 0,5 VZÄ bei vier SpDi dürften Ersatz für fehlendes Personal im eigenen Team sein, bei den beiden anderen SpDi liegen sie bei 4,0 bzw. 11,1 VZÄ und weisen auf eine umfangreichere Delegation von SpDi-Aufgaben hin.

Leistungsspektrum und Personaleinsatz

Fast 2/3 aller SpDi in NI (24/37 = 65 %) zählen alle acht KA-Teilaufgaben zu ihrem Leistungsspektrum, für die sie 89 % ihres Personals einsetzen, ohne Berücksichtigung der Verwaltungskräfte und des externen Personals sind das bei ihnen 4,3 Fachkräfte pro 100.000 Einw. (Fachkraftziffer; FKZ). 11 % ihres Personals (FKZ: 0,5) werden für verschiedene sonstige Aufgaben eingesetzt; häufig (16/24 = 67 %) geht ein geringer Anteil in die Prävention und Gemeinwesenarbeit (MW: 2 %), bei der Hälfte (12/24) ein dann etwas größerer Anteil in amtsärztliche Aufgaben (MW: 4 %). Bezogen auf die acht KA-Teilaufgaben verwenden diese 24 SpDi ihr Fachpersonal im eigenen Team (FKZ: 4,3) zu
- 42 % (FKZ: 1,8) für KA 1 niederschwellige Beratung (22 %) bzw. Betreuung (20 %),
- 18 % (FKZ: 0,8) für KA 2 Krisenintervention ohne (13 %) bzw. mit (5 %) Unterbringung der betroffenen Person,
- 22 % (FKZ: 0,9) für KA 3 als bloße Fachberatung (10 %) bzw. mit Übernahme der Federführung (12 %) im Hilfeplanverfahren und
- 7 % (FKZ: 0,3) für KA 4 in Form von Netzwerkarbeit (4,5 %) und Steuerung (2,9 %) im regionalen Verbund.

Die Unterschiede zwischen dem hier berichteten »Ist« des Personaleinsatzes und dem »Soll« nach den fachlichen Empfehlungen des SpDi-Netzwerks sind in der KA 1 vergleichsweise gering (1,8 versus 2,0) und in der KA 2 besonders hoch (0,8 versus 2,1). Der relativ hohe Personaleinsatz in der KA 3 (0,9 versus 0,5) ist wohl auf eine gegenüber der Soll-Kalkulation deutlich höhere Anzahl von Hilfeplanverfahren zurückzuführen. Der Soll-Wert für KA 4 beträgt mindestens 0,5.

Kontaktadresse des Autors
Dr. Hermann Elgeti; hermann.elgeti@region-hannover.de

Anlage: Fragebogen mit den Ergebnissen für Niedersachsen

Es beteiligten sich 37 SpDi mit Zuständigkeit für 38 Gebietskörperschaften.

1 War der SpDi Ende 2016 für das gesamte Einzugsgebiet zuständig?

37	Ja, für das gesamte Einzugsgebiet		
0	Nein, nur für einen Teil, der ungefähr		Einwohner umfasst

(ankreuzen) *(Anzahl der Einw. angeben)*

2 Unterhielt der SpDi Ende 2016 dezentrale Standorte im Einzugsgebiet?

16	Nein, es gibt keine Nebenstellen oder feste Außensprechstunden		
21	Ja, es gibt	15x	2,5 Nebenstellen mit Öffnungszeiten an jedem Wochentag
		12x	2,8 Außensprechstunden mit mindestens monatlicher Präsenz

(ankreuzen) *(Anzahl angeben) Ergebnis Mittelwert*

3 Konnte der SpDi 2016 eine sofortige aufsuchende Krisenintervention leisten?

0	Nein				
36	Ja, und zwar an	5	Tagen pro Woche für	7,6	Stunden pro Tag
1	Ja, nicht als Regelleistung	*(Anzahl angeben)*		*(Anzahl angeben)*	

(Zutreffendes ankreuzen)

4 Wie war die Personalausstattung des SpDi Ende 2016? Ergebnis Mittelwert pro 100.000 Einw.

Stellenplan	Ist 12/2016	Berufsgruppen nach Grundqualifikation (ohne Praktikanten)	
	97%: 0,68	ärztlicher Dienst	
	19%: 0,29	Psychologie	3,91 Fachkräfte
	100%: 3,05	Sozialpädagogik bzw. Sozialarbeit	**Summe im Team des SpDi**
	19%: 0,37	Krankenpflege, Ergotherapie u.a. Fachkräfte	0,79 Verwaltungskräfte
	81%: 0,79	Verwaltungskräfte, Arzthelferinnen o.ä.	
	16%: 3,62	externes Personal jeder Grundqualifikation (Aufgaben-Delegation)	

(Anzahl der Personalstellen in Vollzeitäquivalenten angeben, z.B. 2,5 oder 0,75)

5 Wie verteilte sich der Personaleinsatz auf die verschiedenen Aufgaben des SpDi?

kein Auftrag (ankreuzen)	Anteil am Gesamt-Personaleinsatz in Prozent angeben	Aufgaben (zu Kernaufgaben siehe Erläuterungen in der Anlage)	
		26%	Niederschwellige Beratung (KA 1a)
	100%	21%	Niederschwellige Betreuung (KA 1b)
		13%	Krisenintervention und Notfallhilfe (KA 2a)
		5%	fachliche Mitwirkung an Unterbringungen (KA 2b)
	81%	11%	Fachberatung Einzelfall-Hilfeplanung (KA 3a)
	68%	12%	Federführung Einzelfall-Hilfeplanung (KA 3b)
	100%	5%	Netzwerkarbeit im regionalen Verbund (KA 4a)
	92%	3%	Steuerung im regionalen Verbund (KA 4b)
	68%	2%	Prävention und Gemeinwesenarbeit
	27%	5%	Kontaktstelle (informelles Angebot)
	19%	4%	amtsärztliche Aufgaben
	14%	3%	Ordnungsbehörde bei Unterbringungen
	2%	5%	med. Behandlung nach SGB V
	27%	8%	Eingliederungshilfen nach SGB XII
	19%	10%	Sonstiges: Koordination Krisendienst, PSB ALG II, diverse Begutachtungen, Sucht-BS u.a.
Summe:	100%		

Kernaufgaben (KA 1a–4b); weitere Aufgaben.

(Aufgabe kurz bezeichnen)

Fortsetzung auf der Rückseite!

6 Für welchen Personenkreis war der SpDi 2016 zuständig?

19%	psychisch beeinträchtigte Kinder und Jugendliche (unter 18 Jahren)	nach Lebens- phasen
100%	psychisch beeinträchtigte Erwachsene (etwa 18 und bis unter 65 Jahren)	
95%	Psychisch beeinträchtigte alte Menschen / Senioren (etwa ab 65 Jahren)	
100%	Angehörige psychisch beeinträchtigter Menschen bzw. Personen aus deren Umfeld	
92%	suchtkranke Menschen	besondere Störungsbilder
35%	Menschen mit einer geistigen Behinderung	
84%	Menschen mit einer Demenz-Erkrankung	
30%	Sonstiges: z.B. Kinder und Jugendliche in Krisen, geistig und körperlich Behinderte in HP	

(Zutreffendes ankreuzen) *(Personenkreis kurz bezeichnen)*

7 Wie viele Personen hatten in der Fallarbeit 2016 persönlichen Kontakt zum SpDi?
   665 Anzahl der beratenen, betreuten, behandelten bzw. begutachteten Personen
   (Genaue oder geschätzte Anzahl angeben) Ergebnis Mittelwert pro 100.000 Einw.

8 Wie hoch war der Anteil aufsuchender Tätigkeit (Hausbesuche) in der Fallarbeit?
   38% Anteil Hausbesuche an allen persönlichen Kontakten in der Fallarbeit
   (Schätzwert in Prozent angeben)

9 Wie viel Zeit beanspruchen interne Teamkonferenzen im SpDi?
   142 Durchschnittlicher Zeitaufwand pro Teammitglied und Arbeitswoche
   (Schätzwert in Minuten pro Woche angeben) Ergebnis Mittelwert

10 Wer ist der Träger des SpDi?

34	Kommune(n) des Gebietes, für die der SpDi zuständig ist	
	Caritas	Mitglied in einem Träger der Freien Wohlfahrtspflege
1	Diakonie	
1	Arbeiterwohlfahrt	
	Paritätischer	
	Deutsches Rotes Kreuz	
1	Sonstiger Träger:	

(Zutreffendes ankreuzen) *(Träger kurz bezeichnen)*

Geschichte des Zwangs in der Psychiatrie[1]

Hermann Elgeti

Vorbemerkungen

Die ehrliche Vergegenwärtigung unserer Geschichte gibt uns wertvolle Anhaltspunkte für die Gestaltung unserer Zukunft. Das gilt auch für die Psychiatrie und ihren Einsatz von Zwang. Ein offener Blick auf die Geschichte des Zwangs in der Psychiatrie kann dazu beitragen, dialogisch zu handeln und dialektisch zu denken, bei allen Hilfen die Würde und Freiheit der psychisch Kranken in den Mittelpunkt zu stellen. Das gelingt uns eher, wenn wir den Kontext unseres Denkens und Handelns im Auge behalten, offen sind auch für das Unerwartete, Unberechenbare und Unvorhersehbare.

Der Beitrag bietet einen kurzen Überblick über die Formen des Zwangs, die in der Geschichte gegenüber psychisch Kranken zur Anwendung kamen. Zu diesem Zweck wird zunächst versucht, das Blickfeld zu öffnen für die Vorgeschichte der Psychiatrie und die Dialektik zwischen angepasstem und abweichendem Verhalten in unserer Gesellschaft. Beim Durchgang durch die Psychiatriegeschichte wird deutlich, wie sehr der Umgang mit den Geisteskranken von Unterdrückung und Ausgrenzung, Gewalt und Mord gekennzeichnet ist. In einem letzten Abschnitt kommen einige Bemühungen zur Sprache, den Umgang mit psychiatrischen Patienten möglichst frei von Zwang zu gestalten. Literaturhinweise sollen dem interessierten Leser dabei helfen, die unvermeidlichen Einseitigkeiten und Lücken dieser Darstellung zu beheben.

Versuch, den Blick zu weiten

Wenn wir zu Beginn des 21. Jahrhunderts die Geschichte der Psychiatrie in den Blick nehmen, müssen wir uns erst einmal darüber verständigen, wie weit wir zurückschauen wollen und wie breit das Feld unserer Rückschau sein soll. Wir wären kurzsichtig, wenn wir uns auf Europa und die gut 200 Jahre seit der französischen

---

[1] Geringfügig revidierte Fassung eines Beitrags für die Zeitschrift Kerbe (Heft 3/2007, 7–11) mit freundlicher Genehmigung des Herausgebers und der Redaktion. Ein erster Wiederabdruck erfolgte 2009 in: DIETRICH D, GARLIPP P, DEBUS S, EMRICH HM (Hg.): Welche Sprache hat die Seele? Zur Integration von sozialpsychologischen und biologischen Aspekten der Psychiatrie. Göttingen: Vandenhoeck & Ruprecht; 283–291

Revolution von 1789 beschränkten, in denen sich das Fach herausgebildet und die Nähe der Medizin gesucht hat. Und wir müssten Scheuklappen tragen, wenn wir davon absehen wollten, dass gerade in der Psychiatrie der Zeitgeist mit denkt und handelt, ob wir uns das nun eingestehen oder nicht.

Nach der psychiatrischen Krankheitslehre versteht man unter einem Zwang den schmerzlich und ohnmächtig wahrgenommenen Verlust innerer Handlungsfreiheit. Bei der Zwangsneurose quälen sich die Betroffenen vor allem selbst damit ab, beim Zwangscharakter bekommen die Qual eher ihre Mitmenschen zu spüren. Sehen wir einmal in der Psychiatrie eine zwangskranke Patientin, so zwingt diese nicht nur die von ihr behandelten psychisch Kranken, sondern ist auch selbst in ihrem eigenen Handlungsspielraum eingezwängt. Im Rückblick auf die Geschichte erkennen wir, wie stark die jeweiligen gesellschaftlichen Verhältnisse der Psychiatrie ihr Denken und Handeln aufzwingen. Wir haben es hier allerdings weniger mit einer Zwangsneurose als vielmehr mit einem Zwangscharakter zu tun: Die Psychiatrie litt nur selten unter der Unfreiheit ihres Denkens und Handelns, zu leiden hatten vielmehr meistens die Patienten unter der Psychiatrie.

Arthur Schopenhauer beschrieb den Zwang als den unzertrennlichen Gefährten jeder Gesellschaft; die beste Möglichkeit, sich dem Zwang von außen zu entziehen, sei der Selbstzwang.[2] Wem dies auf die Dauer zu anstrengend ist, dem bietet sich zur Abhilfe die Reaktionsbildung im Sinne von Sigmund Freud an, der dieses innerseelische Abwehrinstrument als einen bedeutsamen Faktor bei der Ausbildung des Über-Ichs beschrieben hat.[3] Die Reaktionsbildung überführt nämlich den Selbstzwang in den Zwangscharakter, so kann man dann guten Gewissens das Böse im anderen verfolgen und muss den Kampf gegen verbotene Wünsche nicht in sich selbst ausfechten.

Unsere Gesellschaft sucht wie alle abendländischen Kulturen seit vielen Jahrhunderten ihr Heil im Fortschritt, bevorzugt die Innovation gegenüber der Tradition, schätzt das Individuum höher ein als das Kollektiv. Mit dieser Ausrichtung haben wir dank forcierter Arbeitsteilung und Spezialisierung, raffinierter Zurichtung und Ausbeutung von Mensch und Natur immer mehr Wohlstand und Wissen angehäuft. Mario Erdheim spricht von heißen Kulturen, und diese verdanken ihre Dynamik nicht zuletzt dem besonders gestalteten Übergang von der Kindheit zum Erwachsenenalter:[4] An die Stelle des Initiationsrituals in kalten Kulturen tritt bei uns die Experimentierphase der Adoleszenz. Als Jugendliche nehmen wir den gesellschaftlichen Wandel in uns auf, indem wir uns von unseren

---

2 SCHOPENHAUER A (1851/2006). Aphorismen zur Lebensweisheit. In A. SCHOPENHAUER, Parerga und Paralipomena I. Frankfurt a.M.: Haffmans Verlag bei Zweitausendeins; S. 311–483.
3 FREUD S (1923/1999). Das Ich und das Es. In S. FREUD, Gesammelte Werke XIII. Frankfurt a.M.: Fischer Taschenbuch Verlag; S. 235–289.
4 ERDHEIM M (1984). Die gesellschaftliche Produktion von Unbewusstheit – Eine Einführung in den psychoanalytischen Prozess. Frankfurt a.M.: Suhrkamp

Eltern abgrenzen, deren Lebensweise wir als nicht mehr zeitgemäß in Frage stellen. In der Adoleszenz geraten die Dinge in Fluss, die damit einhergehende Unberechenbarkeit ist gleichzeitig erwünscht und gefürchtet. Eine hoch entwickelte, arbeitsteilig organisierte Gesellschaft braucht flexible und innovative, aber eben auch angepasste und berechenbare Subjekte. Sie ist sehr verletzlich und muss sich schützen vor unangepassten Menschen, die zu stark von den Normen abweichen und an entscheidenden Stellen Sand ins Getriebe streuen könnten.

Wie erklären wir aus der Dialektik von sozialer Anpassung und Abweichung den übertriebenen Zwang, mit dem die Psychiatrie im Auftrag der Gesellschaft immer wieder den Verrückten begegnet? Meine beiden psychiatrischen Lehrer betrachteten die Überangepassten genauso wie die Ausgegrenzten als ver-rückte Menschen, unfrei geworden im Verlust ihrer Fähigkeit zum wirklichen Dialog mit ihren Mitmenschen und mit sich selbst. Karl Peter Kisker unterteilte das Feld des Dialogs in die Regionen des angepasst Gängigen und des abweichend Abwegigen; unsere Dialogfähigkeit kann nach beiden Seiten hin verloren gehen, den Zustand dieses Verlustes nannte er Vertagung bzw. Umnachtung.[5] Erich Wulff konzipierte eine so genannte Normopathie als Gegenstück zur Soziopathie.[6] In beiden Varianten dienen innere und äußere Feindbilder zur Absicherung eines illusionären Selbstbildes. Zwanghafte und selbstgerechte Verteidiger herrschender Normen verfolgen die verwahrlosten oder kriminellen Außenseiter mit einer Irrationalität und Maßlosigkeit, wie man sie auch bei den Verfolgten beobachtet in deren Bedürfnis nach Selbstbestimmung, Spontaneität und unmittelbarer Befriedigung.

Bei dem folgenden historischen Abriss über die Anwendung von Zwang gegen psychisch Kranke sind diese Wechselbeziehungen mit zu bedenken. Die Normen der Gesellschaft, die Formen psychosozialer Abweichung und der Umgang damit beeinflussen sich gegenseitig mehr, als man gemeinhin vermutet. Bei Christian Scharfetter fand ich das treffende Motto: »Misstrauen Sie der Normalität, am meisten der eigenen.«[7]

---

5 KISKER KP (1970). Dialogik der Verrücktheit – Ein Versuch an den Grenzen der Anthropologie. Den Haag: Nijhoff.
6 WULFF E (1986). Zementierung und Zerspielung – Zur Dialektik von ideologischer Subjektion und Delinquenz. In W. F. HAUG und H. PFEFFERER-WOLF (Hg.), Fremde Nähe – Festschrift für Erich Wulff. Berlin u. Hamburg: Argument; S. 171–212.
7 SCHARFETTER C (2000). Was weiß der Psychiater vom Menschen? Unterwegs in der Psychiatrie: Menschenbild, Krankheitsbegriff und Therapieverständnis. Bern u. a.: Huber.

Wandel und Wiederkehr der Zwangsmittel

In vorgeschichtlicher Zeit wurden Geisteskranke wie alte und sieche Menschen wahrscheinlich getötet.[8] Alle Krankheiten galten als Folge übersinnlicher Einflüsse, und die Heilkunde gehörte zum Bereich der Religion. Magische Rituale wurden vollzogen zur Abwehr oder Austreibung böser Geister, mit der Befolgung religiöser Gesetze und gesellschaftlicher Regeln konnte man sich schützen gegen die Macht der Dämonen.[9]

Daneben gab es aber bereits in der Antike empirisch-rationale Ansätze zur Erklärung von Geisteskrankheiten. Sie gewannen seit der Renaissance und frühen Neuzeit eine größere Bedeutung und verbanden sich – beispielsweise in alchimistischen und romantischen Konzepten – auch mit magischen Vorstellungen.

Die Versorgung der Geisteskranken war selbstverständliche Verpflichtung der Familien, bei fremdgefährlichem Verhalten wurden sie auch zu Hause eingesperrt, angekettet oder in Tollkisten gehalten. Wo das alles nicht funktionierte, gab die Gemeinde den Betroffenen für billiges Geld irgendwo in Kost, oder sie setzte ihm die Narrenkappe auf und jagte ihn weg, steckte ihn in den Narrenturm oder ins Gefängnis, stellte ihn gelegentlich auch öffentlich zur Schau. Bei solchen Umgangsformen kann man sich vorstellen, dass mancher, den wir heute psychisch krank nennen würden, die Flucht vor den Mitmenschen ergriff, in Wäldern und Höhlen zu überleben suchte, dort vielleicht auch mal verwilderte und dann zur Bildung von Werwolf-Legenden Anlass gab.

Die Vorläufer der psychiatrischen Heilanstalten waren Hospitäler im christlichen Abendland, in denen arme Kranke aus religiöser Motivation heraus gepflegt wurden. Im Zentrum standen dort nicht ärztliche Kunst und medizinische Wissenschaft, sondern Wohltätigkeit und Barmherzigkeit. Vor allem im islamischen Herrschaftsbereich gab es auch bereits ab dem 9. Jahrhundert spezielle Abteilungen für Geisteskranke in Verbindung mit Medizinschulen. Die ersten reinen Irrenhäuser entstanden Anfang des 15. Jahrhunderts unter arabischem Einfluss in Spanien. Das Spital »Urbis et Orbis« in Saragossa führte neben einer menschenwürdigen Behandlung sogar eine reguläre Arbeitstherapie ein. Im Allgemeinen aber verweigerte man den Irren als von Gott gerichtet die christliche Barmherzigkeit und behandelte sie denkbar schlecht. Das fürsorgerische Element trat mit der Zeit immer mehr zurück, exorzistische Rituale traten an die Stelle der segnenden Zeremonie.

Für Michel Foucault ist das historische Vorfeld der Psychiatrie gekennzeichnet durch eine zunehmende Ausgrenzung der Unvernunft im Laufe des 17. Jahrhun-

---

8 HAISCH E (1959). Irrenpflege in alter Zeit. CIBA-Zeitschrift Nr. 95 (Band 8). Wehr/Baden: CIBA.
9 SCHOTT H, TÖLLE R (2006). Geschichte der Psychiatrie. München: Verlag C. H. Beck

derts.[10] In dieser Zeit verstummte das dramatische Gespräch, das der Mensch noch im Mittelalter und in der Renaissance mit der Verrücktheit führte, in der Ruhe einer Gelehrsamkeit, die den Wahnsinn vergaß, weil sie ihn nun zu gut kannte. Unter dem Sonnenkönig Ludwig XIV. begann in Frankreich die »große Einschließung« der Abwegigen mit der Gründung des *Hôpital général* 1657 in Paris. Die Behauptung von Klaus Dörner, ganz Europa sei damals überzogen worden mit einem System von Konzentrationslagern für Menschen, die als unvernünftig galten, stieß allerdings auf Widerspruch.[11] Doris Kaufmann zeigte, dass bis zur Mitte des 19. Jahrhunderts die allermeisten psychisch Kranken weiterhin in ihren Familien versorgt wurden.[12] Zumindest in Deutschland und England wurden nur die wenigen als gemeingefährlich eingeschätzten Geisteskranken in die Arbeits-, Zucht- oder Tollhäuser verbracht.[13]

Die Unterbringung der Geisteskranken in den Asylen des 16. bis 18. Jahrhunderts war fast ausnahmslos mehr als erbärmlich, die Behandlung streng und grausam. Ketten, Tollriemen, eiserner Halsring, Handschrauben, Drahtpeitsche, betrunkene Wärter, Ungeziefer, schlechte Ernährung und schwere Zwangsarbeit verursachten eine hohe Sterblichkeit unter den Insassen. Das im absolutistischen Zeitalter herrschende Unterwerfungs- und Ordnungsprinzip verschwand keineswegs mit dem Aufbau ärztlich geleiteter Irrenanstalten im 19. Jahrhundert, es wurde nur in die medizinischen Behandlungsstrategien integriert. Unter dem Etikett »moralischer« (psychologischer) und »physischer« (somatischer) Behandlung wurden Methoden angewandt, die man heute nur als Folter bezeichnen kann: Aderlass, Schröpfen, Brechmittel, Laxantien, kalte Duschen, Fixierung auf dem Zwangsstuhl, Isolation in einer Dunkelzelle – eine fachliche Begründung dafür fand sich immer. Dirk Blasius hat darauf aufmerksam gemacht, dass sich die Zwangsmaßnahmen zwischen Anfang und Ende des sonst so fortschrittlichen 19. Jahrhunderts kaum veränderten.[14]

Der gesellschaftliche Wandel im Zuge der Industrialisierung führte unter den gegebenen politischen Verhältnissen bis zum 1. Weltkrieg zu einem enormen Anstieg von Zahl und Größe psychiatrischer Anstalten. Die entwürdigenden Lebensumstände ihrer Insassen waren für den aufkommenden Sozialdarwinismus ein gefundenes Fressen. Ein ausbleibender Heilerfolg wurde einem angeblich

---

10 FOUCAULT M (1961/1973). Wahnsinn und Gesellschaft. Frankfurt a. M.: Suhrkamp.
11 DÖRNER K (1969/1984). Bürger und Irre – Zur Sozialgeschichte und Wissenschaftssoziologie der Psychiatrie. Frankfurt a. M.: Europäische Verlagsanstalt.
12 KAUFMANN D (1995): Aufklärung, bürgerliche Selbsterfahrung und die ›Erfindung‹ der Psychiatrie in Deutschland. Göttingen: Vandenhoeck & Ruprecht
13 BLASIUS D (1980). Der verwaltete Wahnsinn – eine Sozialgeschichte des Irrenhauses. Frankfurt a. M.: Fischer Taschenbuch Verlag.
14 BLASIUS D (2006). Der gebändigte Kranke – Zur Geschichte der Psychiatrie im 19. Jahrhundert. Sozialpsychiatrische Informationen 36 (4): 9–12.

degenerativen Krankheitsprozess angelastet, man fürchtete eine Verunreinigung und Wertminderung der Rasse durch Vererbung schädlicher Eigenschaften. Bald galten die internierten psychisch Kranken – ebenso wie die geistig Behinderten und körperlichen Krüppel – als Volksschädlinge und unnütze Esser. Im Ersten Weltkrieg wurden ihre Essensrationen immer weiter heruntergesetzt, allein in Deutschland verhungerten über 70.000 von ihnen.[15] Bis 1924 hielt dort die erhöhte Sterblichkeit an, und ab 1933 wurde unter nationalsozialistischer Herrschaft neu angesetzt: Reduzierung der Ernährungskosten, Abbau von Personal, Überbelegung der Anstalten.

Systematisch gingen die Nationalsozialisten daran, angeblich lebensunwertes Leben »auszumerzen«. Die Gesetze zur Verhütung erbkranken Nachwuchses von 1933 und zum Schutz der Erbgesundheit des deutschen Volkes von 1935 wurden von den meisten Psychiatern lebhaft begrüßt. Über 200.000 Menschen fielen den so legitimierten Zwangssterilisierungen zum Opfer.[16] Im Rahmen der T4-Aktion von Januar 1940 bis August 1941 wurden mehr als 70.000 Menschen in Gaskammern ermordet. Noch einmal knapp 100.000 starben in den folgenden Jahren durch gezielten Nahrungsentzug, Überdosierung von Medikamenten und – nach dem Einmarsch der Alliierten – erzwungene Todesmärsche. Wegen Knappheit an Nahrungsmitteln und Heizmaterial hörte das Hungersterben der übrig gebliebenen Anstaltsinsassen auch nach der Befreiung bis in die 50er Jahre hinein nicht auf.

Je näher die Geschichte der Gegenwart kommt, desto größer wird die Gefahr, das Wesentliche an ihr zu übersehen; Nähe macht blind. Die psychiatrischen Behandlungsmethoden in der ersten Hälfte des 20. Jahrhunderts waren wohl nicht weniger gewaltsam als diejenigen des 19. Jahrhunderts, nur technisch ausgefeilter. Man erfand neue Schocktherapien (Cardiazol-, Insulin-, Elektroschock) oder schnitt im Gehirn herum (Lobotomie). Diese Brutalitäten gingen dann mit der Entdeckung wichtiger Psychopharmaka (Antipsychotika, Antidepressiva, Tranquilizer, Lithium) zurück, und ein Übriges taten die gemeindepsychiatrischen Reformen. Nirgendwo im Gesundheitswesen hat es in den letzten Jahrzehnten so viele Verbesserungen gegeben wie in der Diagnostik und Therapie, Rehabilitation und Pflege psychisch Kranker. Psychotherapeutische und sozialpsychiatrische Konzepte haben eine breite Wirkung entfaltet, die für die Betroffenen eindeutig in Richtung Selbstbestimmung und soziale Teilhabe weist.

Es stellt sich aber doch auch die Frage, wie stark der Zwang tatsächlich abgenommen hat und wo er nur wieder sein Kleid wechselte. Auch heutzutage gibt es Zwangsunterbringungen, Zwangsbehandlungen, Isolierungen, Fixierungen und die

---

15 FAULSTICH H (1997). Hungersterben in der Psychiatrie 1914–1945. Freiburg: Lambertus.
16 GÜSE HG, SCHMACKE N (1976). Psychiatrie zwischen bürgerlicher Revolution und Faschismus (2 Bände). Kronberg: Athenäum.

chemische Zwangsjacke, die viele Patienten nicht nur bei offensichtlicher Überdosierung der ihnen verordneten Medikamente spüren. Nicht alles, was wir psychisch Kranken ambulant oder stationär aufzwingen und vorenthalten, wird von uns selbst, von ihnen oder von ihrer Umgebung bewusst als Zwang wahrgenommen, obwohl es doch die Handlungsfreiheit massiv einschränkt. Wir können froh sein, dass inzwischen über diese dunklen Seiten heutiger psychiatrischer Praxis recht offen und durchaus kontrovers diskutiert wird, auch wenn es weh tut.[17]

Wege aus dem vermeidbaren Zwang

Zwang ist eine Erscheinungsweise der Unfreiheit, und Freiheit hilft gegen vermeidbaren Zwang. Meine Freiheit hat ihre unvermeidliche Grenze dort, wo sie die Freiheit meiner Mitmenschen einschränkt. Den notwendigen Interessenausgleich können wir nur erreichen, wenn wir den universell gültigen Satz befolgen: »Was Du nicht willst, das man Dir tu, das füg' auch keinem andern zu.« Voraussetzung dafür ist in der Psychiatrie genauso wie in der Gesellschaft insgesamt, dass die Beteiligten sich einander anerkennen in ihrer Mitmenschlichkeit und Würde, unabhängig von ihrer Lebensgeschichte, ihrem Eigensinn oder ihrer Leistungsfähigkeit. Schwierig wird es, wenn sich der eine durch die Anwesenheit oder bloße Existenz des jeweils anderen direkt bedroht fühlt oder psychisch nicht in der Lage ist, von diesem anderen her einen Blick auf sich selbst zu werfen. Das kann jedem passieren, auch den psychisch Kranken und auch dem in der Psychiatrie tätigen Personal. Man weiß, wie schnell solche Schwierigkeiten in Beziehungen entstehen und sich ausbreiten, durch Interessengegensätze, durch Angst und Wut, Rechthaberei und Demütigung.

Ist eine Gesellschaft ohne Zwang und Gewalt denkbar? Herbert Marcuse erklärte eine notwendige Unterdrückung im Sinne von Triebmodifizierung als unerlässlich für das Fortbestehen der Menschheit mit ihren kulturellen Errungenschaften.[18] Von zusätzlicher Unterdrückung sprach er im Hinblick auf diejenigen Beschränkungen, die jede soziale Herrschaft nach sich zieht. Mit Bezug auf die »Briefe über die ästhetische Erziehung des Menschen« von Friedrich Schiller aus dem Jahre 1826 konnte er sich Freiheit als Abwesenheit von sozialer Herrschaft nur in einer Ordnung der Fülle und des Überflusses vorstellen.

Hannah Arendt hat beiden Herren widersprochen.[19] Sie nahm an, dass die Notwendigkeit und das Leben so sehr miteinander verwandt und so vielfältig

---

17 KEBBEL J, PÖRKSEN N (Hg.) (1998). Gewalt und Zwang in der stationären Psychiatrie. Köln: Rheinland-Verlag.
18 MARCUSE H (1955/1979). Triebstruktur und Gesellschaft. Frankfurt a. M.: Suhrkamp.
19 ARENDT H (1972/2006). Vita activa oder Vom tätigen Leben. München u. Zürich: Piper.

aufeinander bezogen sind, dass die Lebendigkeit des Lebens verloren geht, wenn die Notwendigkeit verschwindet. In ihrer Analyse des tätigen Lebens ordnet sie das Arbeiten und Herstellen dem Bereich der Notwendigkeit, Mühe und Plage zu, unterschieden vom Handeln und Sprechen, das zum Bereich der Freiheit, der Politik und der Möglichkeit zum Besonderen gehört. Handeln und Sprechen schaffen keine weltlichen Gegenstände wie Arbeiten und Herstellen, sondern stiften mitmenschliche Beziehungen. Nur in der Vielfalt der Perspektiven existiert die gemeinsame Welt, der Sinn politischen Handelns ist die Freiheit. Der Totalitarismus dagegen zerstört die Beziehungen zwischen den Menschen und damit die Voraussetzungen für politisches Handeln: Bewegungsfreiheit, Spontaneität und Unberechenbarkeit.

Es kommt mir so vor, als ob im alten Streit um die Möglichkeit einer gewaltfreien Psychiatrie die von Herbert Marcuse und Hannah Arendt formulierten Positionen aufeinander treffen. Die einen beharren darauf, dass Gewalt und Zwang in der Psychiatrie so lang bestehen, wie es soziale Herrschaft in einer Gesellschaft mit begrenzten Ressourcen gibt. Sie versäumen dabei oft, in ihrem Verantwortungsbereich fortlaufend und selbstkritisch nach Wegen zu weniger Zwang und Gewalt zu suchen. Die anderen betonen, dass auch in unserer Gesellschaft mehr Freiheit erreichbar ist, wenn – im Sinne von Hannah Arendt – politisch gehandelt wird. Schon in der Gründungsphase der Psychiatrie gab es erste Pioniertaten von Vincenzo Chiarugi ab 1785 in Florenz, Abraham Joly ab 1787 in Genf und Philippe Pinel ab 1793 in Paris. In England bewiesen dann Robert Gardiner Hill ab 1829 und John Conolly ab 1839, dass man psychisch Kranke in der Anstalt praktisch ohne Einsatz von Zwangsmaßnahmen behandeln kann. Das *Non-Restraint*-System von Hill und Conolly fand in der Folgezeit Nachahmer, vor allem aber mächtigen Widerspruch, auch in Deutschland, und das geht bis heute so weiter.

Bemühungen um eine stationäre Behandlung ohne vermeidbaren Zwang sind bei uns bekannt geworden als Psychiatrie mit offenen Türen[20] und – besonders für Psychosekranke – Soteria[21]. Eine Verwirklichung im Versorgungsalltag stellt hohe Ansprüche. Sie braucht zunächst Mitarbeiter mit der steten Fähigkeit und Bereitschaft zu respektvollen, interessierten und freundlichen Beziehungen auch mit denen, die diese Fähigkeit und Bereitschaft vermissen lassen. Sie fordert darüber hinaus eine große gemeinsame und nie endende Bemühung um eine bekömmliche Gestaltung des Milieus, in dem sich der Umgang mit den Abwegigen vollzieht. Und sie wird größere Chancen haben, wenn die Umfeldbedingungen

---

20 BERNARDI O, GERBER HG, KRISOR M. (Hg.) (2000). Psychiatrie mit offenen Türen. Stuttgart u. a.: Thieme.
21 CIOMPI L, HOFFMANN H, BROCCARD M (Hg.) (2001). Wie wirkt Soteria? Bern: Verlag Hans Huber.

günstig beeinflusst werden können. Ein großartiges Beispiel ist für mich in diesem Zusammenhang die 1978 begonnene Umwandlung der Psychiatrie im Saarland unter der Federführung von Wolfgang Werner.[22] Das von ihm herausgegebene Lehrbuch der Krankenhauspsychiatrie zeigt im Einzelnen und im Grundsätzlichen, wie Psychiatrie mit offenen Türen und ohne viel Zwang funktionieren kann.[23] Die dort zitierten Worte eines Zen-Meisters passen auch hier: »Der Weg ist nichts Sichtbares und nichts Unsichtbares. Er ist nichts Erkennbares und auch nichts Unerkennbares. Suche ihn nicht, lerne ihn nicht, nenne ihn nicht! Sei weit und offen wie der Himmel, und Du bist auf dem richtigen Weg.«

Kontaktadresse des Autors
Dr. Hermann Elgeti
Region Hannover – Stabsstelle für Sozialplanung (II.3)
Hildesheimer Straße 20
30169 Hannover
hermann.elgeti@region-hannover.de

---

22 WERNER W (1998): Auflösung ist machbar. Bonn: Psychiatrie-Verlag
23 WERNER W (Hg.) (2004). Lehrbuch der Krankenhauspsychiatrie – Psychiatrie im sozialen Kontext. Stuttgart u. New York: Schattauer.

5
Dokumente, Daten und Adressen

Mitgliederliste des Landesfachbeirates Psychiatrie Niedersachsen

(Stand: März 2018)

- stimmberechtigte Mitglieder
AUMANN, Karin
Spilckerstr. 8, 30625 Hannover
BEINS, Wolfram (Vorsitzender)
Sozialpsychiatrischer Dienst Celle, Fritzenwiese 7, 29221 Celle
BREDTHAUER, Prof. Dr. Doris
Landkreis Aurich – Sozialpsychiatrischer Dienst – Amt für Gesundheitswesen, Extumer Weg 29, 26603 Aurich
CLAASSEN, Dr. Dirk
Lister Meile 5, 30161 Hannover
DIETRICH, Prof. Dr. Detlef
Burghof-Klinik, Ritterstr. 19, 31737 Rinteln
FRANCK, Dr. Eva-Maria
Kinderkrankenhaus auf der Bult, Janusz-Korczak-Allee 12, 30173 Hannover
FREI, Dr. Gabriele
Holzmindener str. 1, 37581 Bad Gandersheim
HORENKAMP, Thorsten
Am Sindelberg 29A, 31061 Alfeld/ Leine
ÖZKAN, Dr. Ibrahim
Asklepios Fachklinikum Göttingen – Psychiatrische Institutsambulanz, Rosdorfer Weg 70, 37081 Göttingen
ORZESSEK, Dr. Peter
Stadt Oldenburg Sozialpsychiatrischer Dienst – Gesundheitsamt, Industriestr. 1, 26121 Oldenburg
WIEDEMANN, Marlies
Naabstr. 1, 38120 Braunschweig
WOLFF-MENZLER, PD Dr. Claus
Universitätsmedizin Göttingen – Psychiatrische Klinik, von-Siebold-Str. 5, 37075 Göttingen
ZIESEMER, Anke
Berckhusenstr. 28, 30625 Hannover

- beratende Mitglieder
  BLEICH, Prof. Dr. Stefan (Vorsitzender Niedersächsische Psychiatrie-Konferenz) Medizinische Hochschule Hannover, Leiter der Klinik für Psychiatrie, Sozialpsychiatrie und Psychotherapie
  Carl-Neuberg-Str. 1, 30625 Hannover
  BRUNS, Sylvia (FDP-Fraktion im Niedersächsischen Landtag)
  Hannah-Ahrendt-Platz 1, 30159 Hannover
  JANSSEN-KUCZ, Meta (Fraktion Bündnis 90 / Die Grünen im Niedersächsischen Landtag)
  Hannah-Ahrendt-Platz 1, 30159 Hannover
  LOTTKE, Oliver (SPD-Fraktion im Niedersächsischen Landtag)
  Hannah-Ahrendt-Platz Platz 1, 30159 Hannover
  MAYER-AMBERG, Dr. Norbert (Vorsitzender Psychiatrie-Ausschuss)
  Bödekerstr. 73, 30161 Hannover
  MEYER, Volker (CDU-Fraktion im Niedersächsischen Landtag)
  Hannah-Ahrendt-Platz 1, 30159 Hannover
  POUSTKA, Prof. Dr. Luise (Vorsitzende Arbeitskreis KJPP)
  Universitätsmedizin Göttingen – Abteilung für Kinder- und Jugendpsychiatrie, von-Siebold-Str. 5, 37075 Göttingen
  WONTORRA, Petra (Landesbeauftragte für Menschen mit Behinderungen)
  Niedersächsisches Ministerium für Soziales, Gesundheit und Gleichstellung
  Hannah-Ahrendt-Platz 2, 30159 Hannover

- Geschäftsstelle
  ELGETI, Dr. Hermann (Geschäftsführer), Region Hannover – Dezernat für Soziale Infrastruktur (II.3), Hildesheimer Straße 20, 30169 Hannover
  Tel: 0511/616-22237, e-mail: hermann.elgeti@region-hannover.de
  DÜERKOP, Christine (Sekretariat), Region Hannover – Sozialpsychiatrischer Dienst, Peiner Str. 4, 30519 Hannover
  Tel: 0511/616-48952, e-mail: christine.dueerkop@region-hannover.de

Geschäftsordnung des Landesfachbeirates Psychiatrie Niedersachsen

Präambel

Die Niedersächsische Landesregierung (das Niedersächsische Ministerium für Soziales, Frauen, Familie und Gesundheit, MS) hat den Landesfachbeirat Psychiatrie Niedersachsen (LFB Psych) eingesetzt, um den Sachverstand zur Weiterentwicklung der Hilfen und anderen sinnvollen Maßnahmen für psychisch Kranke auf Landesebene zu bündeln und fachlich zu nutzen. Der Begriff »psychisch Kranke« wird dabei in einem umfassenden Sinne verstanden. Leitlinien und Anknüpfungspunkte sind daher die Zielsetzungen des Niedersächsischen Gesetzes über Hilfen und Schutzmaßnahmen für psychisch Kranke (NPsychKG) sowie die sonstigen gesetzlichen Regelungen, Vorschriften oder Empfehlungen, die sich auf diese Personengruppe beziehen. Besonderer Stellenwert kommt dabei der Achtung der Würde der Betroffenen, der Förderung ihrer Selbstbestimmungen und gesellschaftlichen Teilhabe zu.

I. Aufgaben

(1) Der LFB Psych berät die Niedersächsische Landesregierung (das Niedersächsische Ministerium für Soziales, Frauen, Familie und Gesundheit) sachverständig in den sich aus dem NPsychKG ergebenden Fragestellungen (soweit sie nicht zum Aufgabenkreis des Ausschusses gemäß § 30 NPsychKG gehören) und in anderen für die Diagnostik, Behandlung, Rehabilitation und Integration psychisch Kranker wesentlichen Bereichen.
(2) Der LFB Psych kann unter Nutzung des Sachverstandes seiner Mitglieder auch selbst initiativ werden, um die in Absatz 1 genannten Fragestellungen zu bearbeiten.
(3) Der LFB Psych soll ein fachlich kompetenter Ansprechpartner sein für Betroffene und Angehörige, Leistungserbringer und Kostenträger, Politik und Öffentlichkeit. Eine besondere Bedeutung hat die Begleitung und Unterstützung der Arbeit der Sozialpsychiatrischen Verbünde in den Landkreisen und kreisfreien Städten Niedersachsens.

II. Zusammensetzung und Sitzungsperiode

(1) Der LFB Psych besteht aus den vom MS berufenen stimmberechtigten und beratenden Mitgliedern; die Sitzungsperiode umfasst fünf Jahre.
(2) Ausscheidende Mitglieder werden nach Absatz 1 durch neue Mitglieder für den Rest der Sitzungsperiode ersetzt.
(3) Als beratende Mitglieder wirken ferner mit:
- die / der Vorsitzende des Ausschusses gemäß § 30 NPsychKG,
- die / der Behindertenbeauftragte der Landesregierung,
- die Leiterin / der Leiter des Psychiatriereferats im MS und
- je ein Mitglied der im Landtag vertretenen Fraktionen.

(4) Die Mitglieder des LFB Psych sind an Weisungen nicht gebunden.

III. Gremienstruktur und Sitzungen

(1) Der vom MS berufene Vorstand des LFB Psych kann aus einem oder zwei stimmberechtigten Mitglied(ern) bestehen. Der Vorstand leitet die Sitzungen, hält den Kontakt zum Psychiatriereferat im Sozialministerium und vertritt den LFB Psych nach außen.
(2) Die stimmberechtigten und die beratenden Mitglieder bilden die mindestens halbjährlich tagende Vollversammlung (Plenum) des LFB Psych.
(3) Die Vollversammlung (das Plenum) des LFB Psych setzt einen ständigen Ausschuss ein, der den Vorstand und die Geschäftsführung zwischen den Sitzungen bei der Wahrnehmung ihrer Aufgaben unterstützt. Die Vertreter der psychisch Kranken und ihrer Angehörigen sind dabei zu beteiligen. Der ständige Ausschuss soll vier Mal jährlich tagen.
(4) Zu den Sitzungen des Plenums bzw. des ständigen Ausschusses ist mindestens zwei Wochen im Voraus unter Angabe der Tagesordnung zu laden.
(5) Über die Sitzungen des Plenums bzw. des ständigen Ausschusses ist ein Ergebnisprotokoll anzufertigen und spätestens vier Wochen nach der Sitzung allen Mitgliedern des LFB Psych zuzusenden. Einwendungen (Änderungen, Ergänzungen) sind schriftlich innerhalb von 14 Tagen nach Erhalt gegenüber der Geschäftsstelle geltend zu machen.

IV. Beschlussfähigkeit und Abstimmungen

(1) Beschlussfähigkeit liegt vor, wenn mehr als die Hälfte der stimmberechtigten Mitglieder des jeweiligen Gremiums anwesend sind.
(2) Beschlüsse sollen möglichst einvernehmlich gefasst werden. Andernfalls

kommt ein Beschluss mit der Mehrheit der stimmberechtigten Mitglieder zustande. Minderheitsvoten sind im Ergebnisprotokoll festzuhalten.

V. Kooperationen, Arbeits- und Projektgruppen

(1) Der LFB Psych soll zur Erfüllung seiner Aufgaben die Zusammenarbeit mit geeigneten, in Niedersachsen bereits bestehenden Arbeitskreisen suchen, sich in seinen Aktivitäten nach Möglichkeit mit ihnen abstimmen und bei Bedarf auf ein gemeinsames Vorgehen verständigen.
(2) Der LFB Psych kann eigene Arbeits-/Projektgruppen einsetzen, die in seinem Auftrag besondere Fragestellungen bearbeiten und ihm regelmäßig darüber berichten. Die Koordination der Arbeits-/Projektgruppe übernimmt immer ein Mitglied des LFB Psych, externe Experten können bei Bedarf hinzugezogen werden.

VI. Geschäftsführung

(1) Eine vom MS berufene Person ist mit der Leitung der Geschäftsstelle betraut; näheres regelt ein gesonderter Vertrag zwischen dem Land Niedersachsen und der Region Hannover vom 19.12. / 21.12.2011 über die Geschäftsführung des Landesfachbeirates Psychiatrie, insbesondere hinsichtlich der Nutzungsrechte gem. § 7 dieses Vertrages. Bestimmungen des Vertrages haben Vorrang vor dieser Geschäftsordnung.
(2) Die Geschäftsstelle unterstützt die Arbeit der Gremien des LFB Psych organisatorisch und inhaltlich, bereitet Sitzungen vor, fertigt Ergebnisprotokolle an und wirkt im Auftrage des Vorstands bei der Organisation von Fachtagungen und Informationsveranstaltungen mit.
(3) Die Leiterin / der Leiter der Geschäftsstelle erstellt im Einvernehmen mit dem Vorstand und dem Plenum einen Jahresbericht über die Hilfen für psychisch Kranke in Niedersachsen und die Arbeit des LFB Psych i. S. der o. g. Zielsetzungen und Aufgabenbereiche. Der Jahresbericht kann im Einvernehmen mit dem MS auch als Jahrbuch herausgeben werden.

VII. Inkrafttreten, Bekanntgabe

(1) Diese Geschäftsordnung tritt mit Genehmigung durch MS in Kraft; sie ist allen Mitgliedern des LFB Psych bekannt zu geben.
Hannover, den 01.01.2012

Dokumentationsempfehlungen des Landesfachbeirates Psychiatrie Niedersachsen für die Arbeit der Sozialpsychiatrischen Verbünde in Niedersachsen (2004)

Zur Notwendigkeit einer standardisierten Dokumentation aller Hilfsangebote im Sozialpsychiatrischen Verbund (SpV)

Wann immer Vorschläge zur einheitlichen Dokumentation unterbreitet werden, kommt es beim Adressaten schnell zu einer *Abwehrhaltung*. Diese wird meist mit der damit verbundenen Belastung, die zulasten der eigentlichen Arbeit gehe, und unterschwellig der Angst vor Vergleichen mit anderen Stellen begründet. Gerade in Zeiten leerer Kassen müssen jedoch auch soziale Einrichtungen ihre Notwendigkeit und Effizienz im Hinblick auf die Zielstellung belegen können. Dazu sind die Dokumentation eigener Leistungen und deren Auswirkung auf die Lebenssituation der Klientinnen und Klienten im Sinne eines Controllings oder als Prozesssteuerung unumgänglich. Um in Niedersachsen klare Aussagen zu Versorgungsstrukturen machen zu können, ist ein landesweit einheitliches Vorgehen zwingend erforderlich.

Mit dem nun vorgeschlagenen System besteht die Chance, die nur Insidern bekannt gute *Qualität der Versorgung* in den SpV nachvollziehbar zu belegen und die eigene Arbeit zu steuern. Es besteht auch die Möglichkeit, die besondere Kompetenz des SpV und insbesondere des Sozialpsychiatrischen Dienstes (SpDi) im Hilfesystem der jeweiligen Kommune zu dokumentieren. Von dessen Expertise profitieren andere Dienststellen wie das Sozialamt im hohen Maße, was zu Synergieeffekten in der Verwaltung führen wird.

In der Einzelfallhilfe, die im Wesentlichen vom SpDi gesteuert und initiiert wird, können nur mit einer Dokumentation die *zielgerichtete Hilfeplanung* erstellt und die einzelnen Leistungen aufgrund nachvollziehbarer Situation angepasst werden. Klientin und Klient rücken mit den individuellen Bedürfnissen weiter in den Zenit der Betrachtungen und die Auswahl einzelner Hilfen ist nicht von der subjektiven Einschätzung und Erfahrung der Hilfeanbieter abhängig. Insoweit trägt eine standardisierte Dokumentation zur »Output-Orientierung« der eigenen Arbeit mit bei, denn die Hilfen sollen nicht um ihrer selbst wegen oder zur Beschäftigung der Anbieter gewährt werden. Vielmehr muss unter Einbeziehung des personenzentrierten Vorgehens die weitest gehende Emanzipation der Klienten von Hilfesystem Ziel aller Bemühungen sein. Dazu ist – auch im Sinne der Prozesssteuerung – eine Dokumentation der einzelnen Schritte erforderlich. Diese Daten tragen sowohl zur

Planung als auch zur Umsetzung von Hilfekonferenzen bei. Dies wiederum führt zu einer zeitlichen Entlastung, weil die Teilnehmer über die gleichen Erkenntnisse verfügen. Selbstverständlich ist bei Anwendung einheitlicher Standards ein Informationsverlust bei Veränderungen, wie z. B. einem Wohnsitzwechsel von Klientin oder Klient, nicht zu befürchten.

Einheitlich dokumentierte Leistungen ermöglichen ein *Benchmarking* zwischen den SpV, aber auch innerhalb der SpV im eigentlichen Sinne, d. h. das Lernen vom Besten. Nicht zuletzt haben bei effektiver Auswertung einzelne Anbieter die Möglichkeit, sich mit ähnlichen Einrichtungen in anderen Regionen zu vergleichen. Gerade der soziale Bereich scheut das Benchmarking oft mit dem Hinweis, die eigene Leistung sei ausschließlich am Einzelfall orientiert und somit einmalig. Diese Haltung ist aufgrund der knappen Ressourcen kurzsichtig und nicht mehr haltbar. In der Auseinandersetzung um die Verteilung der Mittel und ihrer Verwendung müssen Leistungen gegenüber allen Kostenträgern, die ihrerseits Vergleiche ziehen und bewerten, nachvollziehbar und darstellbar sein. Benchmarking bedeutet, sich auch fragen zu können, warum benötige ich im Vergleich zu anderen mehr oder weniger Personen und Mittel. Die so gewonnenen Erkenntnisse sind nicht nur für den SpV als Gesamtheit, sondern auch für die einzelnen Leistungsanbieter und insbesondere für den SpDi für den direkten Vergleich mit entsprechenden Einrichtungen im Land Niedersachsen von Bedeutung.

Erst mit einer Dokumentation ist die *Ressourcenbündelung* im Sinne der Klienten möglich, weil dann aufgrund valider Daten entschieden werden kann. Daher benötigt die sozialpsychiatrische Planung im Verbund, die sich im Plan und seinen Fortschreibungen ausdrückt, belastbare Daten. Eine Ausrichtung der Angebote im SpV ist nur bei Berücksichtigung dieser Erkenntnisse sinnvoll möglich. Dies gilt auch für die Auswertung der Daten im Rahmen der kommunalen und landesweiten *Gesundheitsberichterstattung*. Wer die Politik von der Notwendigkeit bestimmter Maßnahmen überzeugen will, benötigt belastbare Erkenntnisse, um eine Forderung untermauern und durchsetzen zu können.

Nach § 8 Abs. 1 NPsychKG führt der SpDi die laufenden Geschäfte des SpV. Somit kommt ihm eine wesentliche koordinierende Funktion zu, die er letztlich nur auf Basis einer validen Datenlage effektiv und zielorientiert ausüben kann. Der SpDi profitiert von einer einheitlichen Dokumentation auch deshalb im hohen Maße, weil diese für hohe *Transparenz* im SpV sorgt und somit seine eigene Arbeit wesentlich erleichtert. Zweifellos ist der SpDi zudem in Fragen der Ressourcenbündelung oder der Gesundheitsberichterstattung in seiner Kommune als fachliche Beratungsinstitution unverzichtbar und benötigt hierzu entsprechende Erkenntnisse. Wenngleich zunächst ein gewisser Aufwand in der Dokumentation zu betreiben ist, kommt es mittelfristig aufgrund der Datenbasis zu einer Entlastung im administrativen Bereich, die zusätzliche Kapazitäten für die unmittelbare Arbeit mit den Klienten freisetzt.

Dokumentationsempfehlungen
für die Arbeit der Sozialpsychiatrischen Verbünde in Niedersachsen
(Landespsychiatrieberichterstattung Niedersachsen; Revision 2013)

Gesundheitsbehörde	**Berichtsjahr**

1. Angaben zur Arbeit des Sozialpsychiatrischen Dienstes (SpDi)
(Bei mehreren Dienststellen mit jeweils eigenem Einzugsgebiet pro Stelle ein Formblatt ausfüllen.)

1.1 Die **Einwohnerzahl** im Gebiet, für das der SpDi zuständig, beträgt
(die Einwohnerzahl bitte auf Tausend gerundet eintragen)

1.2 Die **Aufgaben**, die der SpDi im Berichtsjahr wahrgenommen hat, und das dafür eingesetzte **Fachpersonal** ist dem Blatt 28 der Jahresstatistik der unteren Gesundheitsbehörden Niedersachsen zu entnehmen (die Tabellen 28.1, 28.2, ggf. 28.3 bitte in Kopie beifügen.)

1.3 Das **Leistungsspektrum** des SpDi umfaßte im Berichtsjahr folgende Tätigkeiten:
(Zutreffendes bitte ankreuzen)

ohne Personal eines Dienstes, dem ggf. Aufgaben gemäß § 10 Abs. 3 NPsychKG übertragen wurden ↓		nur Personal des Dienstes, dem ggf. Aufgaben gemäß § 10 Abs. 3 NPsychKG übertragen wurden ↓
☐	Sprechstunden im Dienst (Minimum Öffnungszeit: 5 Wochentage je 4 Stunden)	☐
☐	sofortige Notfall-Hausbesuche (Minimum Bereitschaft: 5 Wochentage je 4 Stunden)	☐
☐	medizinische Behandlung (Behandlungsermächtigung gemäß § 11 NPsychKG)	☐
☐	Durchführung von Begutachtungen gemäß § 12 NPsychKG	☐
☐	Funktion der Ordnungsbehörde bei Einweisungen gemäß § 18 NPsychKG	☐
☐	Erstellung von Gutachten im Rahmen SGB VIII / XII, BtG (Betreuungsgesetz) o. ä.	☐
☐	Organisation von Konferenzen zur Planung Eingliederungshilfen gem. § 53 SGB XII	☐
☐	Teilnahme an sonstigen aufwändigen Dienst-übergreifenden Fallbesprechungen	☐
☐	Teilnahme an der allgemeinen amtsärztlichen Begutachtung	☐
☐	Geschäftsführung des Sozialpsychiatrischen Verbundes gemäß § 8 NPsychKG	☐
☐	Erstellung des Sozialpsychiatrischen Plans gemäß § 9 NPsychKG	☐

1.4 Der **letzte Sozialpsychiatrische Plan** für den Bereich des Landkreises / der kreisfreien Stadt / Region wurde veröffentlicht (das Jahr eintragen)

1.5 Die **Zahl der Klientinnen und Klienten**, die vom SpDi im Berichtsjahr persönlich beraten, behandelt, betreut und begutachtet wurden, sind - nach Altersgruppe, Geschlecht und Diagnose - den Blättern 29 und 30 der Jahresstatistik der unteren Gesundheitsbehörden Niedersachsen zu entnehmen. (Die Tabellen 29.1, 29.2, ggf. 30.1 bitte in Kopie beifügen.)

1.6 Der SpDi hat darüber hinaus eine **Basis- und Leistungsdokumentation** der betreuten Personen nach dem dafür entwickelten Datenblatt C durchgeführt. ja ☐ nein ☐
(Falls ja, bitte die anonymisierten Datenblätter C beifügen, ggf. auch als Excel-Tabelle.)

(Fortsetzung auf der Rückseite)

2. Angaben zur Arbeit im Sozialpsychiatrischen Verbund (SpV)

2.1 Für die **Geschäftsführung** des SpV gemäß § 8 Abs. 1 NPsychKG betrug der Personalaufwand des SpDi im Berichtsjahr (Den Personaleinsatz bitte als Anteile einer Vollzeitstelle angeben.) --- , ---
Beispiel: Wenn durchschnittlich pro Woche 3 Mitarbeiter 2 Std. und 1 Mitarbeiter 6 Std. mit diesen Aufgaben befaßt waren, ergibt sich ein Wert von 0,3 Vollkräften (12 von 38,5 Wo.-Std.).

2.2 Die **Anzahl der Plenarversammlungen**, zu denen im Berichtsjahr alle Mitglieder des SpV eingeladen waren, betrug (Anzahl der Versammlungen eintragen): ☐

2.3 Die **Anzahl der Fachgruppen oder Ausschüsse** des SpV, die zusätzlich im Berichtsjahr regelmäßig (mindestens 2x) getagt haben, betrug (Anzahl eintragen): ☐

2.4 Für die Plenarversammlungen wurden im Berichtsjahr regelmäßig **Einladungen und Protokolle** verfertigt (Zutreffendes bitte ankreuzen). ja ☐ nein ☐

2.5 An der Gremienarbeit im SpV waren im Berichtsjahr Mitglieder aus folgenden Bereichen beteiligt (Zutreffendes bitte ankreuzen):
im Einzugsgebiet tätige Leistungserbringer ☐
für die Finanzierung der Hilfen zuständige Leistungsträger ☐
Selbsthilfeinitiativen der psychisch Kranken ☐
Selbsthilfeinitiativen der Angehörigen psychisch Kranker ☐
Vertreter aus dem Kreistag / den Rat der Stadt / der Regionsversammlung ☐
Vertreter aus der Kommunalverwaltung ☐
sonstige Mitglieder des SpV ☐

2.6 Zur Erstellung und Fortschreibung des Sozialpsychiatrischen Plans gemäß § 9 NPsychKG hat der SpV **statistische Jahresberichte der Einrichtungsträger** nach den vom Landesfachbeirat Psychiatrie empfohlenen Datenblättern eingeführt. (Zutreffendes bitte ankreuzen; falls ja, bitte die für das Berichtsjahr ausgefüllten Datenblätter A, B bzw. C beifügen, ggf. auch in Form von Excel-Tabellen.) ja ☐ nein ☐

Zusatzangabe
Der Landkreis / die kreisfreie Stadt / die Region ... ... hat einen eigenen SpV. ☐
... hat mit anderen Kommunen einen gemeinsamen SpV gegründet. ☐
(Zutreffendes bitte ankreuzen, ggf. die entsprechenden Partner angeben.)
Die kooperierenden Landkreise, kreisfreien Städte bzw. Regionen im gemeinsamen SpV sind: ☐

Vielen Dank für Ihre Mitwirkung an der Landespsychiatrieberichterstattung Niedersachsen. Bitte schicken Sie dieses Formblatt mit seinen Anlagen **bis zum 15.04.** des auf das Berichtsjahr folgenden Jahres an das Psychiatriereferat im Niedersächsischen Ministerium für Soziales. Vergessen Sie nicht, die zugehörigen **Blätter 28 bis 30 der Jahresstatistik** der unteren Gesundheitsbehörden Niedersachsen und - soweit vorhanden - die für das Berichtsjahr ausgefüllten **Datenblätter A, B und C** beizulegen. Wenn die Daten rechtzeitig eingehen, können sie bis zum 31.07. ausgewertet sein und werden Ihnen dann einschließlich eines interregionalen Vergleichs der Ergebnisse schnellstmöglich zugesandt. Die personenbezogenen, anonymisierten Angaben auf den Datenblättern C werden nach Auswertung gemäß § 35 NPsychKG vernichtet.

Dokumentationsempfehlungen des Landesfachbeirates Psychiatrie Niedersachsen
Statistischer Jahresbericht der Versorgungseinrichtungen – neues Formular ab 2013

Name der Kommune
(Landkreis / kreisfreie Stadt / Region)

A) Datenblatt für Einrichtungsträger

Berichtsjahr:

1. Name und Adresse des Einrichtungsträgers

(Code-Nr.)

2. Angaben zu den verschiedenen Angeboten der Einrichtung

Erläuterung: Angebote nach vorrangigem Kostenträger und Definition (ambulant, teilstationär, stationär) differenzieren, jeweils planmäßige und tatsächlich belegte Platzzahlen (zum Ende oder im Durchschnitt des Berichtsjahres) sowie hauptsächliches Einzugsgebiet (regionale Versorgungszuständigkeit) angeben.
Bei mehreren Kostenträgern nur den vorrangigen angeben! Bei Standort außerhalb der Kommune bitte Angaben zur Aufteilung der Platzkapazitäten auf der Rückseite dieses Blattes machen!

laufende Nr.	Code-Nr. des Hilfs-angebots	vorrangiger Kostenträger (Code 1)	Leistungsart (Code 2)	Platzzahl nach Plan	Platzzahl belegt	Standort des Hilfsangebots in der Kommune? ja hauptsächliches Einzugsgebiet (Code 3)	Standort des Hilfsangebots in der Kommune? nein ankreuzen und Rückseite beachten
1							
2							
3							
4							
5							

Code 1: vorrangiger Kostenträger
1 = Krankenversicherung; 2 = Rentenversicherung; 3 = Arbeitsverwaltung; 4 = Sozialhilfeträger; 5 = Jugendhilfeträger; 6 = Pflegeversicherung; 7 = Eigenmittel des Einrichtungsträgers (einschl. Spenden); 8 = Eigenmittel des Patienten / Klienten; 9 = Integrationsamt; 10 = nds. Wissenschaftsministerium; 11 = nds. Sozialministerium (einschl. freiwillige Beihilfen); 12 = nds. Justizministerium; 13 = Bundesministerien; 88 = sonstige Kostenträger, bitte Klartext angeben: _____;
99 = unbekannt / unklar

Code 2: Leistungsart
1 = ambulante Leistungen; 2 = teilstationäre Leistungen; 3 = stationäre Leistungen

Code 3: hauptsächliches Einzugsgebiet (regionale Versorgungszuständigkeit)
1-29 = Sektoren der Kommune nach örtlicher Definition (nur bei Teilnahme an kommunaler PBE)
80 = gesamte Kommune (Landkreis/kreisfreie Stadt) des Standorts des eigenen Hilfsangebots
81 = Teilgebiete der Kommune des Standorts des eigenen Hilfsangebots; 82 = gesamte Kommune des Standorts des eigenen Hilfsangebots und benachbarte Kommune(n) bzw. Teilgebiete davon
83 = Teilgebiete des Standorts des eigenen Hilfsangebots und benachbarte Kommune(n) bzw. Teilgebiete davon; 84 = andere definierte Einzugsgebiete; 89 = kein definiertes Einzugsgebiet

(Fortsetzung auf der Rückseite)

3. Gesamte Platzkapazität und einzelne Kommunen des Einzugsgebietes der Hilfsangebote, die in ihren Standort in der hiesigen Kommune haben und darüber hinaus weitere Kommunen ganz oder teilweise zu ihrem Einzugsgebiet zählen (Beispiel siehe unten)

laufende Nr. des Hilfsangebots (siehe Vorderseite des Datenblattes)	1	2	3	4	5
gesamte Platzkapazität des Hilfsangebots eintragen!					
	Falls die Kommune nur teilweise zum Einzugsgebiet gehört, hier bitte den Anteil in % ihrer Einwohnerschaft angeben!				
hiesige Kommune (Standort des Hilfsangebots)					
weitere Kommunen im Einzugsgebiet (Namen eintragen!)					
weitere Teile des Einzugsgebietes ohne nähere Bezeichnung					

Beispiel: fiktiver Einrichtungsträger mit 4 Hilfsangeboten auf dem Gebiet der Stadt Oldenburg, deren Einzugsgebiet in unterschiedlicher Weise auch andere Kommunen umfasst: Die Hilfsangebote 1 (50 Plätze) und 4 (25 Plätze) umfassen beide die Kommunen die Stadt Oldenburg sowie die Landkreise Oldenburg und Ammerland zur Gänze. Das Hilfsangebot 2 ist für die Stadt Oldenburg und den Landkreis Ammerland ganz sowie für 20% der Einwohnerschaft des Landkreises Oldenburg zuständig, das Hilfsangebot 3 nur für 50% der Bevölkerung der Stadt Oldenburg und für alle Einwohner der Landkreise Oldenburg und Ammerland.

laufende Nr. des Hilfsangebots	1	2	3	4	5
gesamte Platzkapazität des Hilfsangebots eintragen!	50	80	120	25	
	Falls die Kommune nur teilweise zum Einzugsgebiet gehört, hier bitte den Anteil in % ihrer Einwohnerschaft angeben!				
hiesige Kommune (Standort des Hilfsangebots)			50%		
weitere Kommunen im Einzugsgebiet (Namen eintragen!) — LK Oldenburg		20%			
LK Ammerland					
weitere Teile des Einzugsgebietes ohne nähere Bezeichnung					

Dokumentationsempfehlungen des Landesfachbeirates Psychiatrie Niedersachsen
Statistischer Jahresbericht der Versorgungseinrichtungen – neues Formular ab 2013

B) Datenblatt für einzelne Angebote eines Einrichtungsträgers

Berichtsjahr:

1. Kurzbezeichnung Angebot und Einrichtungsträger

(Code-Nr.)

☐ Dieses Angebot ist Maßnahmefinanziert (wenn ja, bitte Abschnitt 2. ausfüllen)
☐ Dieses Angebot ist Pauschalfinanziert (d.h. unabhängig von der Zahl der belegten Plätze)
(zutreffendes ankreuzen)   Bei Pauschalfinanzierung: jährliche Pauschale in Euro

2. Zahl und Kosten der belegten Plätze bei Maßnahmefinanziertem Angebot (Stichtag 31.12.)

Erläuterung: Bei einer internen Differenzierung des Hilfsangebotes mit unterschiedlichen Kostensätzen bitte für jede Kostenstufe eine Zeile verwenden und die zutreffende Zeiteinheit ankreuzen. Gilt der Kostensatz pro (Fachleistungs-) Stunde, zusätzlich bitte die durchschnittlich geleistete Anzahl der (Fachleistungs-) Stunden pro Monat angeben. Relevant sind alle kostenwirksamen (auch Fremdvergebene) Leistungen.

lfde. Nr.	Kosten pro Platz (€)	Zeiteinheit des Kostensatzes					Zahl der Plätze
		Stunde	Stunden / Monat	Tag	Monat	Quartal	
2.1							
2.2							
2.3							
2.4							
2.5							

3. Angaben zu Umfang und Qualifikation des eingesetzten Personals (Stichtag 31.12.)

Erläuterung: Anzahl der Vollkräfte immer mit 1-2 Stellen hinter dem Komma angeben (z.B. 4,6 bzw. 3,25).

Grundqualifikation	Vollkräfte insgesamt	Vollkräfte mit Zusatzqualifikation	Art der Zusatzqualifikation		
			1	2	3
1 Medizin, Psychologie, Pädagogik u.ä.					
2 Sozialpäd., Krankenpfl., ET, Heilerziehungspfl., Meister u.ä.					
3 Hauswirtschaft, Heilhilfeberufe, Facharbeiter					
4 Verwaltungspersonal					

Code Zusatzqualifikationen: 1 = psychotherapeutische Qualifizierung (Zusatztitel, Facharztanerkennung, Abschluss Psychotherapie-Ausbildung); 2 = sozialpsychiatrische Zusatzausbildung; 3 = Sonstiges

4. Bitte Zahl der im Berichtsjahr behandelten bzw. betreuten Patienten angeben:
(Möglichst für jeden Patienten dann ein ausgefülltes Datenblatt C beilegen)

Vielen Dank für Ihre Mitarbeit!

Dokumentationsempfehlungen des Landesfachbeirates Psychiatrie Niedersachsen
Statistischer Jahresbericht der Versorgungseinrichtungen – neues Formular ab 2013

C) Datenblatt für die Patientenbezogene Basis- und Leistungsdokumentation

Berichtsjahr: ☐

Erläuterung: Grundlage dieses Datenblattes ist der minimale Merkmalskatalog nach den Empfehlungen des Landesfachbeirates Psychiatrie, wie er vom Niedersächsischen Datenschutzbeauftragten für die Erstellung Sozialpsychiatrischer Pläne nach § 9 NPsychKG gebilligt worden ist. In die vorgesehenen Felder bitte nur die Ziffer eintragen, die nach der Legende für den jeweiligen Patienten die am ehesten zutreffende Merkmalsausprägung bezeichnet. **Es soll der Stand bei Ende des Berichtsjahres bzw. bei Ende der letzten Behandlung/Betreuung im Berichtsjahr dokumentiert werden.**

1. Angaben zum Ort der Hilfe und zur eigenen psychiatrischen Versorgungsleistung

☐ **1.1 Code-Nr.**
des eigenen Hilfsangebotes

☐ **1.2 Dauer der Behandlung/Betreuung
im eigenen Hilfsangebot im Berichtsjahr**
Anzahl der Tage angeben bei teil- oder vollstationärer psychiatrisch-psychotherapeutischer Behandlung bzw. Rehabilitation in der Klinik; bei unbekannter Dauer: 999 eintragen
Anzahl der Quartale angeben bei allen übrigen Hilfsangeboten; bei unbekannter Dauer: 9 eintragen

2. Angaben zur Person des Patienten und zur Zuständigkeit bei Versorgungsleistungen

☐ **2.1 Geschlecht**
1 = männlich; 2 = weiblich; 9 = Geschlecht unbekannt/unklar

☐ **2.2 Alter**
0 = unter 18 Jahre; 1 = 18 bis unter 25 Jahre; 2 = 25 bis unter 45 J.; 3 = 45 bis unter 65 J.;
4 = 65 und mehr Jahre; 9 = Alter unbekannt / unklar

☐ **2.3 Einzugsgebiet des (letzten) Wohnortes, gegebenenfalls unabhängig von einem gegenwärtigen Klinik- oder Heimaufenthalt**
1-29 = Wohnadresse in definiertem Teil (Sektor) der eigenen Kommune (Landkreis/kreisfreie Stadt) nach örtlicher Definition (nur bei Teilnahme an der kommunalen PBE)
90 = Wohnadresse in der eigenen Kommune ohne Unterteilung;
91 = Wohnadresse in einer benachbarte Kommune;
92 = Wohnadresse außerhalb der Nachbarschaft der eigenen Kommune im eigenen Bundesland;
93 = außerhalb des eigenen Bundeslands;
94= ohne festen Wohnsitz
90= Wohnadresse unbekannt/unklar

☐ **2.4 juristische Flankierung der Hilfen**
0 = trifft nicht zu (keine juristische Flankierung oder minderjährig); 1 = Bevollmächtigung einer (nahe stehenden) Person; 2 = gesetzliche Betreuung; 3 = Behandlung gemäß NPsychKG;
4 = Maßregelvollzug; 9 = juristische Flankierung unbekannt/unklar

☐ **2.5 Zuständigkeit für Fallkoordination (Clinical Casemanagement)**
0 = nein; 1 = ja; 9= unbekannt/unklar
*Erläuterung: "ja" bedeutet, dass der Bezugstherapeut des hiesigen Angebotes federführend (in Absprache mit dem Patienten und ggf. anderen Beteiligten) auch weitere Hilfen, falls erforderlich, plant und koordiniert. **Dann bitte zusätzlich Abschnitt 4. ausfüllen!***

(Fortsetzung auf der Rückseite)

3. psychiatrisch relevante und soziodemographische Merkmale

3.1. psychiatrische Erstdiagnose
0 = Störungen mit Beginn in Kindheit / Jugend, Entwicklungsstörungen (F8, F9); 1 = neurotische / psychosomatische Störung (F32.0/1, F33.0/1, F4, F5); 2 = Suchterkrankung (F1x.1/2/8) oder Persönlichkeitsstörung (F30.0, F34.0/1/8, F6); 3 = schizophrene / wahnhafte Störung (F2) oder affektive Psychose (F30.1/2, F31, F32.2/3, F33.2/3); 4 = organische psychische Störung (F0, F1x.0/3/4/5/6/7); 8= keine psychische Störung; 9 = psychiatrische Diagnose unbekannt / unklar

3.2. Alter bei Ersterkrankung
0= trifft nicht zu (keine psychische Störung); 1= 65 und mehr Jahre; 2= 45 bis unter 65 Jahre; 3= 25 bis unter 45 Jahre; 4= unter 25 Jahre; 9= Alter bei Ersterkrankung unbekannt / unklar

3.3. Dauer seit Ersterkrankung
0 = trifft nicht zu (keine psychische Störung oder Jahr der Ersterkrankung unbekannt / unklar); 1 = unter 1 Jahr; 2 = 1 bis unter 5 Jahre; 3 = 5 bis unter 10 Jahre; 4 = 10 und mehr Jahre

3.4. Dauer seit letztem Klinikaufenthalt / gegenwärtiger Klinikaufenthalt
0= trifft nicht zu (bisher kein Klinikaufenthalt); 1= 10 und mehr Jahre; 2= 5 bis unter 10 J.; 3= 1 bis unter 5 J.; 4= unter 1 Jahr / gegenwärtig in der Klinik; 9= Jahr des letzten Klinikaufenthaltes unbekannt/unklar

3.5. Wohnsituation
0 = minderjährig in (Teil-, Pflege-)Familie; 1 = eigenständiges Wohnen von Erwachsenen mit Partner bzw. Angehörigen einschl. Wohngemeinschaft; 2 = Alleinwohnen in eigener Wohnung; 3 = Wohnen im Heim bzw. in Wohnung des Rehabilitationsträgers; 4 = ohne festen Wohnsitz (einschließlich Wohnungsloseneinrichtung); 9 = Wohnsituation unbekannt/unklar

3.6. Arbeitssituation (einschließlich schulische oder berufliche Ausbildung)
0 = trifft nicht zu, da noch nicht schulpflichtig; 1 = Vollzeittätigkeit in Beruf oder Familie, Schul- oder Berufsausbildung in Regeleinrichtung; 2 = Teilzeittätigkeit, auch unterhalb der Versicherungspflichtgrenze; 3 = beschützte Arbeit (z.B. WfB, Arbeitstherapie), med.-berufl. Rehabilitation (z.B. RPK), Sonderschule o.ä.; 4 = ohne Arbeits- oder Ausbildungstätigkeit; 9= Arbeitssituation unbekannt/unklar

3.7. Häufigkeit sozialer Kontakte
Erläuterung: Gemeint sind soziale Freizeitkontakte außerhalb therapeutischer Interventionen und Routinekontakten am Arbeitsplatz oder beim gemeinsamen Wohnen.
0 = entfällt bei Minderjährigen; 1 = in der Regel täglich; 2 = mindestens wöchentlich; 3 = mindestens monatlich; 4 = sporadisch oder nie; 9 = Häufigkeit sozialer Kontakte unbekannt/unklar

3.8. vorrangiger Lebensunterhalt
0 = entfällt bei Minderjährigen; 1 = eigenes Einkommen aus Arbeit/Vermögen (auch Krankengeld und Zahlungen gem. BAföG); 2 = Alters-, BU-, EU-Rente, Pension, Arbeitslosengeld (ALG) 1; 3 = durch Partner, Angehörige oder sonstige Bezugspersonen; 4 = Grundsicherung/ALG 2/Sozialhilfe zum lauf. Lebensunterhalt, im Rahmen stat. Jugend-/ Eingliederungshilfe; 9 = Lebensunterhalt unbekannt/unklar

4. weitere psychiatrische Versorgungsleistungen im Berichtsjahr (ohne eigenes Hilfsangebot!)

		4.0 keine weiteren psychiatrischen Versorgungsleistungen im Berichtsjahr (ankreuzen)
med. Behandlung	amb.	4.1 Quartale in ärztlich-psychotherapeutischer Praxis (z.B. niedergel. Psychiater / Psychotherapeut)
		4.2 Quartale in ärztlich geleiteten Institutionen (z.B. Institutsambulanz / Sozialpsychiatrischer Dienst)
		4.3 Quartale in sonst. Behandlungs- / Rehabilitationseinrichtungen (z.B. amb. Reha., Sozio-, Ergother.)
	klinisch	4.4.0 Tage in teilstationärer psychiatrisch-psychotherapeutischer Behandlung (gemäß SGB V)
		4.4.1 Tage in vollstationärer psychiatrisch-psychotherapeutischer Behandlung (gemäß SGB V)
		4.5.0 Tage in teilstationärer psychotherapeutisch-psychosomatischer Rehabilitation (gemäß SGB VI)
		4.5.1 Tage in vollstationärer psychotherapeutisch-psychosomatischer Rehabilitation (gemäß SGB VI)
kompl. Versorgung	Wohnen	4.6 Quartale in ambul. Eingliederungshilfe nach § 53 SGB XII (z.B. als ambulant betreutes Wohnen)
		4.7 Quartale in stationärer Eingliederungshilfe nach § 53 SGB XII (z.B. in therapeutischem Wohnheim)
		4.8 Quartale in ambulanter Hilfe zur Pflege nach PflVersG bzw. SGB XII (z.B. als häusliche Pflege)
		4.9 Quartale in stationärer Hilfe zur Pflege nach PflVersG bzw. SGB XII (z.B. in Alten-/ Pflegeheim)
	Arbeit	4.10 Quartale Betreuung durch Integrationsfachdienst für Schwerbehinderte im Arbeitsleben
		4.11 Quartale in beruflicher Rehabilitation (z.B. in RPK-Einrichtungen, BTZ, BFW oder ähnliches)
		4.12 Quartale in Werkstatt für behinderte Menschen oder anderer beschützter Arbeit
		4.13 Quartale in ambulanter Arbeitstherapie, Tagesstätte oder ähnliches

Liste der psychiatrischen Kliniken für Erwachsene in Niedersachsen (Stand: März 2018)

Bezirk Braunschweig

	Name und Anschrift der Kliniken	Einzugsgebiete nach § 15 NPsychKG
Bezirk Braunschweig	**Asklepios Fachklinikum Göttingen** Rosdorfer Weg 70 37081 Göttingen **Universitätsmedizin Göttingen** **Klinik für Psychiatrie und Psychotherapie** von-Siebold-Str. 5 37075 Göttingen	Stadt und Landkreis Göttingen, Landkreise Northeim und Osterode sowie Goslar (ohne Städte Goslar, Bad Harzburg und Gemeinde Liebenau)
	Dr. Fontheim mentale Gesundheit Lindenstr. 15-17 38704 Liebenburg	Stadt Salzgitter, Stadt Goslar, Landkreise Goslar (nur Bad Harzburg und Gemeinde Liebenburg) und Wolfenbüttel (nur Samtgemeinde Baddeckenstedt)
	AWO Psychiatriezentrum Königslutter Vor dem Kaiserdom 10 38154 Königslutter	Landkreise Gifhorn, Helmstedt und Peine, Stadt Wolfsburg und Stadt Braunschweig sowie Landkreis Wolfenbüttel (ohne Samtgemeinde Baddeckenstedt)
	Städtisches Klinikum Braunschweig **Psychiatrische Abteilung** Salzdahlumer Str. 90 38126 Braunschweig	Stadt Braunschweig
	Asklepios Fachklinikum Tiefenbrunn 37124 Rosdorf	ohne

Bezirk Hannover

	Name und Anschrift der Kliniken	Einzugsgebiete nach § 15 NPsychKG
Bezirk Hannover	**AMEOS Klinikum Hildesheim** Goslarsche Landstraße 60 31135 Hildesheim	Landkreise Hildesheim, Hameln-Pyrmont und Holzminden
	KRH Psychiatrie Wunstorf Südstraße 25 31515 Wunstorf	Region Hannover (die Städte Barsinghausen, Garbsen, Gehrden, Neustadt, Seelze, Ronnenberg, Springe, Wunstorf und Gemeinde Wennigsen, Stadtteile Ahlem, Badenstedt, Bornum, Davenstedt, Limmer, Linden, Mühlenberg, Ricklingen, Oberricklingen und Wettbergen der LHS Hannover) sowie Landkreise Nienburg und Schaumburg
	Burghof-Klinik Ritterstr. 19 31737 Rinteln	
	KRH Psychiatrie Langenhagen Rohdehof 3 30853 Langenhagen	Region Hannover (nur Städte Burgdorf, Burgwedel, Laatzen, Hemmingen, Lehrte, Pattensen, Sehnde und Gemeinden Uetze und Wedemark sowie Stadtteile Bemerode, Bult, Döhren, Mitte (teilw.), Mittelfeld, Seelhorst, Südstadt, Wülferode, Waldheim, Waldhausen und Wülfel der LHS Hannover)
	Medizinische Hochschule Hannover **Abt. Klinische Psychiatrie und Psychotherapie** Carl-Neuberg-Str. 1 30625 Hannover	Region Hannover (nur Stadtteile Anderten, Groß-Buchholz, Heideviertel, Kirchrode, Kleefeld, Lahe, List, Misburg, Oststadt, Hannover Zoo der LHS Hannover)
	Klinikum Wahrendorff GmbH Hindenburgstr. 1 31319 Sehnde	Region Hannover (nur Städte Burgdorf, Burgwedel, Hemmingen, Laatzen, Lehrte, Pattensen, Sehnde und Gemeinden Uetze und Wedemark sowie Stadtteile Bemerode, Bult, Döhren, Hannover Mitte (teilw.), Mittelfeld, Seelhorst, Südstadt, Wülferode, Waldheim, Waldhausen und Wülfel der LHS Hannover)
	Alexianer LK Diepholz **Zentrum für seelische Gesundheit** **Klinik Bassum** Marie-Hackfeld-Str. 6 27211 Bassum	Landkreis Diepholz
	AMEOS Klinikum Hameln Wilhelmstr. 5 31785 Hameln	ohne

Bezirk Lüneburg

Name und Anschrift der Kliniken	Einzugsgebiete nach § 15 NPsychKG
Psychiatrische Klinik Lüneburg gGmbH Am Wienebütteler Weg 1 21339 Lüneburg	Landkreise Lüneburg und Harburg
Psychiatrische Klinik Uelzen gGmbH An den Zehn Eichen 50 29525 Uelzen	Landkreise Uelzen und Lüchow – Dannenberg
Elbe-Kliniken Stade-Buxtehude GmbH **Abteilung für Psychiatrie, Psychotherapie und Psychosomatik** Bremervörder Str. 111 21682 Stade	Landkreis Stade
AMEOS Klinikum Seepark Geestland **Klinik für Psychiatrie u. Psychotherapie** Langener Straße 66 27607 Langen-Debstedt	Landkreise Cuxhaven und Osterholz
AGAPLESION Diakonie-Klinikum Rotenburg **Zentrum für psychosoziale Medizin** Elise-Averdieck-Str. 17 27356 Rotenburg/Wümme	Landkreise Verden und Rotenburg/ Wümme
Psychiatrisch-Psychosomatische Klinik Celle Schlepegrellstr. 4 29223 Celle	Landkreis Celle
Heidekreis Klinikum GmbH **Abteilung für Psychiatrie** Robert-Koch-Str. 4 29664 Walsrode	Landkreis Heidekreis
Ev. Krankenhaus Ginsterhof GmbH **Psychosomatische Klinik** **Abteilung Psychiatrie und Psychotherapie** Metzendorfer Weg 21 21224 Rosengarten	ohne

Bezirk Weser-Ems

Name und Anschrift der Kliniken	Einzugsgebiete nach § 15 NPsychKG
Karl-Jaspers-Klinik Hermann-Ehlers-Str. 7 26160 Bad Zwischenahn	Landkreise Ammerland, Cloppenburg, Oldenburg, Wesermarsch, Vechta, Wittmund sowie Städte Oldenburg und Delmenhorst
Klinikum Emden **Hans-Susemihl-Krankenhaus gGmbH** **Klinik für Psychiatrie, Psychotherapie und Psychosomatik** Bolardusstr. 20 26721 Emden	Landkreis Leer, Stadt Emden und die Gemeinden Hinte und Krummhörn des Landkreises Aurich
Euregio Klinik GmbH **Klinik für Psychiatrie und Psychotherapie** Albert-Schweitzer-Str. 10 48527 Nordhorn	Landkreis Grafschaft Bentheim
Ubbo-Emmius-Klinik gGmbH Ostfriesisches Krankenhaus **Klinik Norden** **Zentrum für Psychiatrie und Palliativmedizin** Osterstr. 110 26506 Norden	Landkreis Aurich (ohne die Gemeinden Hinte und Krummhörn)
AMEOS Klinikum Osnabrück Knollstraße 31 49088 Osnabrück	Stadt Osnabrück und Landkreis Osnabrück (ohne Altkreis Bersenbrück)
Christliches Krankenhaus Quakenbrück **Zentrum für Psychologische und Psycho-soziale Medizin** Goethestr. 10 49610 Quakenbrück	Altkreis Bersenbrück des Landkreises Osnabrück (Stadt Bramsche, Samtgemeinden Bersenbrück, Fürstenau, Neuenkirchen, Artland)
Niels-Stensen-Kliniken **St. Vinzenz-Hospital Haselünne** **Klinik für Psychiatrie und Psychotherapie** Hammer Str. 9 49740 Haselünne	Landkreis Emsland
Klinikum Wilhelmshaven **Klinik für Psychiatrie, Psychotherapie und Psychosomatik** Friedrich-Paffrath-Str. 100 26389 Wilhelmshaven	Stadt Wilhelmshaven sowie die Landkreise Friesland und Wittmund
Clemens-August-Klinik **Abteilung für Psychiatrie und Psychotherapie** Wahlde 11 49434 Neuenkirchen-Vörden	ohne
Niels-Stensen-Kliniken Bramsche **Klinik für Psychiatrie, Psychotherapie und Psychosomatische Medizin** Hasestr. 16-18 49565 Bramsche	ohne

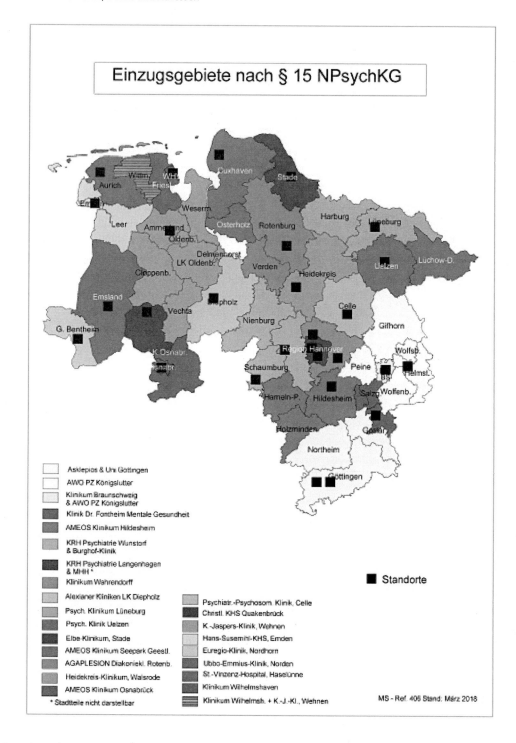

Liste der psychiatrischen Kliniken für Erwachsene in Niedersachsen

Kliniken und Tageskliniken in der Erwachsenenpsychiatrie und Psychotherapie

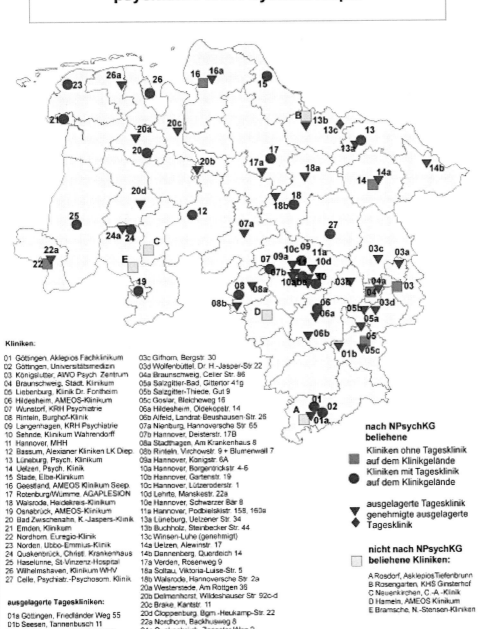

Kliniken:

01 Göttingen, Asklepios Fachklinikum
02 Göttingen, Universitätsmedizin
03 Königslutter, AWO Psych. Zentrum
04 Braunschweig, Städt. Klinikum
05 Liebenburg, Klinik Dr. Fontheim
06 Hildesheim, AMEOS-Klinikum
07 Wunstorf, KRH Psychiatrie
08 Rinteln, Burghof-Klinik
09 Langenhagen, KRH Psychiatrie
10 Sehnde, Klinikum Wahrendorff
11 Hannover, MHH
12 Bassum, Alexianer Kliniken LK Diep.
13 Lüneburg, Psych. Klinik
14 Uelzen, Psych. Klinik
15 Stade, Elbe-Klinikum
16 Geestland, AMEOS Klinikum Seep.
17 Rotenburg/Wümme, AGAPLESION
18 Walsrode, Heidekreis-Klinikum
19 Osnabrück, AMEOS-Klinikum
20 Bad Zwischenahn, K.-Jaspers-Klinik
21 Emden, Klinikum
22 Nordhorn, Euregio-Klinik
23 Norden, Ubbo-Emmius-Klinik
24 Quakenbrück, Christl. Krankenhaus
25 Haselünne, St-Vinzenz-Hospital
26 Wilhelmshaven, Klinikum WHV
27 Celle, Psychiatr.-Psychosom. Klinik

ausgelagerte Tageskliniken:

01a Göttingen, Friedländer Weg 55
01b Seesen, Tannenbusch 11
03a Wolfsburg, Laagberstr. 24-28
03b Peine, Ilseder Str. 35
03c Gifhorn, Bergstr. 30
03d Wolfenbüttel, Dr. H.-Jasper-Str. 22
04a Braunschweig, Celler Str. 96
05a Salzgitter-Bad, Gittertor 41g
05b Salzgitter-Thiede, Gut 9
05c Goslar, Bleicheweg 16
06a Hildesheim, Oldekopstr. 14
06b Alfeld, Landrat-Beushausen-Str. 25
07a Nienburg, Hannoversche Str. 65
07b Hannover, Deisterstr. 17B
08a Stadthagen, Am Krankenhaus 8
08b Rinteln, Virchowstr. 9 + Blumenwall 7
09a Hannover, Königstr. 6A
10a Hannover, Borgentrickstr. 4-6
10b Hannover, Gartenstr. 15
10c Hannover, Lützeroderstr. 1
10d Lehrte, Manskestr. 22a
10e Hannover, Schwarzer Bär 8
11a Hannover, Podbielskistr. 158, 160a
13a Lüneburg, Uelzener Str. 34
13b Buchholz, Steinbecker Str. 44
13c Winsen-Luhe (genehmigt)
14a Uelzen, Alewinstr. 17
14b Dannenberg, Querdeich 14
17a Verden, Rosenweg 9
18a Soltau, Viktoria-Luise-Str. 5
18b Walsrode, Hannoversche Str. 2a
20a Westerstede, Am Rottgen 36
20b Delmenhorst, Wildeshauser Str. 92c-d
20c Brake, Kantstr. 11
20d Cloppenburg, Bgm.-Heukamp-Str. 22
22a Nordhorn, Backhusweg 8
24a Quakenbrück, Zoppoter Weg 2
26a Wittmund, Dohuser Weg 14

nach NPsychKG beliehene

■ Kliniken ohne Tagesklinik auf dem Klinikgelände
● Kliniken mit Tagesklinik auf dem Klinikgelände
▼ ausgelagerte Tagesklinik
◆ genehmigte ausgelagerte Tagesklinik

nicht nach NPsychKG beliehene Kliniken:

A Rosdorf, Asklepios Tiefenbrunn
B Rosengarten, KHS Ginsterhof
C Neuenkirchen, C.-A.-Klinik
D Hameln, AMEOS Klinikum
E Bramsche, N.-Stensen-Kliniken

MS - Ref. 406 Stand: März 2018

Liste der Kliniken für Kinder- und Jugendpsychiatrie in Niedersachsen (Stand: März 2018)

Bezirk Braunschweig	**Asklepios Fachklinikum Tiefenbrunn** – Kinder- und Jugendpsychiatrie, Psychotherapie 37124 Rosdorf (Landkreis Göttingen)
	Georg-August-Universität Göttingen – Universitätsmedizin – Abteilung Kinder- und Jugendpsychiatrie und Psychotherapie von-Siebold-Str. 5, 37075 Göttingen
	AWO Psychiatriezentrum – Klinik für Kinder- und Jugendpsychiatrie und Psychotherapie Vor dem Kaiserdom 10, 38154 Königslutter mit ausgelagerten Tageskliniken in Wolfsburg, Braunschweig und Gifhorn (nur Shuttle)
Bezirk Hannover	**AMEOS Klinikum Hildesheim** – Kinder- und Jugendpsychiatrie und Psychotherapie Goslarsche Landstraße 60, 31135 Hildesheim mit ausgelagerten Tageskliniken in Goslar, Hameln und Alfeld
	Klinikum Region Hannover Psychiatrie Wunstorf – Klinik für Kinder- und Jugendpsychiatrie und Psychotherapie Südstr. 25, 31515 Wunstorf
	Albert-Schweitzer-Therapeutikum – Fachklinik für Kinder- und Jugendpsychiatrie Pipping 5 37603 Holzminden
	Kinderkrankenhaus Auf der Bult – Kinder- und Jugendpsychiatrie/ Psychotherapie Janusz-Korczak-Allee 12, 30173 Hannover mit ausgelagerter Tagesklinik in Celle
Bezirk Lüneburg	**Psychiatrisches Klinikum Lüneburg gGmbH** – Klinik für Kinder- und Jugendpsychiatrie und Psychotherapie Am Wienebütteler Weg 1, 21339 Lüneburg mit ausgelagerten Tageskliniken in Stade, Uelzen* (z. Zt. Bad Bevensen) und Soltau
	AGAPLESION Diakonieklinikum Rotenburg (Wümme) – Klinik für Kinder- und Jugendpsychiatrie und Psychotherapie Elise-Averdieck-Str. 17 27356 Rotenburg/Wümme
Bezirk Weser-Ems	**Clemens-August-Jugendklinik** – Fachkrankenhaus für Kinder- und Jugendpsychiatrie und Psychotherapie Wahlde 11, 49434 Neuenkirchen-Vörden
	Ev.-luth. Wichernstift Ganderkesee – Klinik für Kinder- und Jugendpsychiatrie Oldenburger Straße 333, 27777 Ganderkesee mit ausgelagerten Tageskliniken in Cuxhaven und Brake
	Klinikum Oldenburg gGmbH – Zentrum für Kinder- und Jugendmedizin – Klinik für Kinder- und Jugendpsychiatrie/ Psychosomatik und Psychotherapie Rahel-Straus-Straße 10, 26133 Oldenburg mit ausgelagerter Tagesklinik in Westerstede*
	Marienkrankenhaus Papenburg-Aschendorf – Kinder- und Jugendpsychiatrie Marienstraße 8, 26871 Aschendorf mit ausgelagerter Tagesklinik in Leer
	Klinikum Wilhelmshaven – Kinder- und Jugendpsychiatrie und Psychotherapie Friedrich-Paffrath-Str. 100, 26389 Wilhelmshaven
	Kinderhospital Osnabrück Iburger Straße 187, 49082 Osnabrück mit ausgelagerter Tagesklinik in Twistringen / Eydelstedt bei Diepholz

*) genehmigte Standorte (Stand: März 2018)

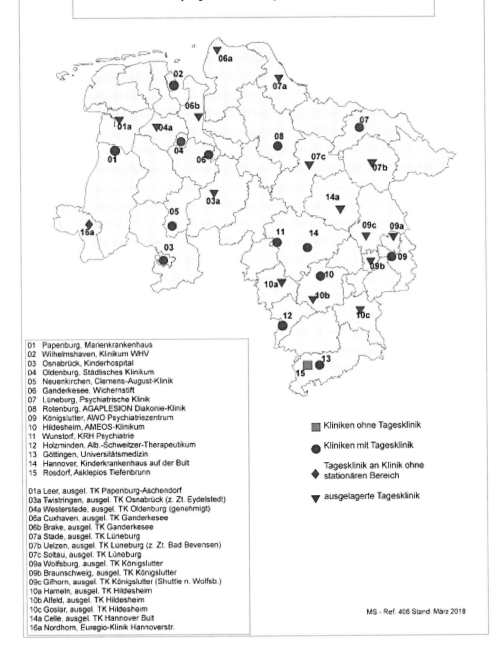

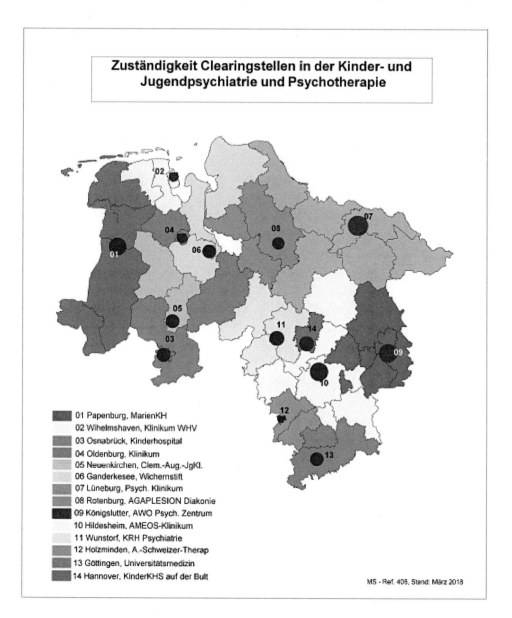

Liste der Sozialpsychiatrischen Dienste nach §§ 4 ff. NPsychKG in Niedersachsen (Stand: März 2018)

Bezirk Braunschweig (Regionen Göttingen und Braunschweig)

Kommune mit Adresse des Sozialpsychiatrischen Dienstes	Ansprechpartner im Sozialpsychiatrischen Dienst mit Telefon und Email-Adresse
Landkreis Göttingen (incl. Altkreis Osterode) Am Reinsgraben 1 37985 Göttingen 0551/400-4863	Herr Dr. Bauersfeld (Leitung), 0551/400-4862 t.bauersfeld@goettingen.de Frau Traube-Bömelburg (Verbund) a.traube-boemelburg@goettingen.de Frau Otte (Verbund Altkreis Osterode), 05522/960-546 w.otte.@goettingen.de
Landkreis Northeim Wolfshof 10 37154 Northeim 05551/708-572	Frau Dr. Lacher-Kleine (Leitung) dr.lacher-kleine@landkreis-northeim.de Frau Köchermann (Verbund), 05551/708-575 k.koechermann@landkreis-northeim.de
Landkreis Goslar Klubgartenstr. 6 38640 Goslar 05321/76-364	Frau Burkhardt-Hammer (Leitung), 05321/76-474 tatjana.Burkhardt-hammer@landkreis-goslar.de Herr Linke (Verbund), 05321/76-365 torsten.linke@landkreis-goslar.de
Stadt Salzgitter Paracelsusstr. 1-9 38226 Salzgitter 05341/839-2031, -2029	Frau Hartbecke, 05341/839-2030 gesundheitsamt@stadt.salzgitter.de Frau Henning Barbara.henning@stadt.salzgitter.de
Landkreis Wolfenbüttel Friedrich-Wilhelm-Str. 2b 38302 Wolfenbüttel 05331/84-500	Herr Köppert (komm. Leitung), 05331/84-500 a.koeppert@lk-wf.de Frau Kühn (Verbund), 05331/84-535 a.kuehn@lk-wf.de
Landkreis Gifhorn Allerstraße 21 38518 Gifhorn 05371/82-725	Herr Kraft (komm. Leitung), 07571/82-700 josef.kraft@gifhorn.de Herr Neckel (Verbund), 05371/82-717 hendrik.neckel@gifhorn.de
Landkreis Helmstedt Elzweg 19 38350 Helmstedt 05351/121-1400	Herr Dr. Worch (Leitung), 05351/121-1400 kay.worch@landkreis-helmstedt.de Frau Kaminski (Verbund, 05351/121-1417) susann.kaminski@landkreis-helmstedt.de
Landkreis Peine Maschweg 21 31224 Peine 05171/4017-102	Herr Heldt (Leitung), 05171/4017-103 a.heldt@landkreis-peine.de Herr Behr (Verbund), 05171/4017-117 k.behr@landkreis-peine.de
Stadt Wolfsburg Rosenweg 1a 38446 Wolfsburg 05361/28-2713	Herr Dr. Heimeshoff (Leitung) volker.heimeshoff@stadt.wolfsburg.de Frau Scholz (Verbund), 05361/28-2036 anke.scholz@stadt.wolfsburg.de
Stadt Braunschweig Hamburger Str. 226 38114 Braunschweig 0531/470-7281	Herr Meyer (Leitung), 0531/470-7272 thomas.meyer@braunschweig.de Herr Hahn (Verbund), 0531/470-7278 edgar.hahn@braunschweig.de

Bezirk Hannover (Regionen Mitte, Hannover und Hildesheim)

Kommune mit Adresse des Sozialpsychiatrischen Dienstes	Ansprechpartner im Sozialpsychiatrischen Dienst mit Telefon und Email-Adresse
Landkreis Diepholz Wellestraße 19-20 49356 Diepholz 05441/976-1801	Herr Dr. Kotsch (Leitung) 05441/976-1833 gunnar.kotsch@diepholz.de Herr Flottrong, 05441/976-1818 gesundheitsamt@diepholz.de
Landkreis Nienburg Triemerstr. 17 31582 Nienburg 05021/967-950	Frau Stiegler (Leitung),05021/967-950 heike.stiegler@kreis-ni.de Herr Mollenhauer-Weber (Verbund), 05021/967-942 Mollenhauer-Weber.Gregor@kreis-ni.de
Landkreis Schaumburg Niedernstr. 14 31655 Stadthagen 05721/9748-0	Herr Dr. Fedderke (komm. Leitung), 05721/9748-21 spdi.leitung.53@landkreis-schaumburg.de Herr Malchau (Verbund), 05721/9748-0 spverbund.53@landkreis-schaumburg.de
Region Hannover Peiner Str. 4 30519 Hannover 0511/616-42465	Herr Dr. Sueße (Leitung), 0511/616-42465 thorsten.suesse@region-hannover.de Herr Blanke (Verbund), 0511/616-41429 uwe.blanke@region-hannover.de
Landkreis Hameln-Pyrmont Hugenottenstr. 6 31785 Hameln 05151/903-5109	Frau Dr. Stoppel-Brandes (Leitung), 05151/903-5105 antje.stoppel-brandes@hameln-pyrmont.de Herr Nasse (Verbund), 05151/903-5111 michael.nasse@hameln-pyrmont.de
Landkreis Holzminden Böntalstr. 32 37603 Holzminden 05531/707-362	Herr Thielke (Leitung), 05531/707-362 thorsten.thielke@landkreis-holzminden.de Frau Karjack (Verbund) 05531/707-369 kerstin.karjack@landkreis-holzminden.de
Landkreis Hildesheim Schützenallee 35-37 31134 Hildesheim Tel. 05121/309-7375	Frau Schwanstecher-Classen (Leitung), 05121/309-7374 Anne.Schwanstecher-Classen@landkreishildesheim.de Frau Hagemann (Vertr. Verbund), 05121/309-7377 lea.hagemann@landkreishildesheim.de

Bezirk Lüneburg (Regionen Lüneburg, Heide und Elbe-Weser-Dreieck)

Kommune mit Anschrift des Sozialpsychiatrischen Dienstes	Ansprechpartner im Sozialpsychiatrischen Dienst mit Telefon und Email-Adresse
Landkreis Lüchow-Dannenberg Rosenstraße 19 29439 Lüchow 05841/7091500	Frau Dr. Krauss (Leitung), 05841/7091500 s.krauss@spdi-wendland.de N.N. (Verbund) kontakt@spdi-wendland.de
Landkreis Harburg Schloßplatz 6 21423 Winsen 04171/693-517	Herr Dr. Schlegel (Leitung, Verbund), 04171/693-517 p.schlegel@lkharburg.de
Landkreis Lüneburg Am Graalwall 4 21335 Lüneburg 04131/26-14997	Frau Dr. Kirsten (Leitung, Verbund), 04131/26-14971 kerstin.kirsten@landkreis.lueneburg.de
Landkreis Uelzen Brauerstr. 12 29525 Uelzen 0581/971638-0	Herr Sumfleth (Leitung, Verbund), 0581/971638-0 sumfleth@sozialpsychiatrie-uelzen.de oder kontakt@sozialpsychiatrie-uelzen.de
Landkreis Stade Heckenweg 7 21682 Stade 04141/12-771	Herr Dr. Pallasch (komm. Leitung, Verbund), 04141/12-5310 gerhard.pallasch@Landkreis-Stade.de
Landkreis Cuxhaven Brahmstraße 28 27474 Cuxhaven 04721/59183-00	Frau Dr. Reimer (Leitung, Verbund), 04791/59183-02 s.reimer@landkreis-cuxhaven.de
Landkreis Osterholz- Heimstr. 3 27711 Osterholz-Scharmbeck 04791/930-143	Herr Piehn (Leitung, Verbund) 04791/930-140 spdi@landkreis-osterholz.de
Landkreis Rotenburg Bahnhofstr. 15 27356 Rotenburg 04261/983-3203	Frau Menzel (Leitung, Verbund), 04261/983-3217 carmen.menzel@Lk-rw.de oder sozialpsychiatrischer.Dienst@Lk-row.de
Landkreis Verden Lindhooper Str. 67 27283 Verden 04231/15-500	Herr Kork (Leitung, Verbund), 04231/15-502 ole-kork@landkreis-verden.de
Landkreis Heidekreis Winsener Str. 34d 29614 Soltau 05191/2072	Herr Dr. Sarkar (ärztliche Leitung), 05191/2072 rahul.sarkar@heidekreis-klinikum.de Herr Pölckow (organ. Leitung, Verbund), 05191/2072 martin.poelckow@awo-trialog.de oder awo.soltau@awo-trialog.de
Landkreis Celle Fritzenwiese 7 29221 Celle 05141/90903-50	Frau Dr. Burke (ärztliche Leitung), 05141/90903-63 Monika.Burke@evlka.de Herr Beins (GF-Leitung, Verbund), 05141/90903-60 Wolfram.Beins@evlka.de

Bezirk Weser-Ems (Regionen Küste, Emsland und Osnabrück)

Kommune mit Anschrift des Sozialpsychiatrischen Dienstes	Ansprechpartner im Sozialpsychiatrischen Dienst mit Telefon und Email-Adresse
Stadt Emden Isaac-Brons-Straße 16 26721 Emden 04921/8744-50, -51	Frau Dr. Valentiner (Leitung), 04921/8744-50, -51 valentiner@emden.de Frau Dietzel (Verbund), 04921/8744-50, -51
Landkreis Leer Jahnstr. 4 26789 Leer 0491/926-1133	Frau Sartorius (Leitung, Verbund), 0491/926-1134 jenny.sartorius@lkleer.de
Stadt Wilhelmshaven Gerichtsstraße 18a 26382 Wilhelmshaven 04421/16-2710	Herr Bechert (Leitung, Verbund), 04421/16-2755 thomas.bechert@stadt.wilhelmshaven.de
Landkreis Friesland Beethovenstr. 1 26441 Jever 04451/919-7380	Frau Allmers (Leitung und Verbund) 04461/919-7291 b.allmers@friesland.de
Landkreis Wittmund Dohuser Weg 10b 26409 Wittmund 04462/86-1518	Herr Ahlrichs (Leitung, Verbund), 04462/86-1516 gesundheitsamt@lk.wittmund.de
Landkreis Aurich Extumer Weg 29 26603 Aurich 04941/1653-00	Frau Prof. Dr. Bredthauer (Leitung), 04941/1653-37 dbredthauer@landkreis-aurich.de
Landkreis Grafschaft Bentheim Am Bölt 27 48527 Nordhorn 05921/961-875	Herr Dr. Vogelsang (Leitung), 05921/961-871 gerd.vogelsang@grafschaft.de Herr Alsmeier (Verbund), 05921/961-873 johannes.alsmeier@grafschaft.de
Landkreis Emsland Ordeniederung 1 49716 Meppen 05931/44-0	Herr Heinke (Leitung), 05931/44-2207 juergen.heinke@emsland.de Frau Altevers (Verbund), 05931/44-1172 karin.altevers@emsland.de
Stadt und Landkreis Osnabrück Hakenstr. 6 49082 Osnabrück 0541/501-0	Herr Wahnsiedler (Leitung), 0541/501-8221 Werner.Wahnsiedler@lkos.de

Bezirk Weser-Ems (Region Oldenburg)

Kommune mit Anschrift des Sozialpsychiatrischen Dienstes	Ansprechpartner im Sozialpsychiatrischen Dienst mit Telefon und Email-Adresse
Landkreis Ammerland Lange Str. 36 26655 Westerstede 04488/56-5336	Herr Dr. Korczak (Leitung), 04488/56-5358 r.korczak@ammerland.de oder gesundheitsamt@ammerland.de Frau Busse (Verbund) r.busse@ammerland.de
Landkreis Cloppenburg Eschstr. 29 49661 Cloppenburg 04471/15-240	Herr Dr. Tabeling (komm. Leitung), 04471/15-605 tabeling@lkclp.de Herr Essing (Verbund), 04471/15-237 essing@lkclp.de
Landkreis Oldenburg Delmenhorster Str. 6 27793 Wildeshausen 04431/85-501, -502, -516	Herr Dr. Hamschmidt (komm. Leitung), 04431/85-510 leonhard.hamschmidt@oldenburg-kreis.de Frau Wilde (Verbund), 04431/85-533 britta.wilde@oldenburg-kreis.de
Stadt Oldenburg Industriestr. 1 26121 Oldenburg 0441/235-8662	Herr Dr. Orzessek (komm. Leitung, Verbund), 0441/235-8663 dr.peter.orzessekt@stadt-oldenburg.de Frau Döpke (Vertr. Verbund), 0441/235-8662 alexandra.doepke@stadt-oldenburg.de
Landkreis Wesermarsch Rönnelstr. 10 26919 Brake 04401/927-511	Herr Brose (Leitung, Verbund), 04401/927-629 klaus.brose@lkbra.de
Landkreis Vechta Neuer Markt 8 49377 Vechta 04441/898-2201	Frau Dr. Halves (Leitung), 04441/898-2201 2201@landkreis-Vechta.de oder gesundheitsamt@landkreis-vechta.de
Stadt Delmenhorst Lange Str. 1A 27749 Delmenhorst 04221/99-2622	Frau Dr. Brandenbusch (Leitung, Verbund), 04221/99-2612 iphigenie.brandenbusch@delmenhorst.de

Tabellen zur Sozialstruktur der Kommunen und zu den dort vorgehaltenen Hilfsangeboten

Tabelle 1: Daten der Niedersächsischen Landesamtes und der Agentur für Arbeit zu Siedlungsdichte (E./ha), Einwohnerzahl, Altersverteilung und Arbeitslosenrate (Anteil Arbeitsloser an 18-<65-Jährigen)

E./ha	Einwohner (Tsd.)			Gebiet	Arbeitslose (%)[1]			Altersverteilung 2016 (%)		
2016	2006	2015	2016		2006	2015	2016	<18	18-<65	65+
4,5	52	51	50	Stadt Emden	11,2	6,7	7,4	17	62	21
1,6	165	168	168	LK Leer	9,4	5,3	5,2	18	62	21
7,1	83	76	76	Stadt Wilhelmshaven	11,2	10,0	10,0	14	60	26
1,6	101	98	98	LK Friesland	8,6	4,9	4,7	16	58	25
1,5	190	189	190	LK Aurich	9,7	6,6	6,5	17	61	22
1,4	135	136	136	LK GF Bentheim	6,7	3,4	3,4	18	61	20
1,1	312	319	321	LK Emsland	6,2	2,6	2,9	18	63	18
13,7	163	162	164	Stadt Osnabrück	8,1	6,4	6,2	15	66	19
1,7	359	358	355	LK Osnabrück	6,7	3,1	3,2	18	62	20
1,7	117	121	123	LK Ammerland	7,1	3,7	3,9	18	60	22
1,2	156	165	166	LK Cloppenburg	6,9	4,4	4,5	21	63	16
1,2	126	129	129	LK Oldenburg	6,4	3,5	3,4	18	62	21
16,1	159	164	166	Stadt Oldenburg	9,5	6,3	5,9	16	66	19
1,1	93	89	89	LK Wesermarsch	8,2	6,1	5,9	16	61	23
1,7	133	138	140	LK Vechta	5,4	3,4	4,2	20	64	16
0,9	58	57	57	LK Wittmund	9,6	6,5	6,5	17	59	24
12,3	75	76	77	Stadt Delmenhorst	12,8	8,9	8,6	17	61	22
1,7	**2.478**	**2.496**	**2.506**	**Weser-Ems**	**7,9**	**4,8**	**4,8**	**18**	**62**	**20**
0,4	51	50	49	LK Lüchow-Dannenberg	11,5	6,2	5,9	15	58	27
0,6	96	93	93	LK Uelzen	9,6	5,0	4,9	15	60	25
1,6	197	200	202	LK Stade	7,9	4,9	4,8	18	61	21
1,0	204	198	199	LK Cuxhaven	8,8	5,3	4,9	16	59	25
1,7	112	114	113	LK Osterholz	6,7	3,3	3,2	17	60	23
0,8	165	163	163	LK Rotenburg/Wümme	6,9	3,7	3,6	17	62	21
1,7	134	135	136	LK Verden	7,0	4,4	4,3	18	61	22
0,7	142	140	140	LK Heidekreis	8,8	5,2	5,5	17	61	22
1,4	176	181	182	LK Lüneburg	8,2	4,6	4,7	18	63	20
2,0	243	248	250	LK Harburg	6,0	3,7	3,7	17	61	22
1,1	**1.521**	**1.522**	**1.526**	**Lüneburg (- Celle)**	**7,8**	**4,5**	**4,4**	**17**	**61**	**22**
1,1	215	214	215	LK Diepholz	6,1	3,9	3,9	17	61	22
0,9	125	121	122	LK Nienburg	8,1	4,8	4,8	17	61	22
2,3	165	156	158	LK Schaumburg	9,2	5,4	5,1	16	60	24
5,0	1.129	1.144	1.149	Hannover (Region)	9,7	6,3	6,0	16	63	21
1,2	182	178	178	LK Celle	8,8	5,8	6,1	17	60	23
1,9	159	148	148	LK Hameln-Pyrmont	10,4	6,0	5,7	16	59	25
1,0	77	72	72	LK Holzminden	10,4	5,9	5,8	15	59	26
2,3	290	277	277	LK Hildesheim	9,0	5,6	5,6	16	61	23
2,2	**2.342**	**2.310**	**2.318**	**Hannover (+ Celle)**	**9,2**	**5,8**	**5,6**	**16**	**61**	**22**
1,9	261	256	327	LK Göttingen*	9,3	4,5	4,7	15	63	22
1,1	145	135	134	LK Northeim	9,3	5,5	5,0	15	60	25
1,2	81	74		LK Osterode*	11,4	5,1				
1,4	150	138	138	LK Goslar	9,8	6,1	6,2	14	59	27
4,6	107	101	104	Stadt Salzgitter	11,2	7,9	9,1	17	60	23
1,7	125	121	121	LK Wolfenbüttel	8,0	4,5	4,6	16	61	23
1,1	175	174	175	LK Gifhorn	8,1	3,8	4,0	18	62	19
1,4	97	92	92	LK Helmstedt	9,9	5,6	5,9	16	61	23
2,5	134	132	133	LK Peine	8,6	4,4	4,7	18	61	21
6,1	120	124	124	Stadt Wolfsburg	8,6	3,9	4,3	16	62	22
12,9	245	251	249	Stadt Braunschweig	9,3	5,1	5,0	15	64	21
2,0	**1.641**	**1.598**	**1.596**	**Braunschweig**	**9,3**	**5,0**	**5,1**	**16**	**62**	**22**
1,7	**7.983**	**7.927**	**7.946**	**Niedersachsen**	**8,5**	**5,1**	**5,0**	**17**	**62**	**22**

[1]) ab 2010 keine Jahresdurchschnittszahlen mehr, sondern auf Basis der Arbeitslosenstatistik im Dezember des Jahres
*) LK Göttingen ab 2016 einschließlich des Gebietes des ehemaligen LK Osterode

Tabelle 2a: Angaben der SpDi in der Jahresstatistik der unteren Gesundheitsbehörden (Blätter 28-30) 2014-2016*

Bezirk	Vollkräfte (VK) / 100.000 Einwohner						dokumentierte Patienten / 1.000 Einwohner								
	VK Fachkräfte			VK für GF SpV			Anzahl			Männer in %			≥65 Jahre in %		
Berichtsjahr	14**	15**	16**	14	15	16	14	15	16	14	15	16	14	15	16
Weser-Ems	3,2	3,1	3,2	0,14	0,13	0,13	5,3	5,1	5,3	50	49	49	16	16	16
Lüneburg (-Celle)	3,6	3,6	4,2	0,08	0,09	0,10	7,2	7,1	7,0	51	53	53	11	11	12
Hannover (+Celle)	4,3	4,0	4,2	0,16	0,14	0,14	8,4	8,0	8,8	52	48	52	15	12	18
Braunschweig	3,8	4,1	4,6	0,23	0,26	0,27	7,3	7,6	7,5	51	51	53	17	18	16
Niedersachsen	3,7	3,7	4,0	0,15	0,14	0,14	7,0	6,8	7,0	47	51	52	15	14	15

*) Anmerkung: Die Auswertungen für die einzelnen Kommunen sind nur für den internen Gebrauch der SpDi bestimmt.
**) Fachkräfte 2014 ohne die Berufsgruppen „Arzthelferin" und „sonstige Beschäftigte", ab 2015 ohne „sonstige Beschäftigte"

Tabelle 2b: Kennzahlen zur Arbeit der SpDi nach Einwohnerzahl und Sozialstruktur der Kommunen 2016*

	Anzahl SpDi mit Daten	Einwohner im Durchschnitt	Inanspruchnahmeziffer (Pat. pro 100.000 E.)	Fachkraftziffer (VK pro 100.000 E.)	Caseload (Pat. pro VK)
nach Einwohnerzahl der Kommune (in Tausend)					
<100	8	73	1.010	4,8	209
100-<150	15	129	700	4,5	156
150-<200	10	174	683	4,1	168
≥200	7	306	609	3,1	195
nach urbaner Verdichtung (Einwohner pro Hektar Gebietsfläche)					
<1,0	6	121	871	5,2	167
1,0-<2,0	23	152	665	3,7	180
2,0-<3,0	5	283	514	3,1	166
≥3,0	6	128	985	5,5	180
nach Arbeitslosigkeit (Anteil Arbeitsloser an Einwohnern zwischen 18 bis unter 65 Jahren)					
<4,0%	10	167	609	3,8	162
4,0-<5,0%	10	200	607	3,4	177
5,0-<6,0%	11	165	810	4,7	173
≥6,0%	9	102	805	4,0	202

*) ohne Region Hannover: 1.149 Tsd. Einw.; 11 Sektoren; 5,0 Einw./ha; / 6,0% Arbeitslose; Inanspruchnahmeziffer: 770; Fachkraftziffer: 4,3; Caseload: 181)

Tabelle 3: Plätze in Kliniken der Erwachsenenpsychiatrie mit Einzugsgebiet nach Krankenhausplan 01.01.2017

Gebiet	Einw. (Tsd.)	Name der Klinik	Anzahl der Plätze 2016			Plätze / 100.000 Einw.		
			Betten	TK	Summe	2007	2015	2016
Emden	50	Hans-Susemihl Emden	90	20	110	44	50	50
LK Leer	168							
Wilhelmshaven	76	Reinhard-Nieter Wilhelmshaven	120	44	164	60	91	94
LK Friesland	98							
LK Aurich	190	Ubbo-Emmius Norden	105	17	122	55	65	64
LK Grafschaft Bentheim	136	Euregio Nordhorn	75	20	95	63	70	70
LK Emsland	321	St. Vinzenz Haselünne	90	29	641	69	76	77
Osnabrück	164	Ameos Osnabrück	362	38				
		Chr. KH Quakenbrück	80	12				
LK Osnabrück	355	*Nils-Stensen-Kl. Bramsche*	*40*					
LK Ammerland	123							
LK Cloppenburg	166							
LK Oldenburg	129	Karl-Jaspers-Klinik Bad Zwischenahn	430	84	637	59	68	67
Oldenburg	166							
LK Wesermarsch	89							
LK Vechta	140	*Clemens-August Vechta*	*107*	*16*				
LK Wittmund	57							
Delmenhorst	77							
Weser-Ems	**2.506**		**1.499**	**280 (16%)**	**1.779**	**61**	**71**	**71**
LK Lüchow-Dannenberg	49	Psychiatrische Klinik Uelzen	78	32	110	58	74	77
LK Uelzen	93							
LK Stade	202	Elbe-Klinikum Stade	69	23	92	41	51	46
LK Cuxhaven	199	Ameos Seepark Geestland	114	21	135	36	43	43
LK Osterholz	113							
LK Rotenburg/Wümme	163	Diakonie-Krankenhaus Rotenburg/Wümme	91	36	127	33	43	42
LK Verden	136							
LK Heidekreis	140	Heidekreis-Kl. Walsr.	61	31	92	49	61	66
LK Lüneburg	182	PK Lüneburg	232	71	393	87	92	91
LK Harburg	250	*KH. Ginsterhof*	*70*	*20*				
Lüneburg - Celle	**1.526**		**715**	**234 (25%)**	**949**	**55**	**62**	**62**
LK Diepholz	215	Alexianer Bassum	110	14	124	44	44	58
LK Nienburg	122	KRH Wunstorf	362	76	589	74	83	84
LK Schaumburg	158	Burghof-Kl. Rinteln	105	46				
Reg Hannover West	425							
Reg Hannover Nord	241	KRH Langenhagen	184	50	234	67	98	97
Reg Hannover Ost	137	MH Hannover	116	42	158	110	115	115
Reg Hannover Süd	345	Kl. Wahrendorff Sehnde	252	180	472	56	75	90
LK Celle	178	PP-Klinik Celle	49	30				
LK Hameln-Pyrmont	148	Ameos Hameln	38	15	383	61	76	77
LK Holzminden	72	Ameos Hildesheim	266	64				
LK Hildesheim	277							
Hannover (+ Celle)	**2.318**		**1.482**	**517 (26%)**	**2.001**	**65**	**79**	**86**
LK Göttingen*	327	Asklepios Göttingen	428	74	789	106	149	153
LK Northeim	134	Uni Göttingen	114	65				
LK Osterode*		*Asklepios Tiefenbrunn*	*118*					
LK Goslar Süd	55							
LK Goslar Nord	83	Klinik Fontheim Liebenburg	260	65	325	158	166	163
Salzgitter	104							
LK Wolfenbüttel Süd	12							
LK Wolfenbüttel Nord	109							
LK Gifhorn	175	AWO Königslutter	451	85	649	64	72	74
LK Helmstedt	92							
LK Peine	133	Klinik Braunschweig	93	20				
Wolfsburg	124							
Braunschweig	249							
Braunschweig	**1.596**		**1.464**	**309 (17%)**	**1.773**	**90**	**109**	**111**
Niedersachsen	**7.946**		**5.160**	**1.340 (21%)**	**6.500**	**67**	**79**	**82**

Anmerkung: *kursiv* gedruckte Kliniken sind nicht nach § 15 NPsychKG an Unterbringungen beteiligt.
*) LK Göttingen ab 2016 einschließlich des Gebietes des ehemaligen LK Osterode

Tabellen zur Sozialstruktur der Kommunen

Tabelle 4: in Praxis / MVZ zugelassene / angestellte psychiatrische Fachärzte u. Psychotherapeuten (VZK) 2016*

Gebiet	Einwohner (in Tausend)	psychiatrische Fachärzte Zahl			Ziffer	Psychotherapeuten Zahl			Ziffer
		NA	Psy	KJP	alle	PTÄ	PTP	PT-KJP	alle
Stadt Emden	50	5,5	0,3	2,0	3,0	9,6	28,5	9,0	20,7
LK Aurich	190								
LK Leer	168	1,0	1,0	3,0	3,0	4,5	211,5	6,0	19,0
Stadt Wilhelmshaven	76	3,0	0,3	9,0	5,9	6,7	31,3	10,3	27,2
LK Friesland	98								
LK Grafschaft Bentheim	136	3,0	2,0	2,0	5,2	3,0	17,5	6,5	19,9
LK Emsland	321	6,0	1,0	1,0	2,5	6,5	41,0	14,5	19,3
Stadt Osnabrück	164	10,3	3,5	5,0	11,4	16	91,5	12,0	72,8
LK Osnabrück	355	9,0	2,3	2,0	3,7	11,6	64,5	11,0	24,5
LK Ammerland	123	2,0	1,0	5,0	6,5	5,0	20,0	6,0	25,3
LK Cloppenburg	166	5,0	1,0	1,0	4,2	3,0	16,0	12,0	18,7
LK Oldenburg	129	3,0	1,5	1,0	4,2	4,0	18,5	6,5	22,4
Stadt Oldenburg	166	6,0	2,8	14,0	13,8	22,9	46,5	13,0	49,7
LK Wesermarsch	89	1,3	0,3	0	1,8	4,1	9,0	3,0	18,0
LK Vechta	140	4,0	1,0	1,0	4,3	4,5	16,5	7,5	20,4
LK Wittmund	57	0	1,0	0	1,8	3,0	6,0	2,5	20,2
Stadt Delmenhorst	77	3,8	3,1	2,0	3,0	7,7	48,0	14,5	24,0
LK Diepholz (Bezirk Hannover)	216								
Weser-Ems (+Diepholz)	**2.721**	**61,8**	**22,6**	**46,0**	**4,8**	**112,1**	**479,0**	**133,3**	**26,6**
LK Lüchow-Dannenberg	49	2,0	1,5	1,0	9,2	3,0	8,5	2,0	27,6
LK Uelzen	93	2,0	2,3	1,0	5,7	4,7	16,0	4,0	26,6
LK Stade	202	0	2,5	1,0	1,7	9,0	22,0	8,5	19,6
LK Cuxhaven	199	1,3	3,3	2,0	3,4	7,8	15,3	9,5	16,4
LK Osterholz	113	3,0	1,6	4,0	7,6	4,4	20,5	6,0	27,4
LK Rotenburg/Wümme	163	0,25	1,0	2,0	2,0	6,0	13,5	5,5	15,3
LK Verden	136	0,5	3,5	4,0	5,9	4,5	16,0	7,0	20,2
LK Heidekreis	140	0	2,0	1,0	2,1	6,5	13,0	6,0	18,3
LK Lüneburg	182	3,3	1,9	5,0	5,6	19,0	34,5	8,0	33,9
LK Harburg	250	6,0	2,0	4,0	4,8	11,0	23,5	8,0	17,0
Lüneburg (-Celle)	**1.526**	**18,4**	**21,6**	**25,0**	**4,3**	**75,9**	**182,8**	**64,5**	**21,2**
LK Celle (Bezirk Lüneburg)	178	4,3	0,3	2,0	3,7	5,9	19,0	5,0	16,8
LK Nienburg	122	1,0	1,0	1,0	2,5	5,0	12,0	7,5	20,2
LK Schaumburg	158	3,0	1,0	0	2,5	6,2	20,0	8,0	21,7
Region Hannover	1.149	35,8	25,1	32,0	8,1	85,3	182,3	82,5	30,5
LK Hameln-Pyrmont	148	4,0	2,5	1,0	5,1	8,5	16,0	8,5	22,3
LK Holzminden	72	1,0	1,0	0	2,8	0,5	9,0	3,0	17,5
LK Hildesheim	277	5,8	6,0	6,0	6,4	10,0	27,5	7,5	16,9
Hannover (+Celle; -Diepholz)	**2.103**	**54,9**	**36,9**	**42,0**	**6,4**	**121,4**	**285,8**	**124,0**	**25,3**
LK Göttingen (incl. ehem. LK Osterode)	327	9,3	7,1	13,0	9,0	38,4	91,0	32,0	49,3
LK Northeim	134	1,5	1,8	3,0	4,7	4,0	12,5	7,5	18,0
LK Goslar	138	3,0	2,0	1,0	4,3	5,2	17,5	4,0	19,4
Stadt Salzgitter	104	3,0	3,0	3,0	8,7	2,0	25,0	7,5	31,4
LK Wolfenbüttel	121	3,0	1,0	1,0	4,1	3,5	15,0	3,0	17,8
LK Gifhorn	175	1,0	0,5	2,0	2,0	3,0	14,5	4,5	12,6
LK Helmstedt	92	1,5	0	3,0	4,9	2,5	8,5	2,0	14,1
LK Peine	133	1,0	1,5	2,0	3,4	3,5	16,5	6,5	19,9
Stadt Wolfsburg	124	4,0	4,8	1,0	7,9	4,2	32,0	8,0	35,7
Stadt Braunschweig	249	10,0	7,7	8,0	10,3	22,2	70,5	18,0	44,5
Braunschweig	**1.596**	**37,3**	**29,4**	**37,0**	**6,5**	**88,5**	**303,0**	**93,0**	**30,2**
Niedersachsen	**7.946**	**172,3**	**110,4**	**150,0**	**5,4**	**397,8**	**1.250,5**	**414,8**	**25,9**

*) für die kassenärztliche Versorgung im Bereich der kassenärztlichen Vereinigung Niedersachsen (KVN), Angaben der KVN (Stand: 10/2016). VZK = Vollzeitkraft-Anteile (siehe Erläuterungen); Ziffer = Anzahl VZK pro 100.000 Einw.

Legende der Zulassungsgebiete: NA = Fachärzte für Nervenheilkunde, für Neurologie und Psychiatrie (mit und ohne Psychotherapie); Psy = Fachärzte für Psychiatrie (mit und ohne Psychotherapie); KJP = Fachärzte für Kinder- und Jugendpsychiatrie und –psychotherapie; PT-Ä = ärztliche Psychotherapeuten; PT-P = psychologische Psychotherapeuten; PT-KJP = Kinder- und Jugendlichen-Psychotherapeuten
Erläuterungen: Bei den Zahlenangaben handelt es sich jeweils um die Summe sogenannter Anrechnungsfaktoren, wie sie sich aus den Bedarfsplanungs-Richtlinien ergeben. Diese entsprechen dem jeweiligen Beschäftigungsumfang und sind mit Vollzeitkraft-(VZK-) Anteilen, wie dies im Angestelltenbereich üblich ist, vergleichbar. Ärzte, die ausschließlich (mehr als 90%) oder überwiegend (50-90%) psychotherapeutisch tätig sind, werden in ihrer Facharztgruppe nicht bzw. nur anteilig berücksichtigt. Sie tauchen entsprechend unter den ärztlichen Psychotherapeuten auf. Ein ausschließlich psychotherapeutisch tätiger Arzt wird hier mit 1 gezählt, ein überwiegend psychotherapeutisch tätiger Arzt mit 0,7. Die restlichen 0,3 werden in der jeweiligen Facharztgruppe berücksichtigt.

Tabelle 5: Platzkapazität Wohnstätten für seelisch behinderte Menschen 2016*

	Einw. 2016 (Tsd.)	Plätze nach Art des Heimes 2016				Plätze pro 100.000 Einwohner	
		allg.	CMA	sonst.	Summe	Ziffer 2015	Ziffer 2016
Stadt Emden	50	74			74	146	147
LK Leer	168	0	30		30	18	18
Stadt Wilhelmshaven	76	78			78	103	102
LK Friesland	98	55			55	56	56
LK Aurich	190	104			104	48	55
LK Grafschaft Bentheim	136	33	56		89	66	66
LK Emsland	321	118	17		135	42	42
Stadt Osnabrück	164	325			325	200	198
LK Osnabrück	355	268	56		324	97	91
LK Ammerland	123	75			75	62	61
LK Cloppenburg	166	98	53		151	90	91
LK Oldenburg	129	0			0	0	0
Stadt Oldenburg	166	18			18	11	11
LK Wesermarsch	89	27	80		107	82	120
LK Vechta	140	76			76	55	54
LK Wittmund	57	0			0	0	0
Stadt Delmenhorst	77	80			80	105	104
Weser-Ems	**2.506**	**1429**	**292**	**0**	**1721**	**68**	**69**
LK Lüchow-Dannenberg	49	14	10		24	48	49
LK Uelzen	93	90			90	92	97
LK Stade	202	61	43		104	52	52
LK Cuxhaven	199	87	28		114	57	58
LK Osterholz	113	0			0	0	0
LK Rotenburg/Wümme	163	80			80	49	49
LK Verden	136	27			27	20	20
LK Heidekreis	140	63			63	45	45
LK Lüneburg	182	144	25		169	94	93
LK Harburg	250	73	28		101	41	40
Lüneburg (-Celle)	**1.526**	**639**	**134**	**0**	**766**	**50**	**51**
LK Diepholz	215	193	44		237	111	110
LK Nienburg	122	302	51		353	275	291
LK Schaumburg	158	93	216		309	202	196
Region Hannover	1.149	1492	138	16	1646	144	143
LK Celle	178	222	100		322	181	181
LK Hameln-Pyrmont	148	157			157	105	106
LK Holzminden	72	138	89		227	278	317
LK Hildesheim	277	188			188	68	68
Hannover (+Celle)	**2.318**	**2785**	**638**	**16**	**3439**	**147**	**148**
LK Göttingen**	327	554	78		632	148	193
LK Northeim	134	47			47	35	35
LK Osterode**						344	
LK Goslar	138	237			237	171	172
Stadt Salzgitter	104	117			117	116	113
LK Wolfenbüttel	121	0	46		46	38	38
LK Gifhorn	175	52	73		125	64	72
LK Helmstedt	92	113			113	123	123
LK Peine	133	65			65	49	49
Stadt Wolfsburg	124	0			0	0	0
Stadt Braunschweig	249	73	40		113	45	45
Braunschweig	**1.596**	**1258**	**237**	**0**	**1495**	**93**	**94**
Niedersachsen	**7.946**	**6111**	**1301**	**16**	**7428**	**93**	**93**

*) Datenquelle: Nds. Landesamt für Soziales (NLS), Stand 31.10.2016; CMA = Wohnstätten für chronisch mehrfach geschädigte Alkoholiker; Ziffer = Plätze pro 100.000 Einwohner
**) LK Göttingen ab 2016 einschließlich des Gebietes des ehemaligen LK Osterode

Tabelle 6: ambulant betreutes Wohnen, Werk- und Tagesstätten für seelisch behinderte Menschen 2015/2016*

Gebiet	Einw. (Tsd.)	Plätze im amb. betr. Wohnen			Platzkapazität Tagesstätten			Platzkapazität Werkstätten**		
		Zahl	Ziffer		Zahl	Ziffer		Zahl	Ziffer	
	2016	2016	2015	2016	2016	2015	2016	2016	2015	2016
Stadt Emden	50	191	491	378	55	108	109	100	197	198
LK Leer	168		164		57	34	34	45	27	27
Stadt Wilhelmshaven	76				36	47	47	0	0	0
LK Friesland	98	174	186	177	31	32	32	135	138	137
LK Aurich	190	570	257	300	88	47	46	96	51	51
LK Grafschaft Bentheim	136	106	76	78	18	15	13	134	99	99
LK Emsland	321	665	207	207	20	6	6	195	61	61
Stadt Osnabrück	164	778	145	150	80	49	49	165	102	101
LK Osnabrück	355				45	8	13	350	98	99
LK Ammerland	123	158	96	129	22	18	18	138	114	112
LK Cloppenburg	166	114	52	69	30	15	18	106	64	64
LK Oldenburg	129	63	44	49	0	0	0	0	0	0
Stadt Oldenburg	166	331	181	200	74	40	45	230	140	139
LK Wesermarsch	89	84	83	94	42	47	47	40	45	45
LK Vechta	140	84	51	60	12	9	9	60	44	43
LK Wittmund	57	58	91	102	15	26	26	0	0	0
Stadt Delmenhorst	77	130	166	169	15	20	19	52	68	67
Weser-Ems	**2.506**	**3506**	**148**	**155**	**640**	**25**	**26**	**1846**	**74**	**74**
LK Lüchow-Dannenberg	49	100	229	205	26	48	53	60	120	123
LK Uelzen	93		187		20	21	22	0	0	0
LK Stade	202	193	84	96	15	7	7	70	35	35
LK Cuxhaven	199	252	121	127	39	15	20	54	27	27
LK Osterholz	113	80		71	15	13	13	0	0	0
LK Rotenburg/Wümme	163	158	85	97	20	12	12	86	53	53
LK Verden	136		100		28	11	21	30	22	22
LK Heidekreis	140		63		32	23	23	96	68	69
LK Lüneburg	182	275	194	151	18	10	10	120	66	66
LK Harburg	250	320	131	128	86	35	34	102	44	41
Lüneburg (- Celle)	**1.526**	**1378**	**123**	**119**	**299**	**18**	**20**	**618**	**41**	**41**
LK Diepholz	215	350	178	163	42	20	20	220	103	102
LK Nienburg	122	201	162	165	46	38	38	70	58	58
LK Schaumburg	158	192	118	122	22	14	14	130	83	82
Region Hannover	1.149	1671	132	145	344	29	30	144	13	13
LK Celle	178	310	169	174	25	10	14	40	22	22
LK Hameln-Pyrmont	148	358	210	241	50	25	34	90	61	61
LK Holzminden	72	119	142	166	15	21	21	150	188	210
LK Hildesheim	277				65	23	23	114	43	41
Hannover (+ Celle)	**2.318**	**3201**	**147**	**157**	**609**	**25**	**26**	**958**	**41**	**41**
LK Göttingen***	327	1775	467	543	97	32	30	213	58	65
LK Northeim	134	409	295	303	23	17	17	85	63	64
LK Osterode***			284			20			99	
LK Goslar	138	385	247	279	30	22	22	0	0	0
Stadt Salzgitter	104				25	18	24	100	62	96
LK Wolfenbüttel	121	250		207	35	29	29	40	33	33
LK Gifhorn	175	197		113	30	17	17	120	69	69
LK Helmstedt	92				23	25	25	60	44	65
LK Peine	133	198	147	149	65	49	49	88	67	66
Stadt Wolfsburg	124	190	133	153	15	12	12	60	48	48
Stadt Braunschweig	249	782	277	314	50	20	20	210	84	84
Braunschweig	**1.596**	**4186**	**288**	**299**	**393**	**24**	**25**	**976**	**58**	**61**
Niedersachsen	**7.946**	**1271**	**165**	**179**	**1941**	**23**	**24**	**4398**	**55**	**54**

*) Datenquelle: für Tagesstätten und Werkstätten: NLS (Stand 31.10.2016); für ambulant betreutes Wohnen: Sozialpsychiatrischer Dienst der Kommunen (Stand: Ende 2016); Ziffer = Plätze pro 100.000 Einwohner
**) nur Platzkapazitäten im Arbeitsbereich von speziellen Werkstätten für seelisch behinderte Menschen
***) LK Göttingen ab 2016 einschließlich des Gebietes des ehemaligen LK Osterode